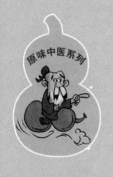

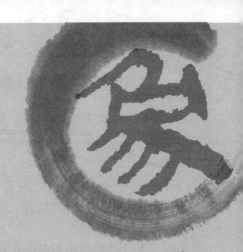

原味中医系列

寻回中医失落的元神

象之篇

2

潘毅 著

广东省出版集团
广东科技出版社
·广州·

图书在版编目（CIP）数据

寻回中医失落的元神2：象之篇 / 潘毅著.—广州：
广东科技出版社，2013.1（2021.12重印）
（原味中医系列）
ISBN 978-7-5359-5780-1

Ⅰ．①寻… Ⅱ．①潘… Ⅲ．①中医学 Ⅳ．①R2

中国版本图书馆CIP数据核字（2012）第230702号

Xunhui Zhongyi Shiluo De Yuanshen 2:Xiangzhipian

出 版 人：朱文清
责任编辑：吕 健 马霄行
封面设计：友间文化
责任校对：蒋鸣亚
责任印制：彭海波
出版发行：广东科技出版社
　　　　　（广州市环市东路水荫路11号 邮政编码：510075）
销售热线：020-37607413
http：//www.gdstp.com.cn
E-mail：gdkjbw@nfcb.com.cn
经　　销：广东新华发行集团股份有限公司
排　　版：广州市友间文化传播有限公司
印　　刷：佛山市浩文彩色印刷有限公司
　　　　　（南海狮山科技工业园A区 邮政编码：528225）
规　　格：889mm×1 194mm 1/32 印张13.125 字数306千
版　　次：2013年1月第1版
　　　　　2021年12月第14次印刷
印　　数：56 501～62 500册
定　　价：35.00元

此书寻回失落之精华

中医理论研究之力作也

中医基本理论之研

究不应是大小白鼠之

天下

潘毅同志 邓铁涛记

二〇一二年七月

此书寻回失落之精华，中医理论研究之力作也，
中医基本理论之研究不应是大小白鼠之天下。

——国医大师　邓铁涛

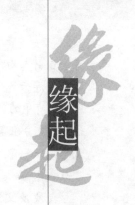
中医失落了些什么?

为什么中医人常觉得现时的中医有所变味? 这里面似乎失落了些什么。

中医到底失落了什么? 答曰: "元神!"

什么是"元神"?

元神, 是人最本底的存在, 与生俱来, 为人体生命活动的主宰之神, 是生命活动自存的内在机制及规律。可视为人类祖祖辈辈在适应自然、适应社会、调适自身进化的过程中获得的某些重要基本属性的精神印记。它是人体之神的最深层部分, 如果把人的精神活动比作一座海岛, 那么元神就如绵延在深海下的海床。

由此, 我们不妨思考一下:

现今常见露出水面如海岛般的医学知识是否就是中医学的全部?

中医人为什么常觉得现时的中医有所变味?

中医最本底、最原味的精神印记——医学知识下的"深海下的海床", 在现今的学医者、为医者心中还烙下多少?

这些, 实际都归结到中医的"元神"上!

然而中医的"元神"在哪?

在中华文化中! 在中国人—中医人应有的思维方式中!

中医学本是文化医学, 但就如我们所见, 近现代的教育，在引入西方科学的同时，却有意无意地对中华传统主流文化采取了"浮云"化的态度。今人之所以更易认同西医之理，皆因我们所受教育中的数、理、化、生物等科目之设早已为接受西医作好了知识上的充分准备及思维方式上的顺习。但中医有这样的文化铺垫吗？试想，如果有，又如何？难道阳虚、气虚、血瘀、湿阻这些名词真比"血卟啉病"、"嗜铬细胞瘤"等更难理解？

我泱泱文明古国难道就没有自己的文化与文明可教？《周易》、《道德经》、《孙子兵法》、《论语》这些中华文明的精神支柱我们接触过多少？"精华"、"糟粕"之议时有所闻，但见贬时多来誉时少，以致天干地支不懂，乾坤天地不知，中国古代文化基础知识几乎为零。如果说，中华文化是我们的母体文化，则扪心自问，除了认识中文，我们真的会用母体文化的方式来思考吗？

中医在现代常受一种责难，就是现代人看不懂，这成了中医需要改造的理由之一。这是中医之错还是教育之误？责难前是否要先弄清楚？

在这样一个缺少中国文化的文化环境中，中医学几乎失去了赖以生存的文化土壤，作为本国文化有机部分的中医，在学习的时候居然会让人产生文化隔阂感，这实在令人困惑。在毫无中国古代文化知识的基础上学中医，用中医，就犹如无源之水，无根之木，再努力也仅能得其形而失其神。

今人对"知"的理解，常常局限在"知识"范畴，这实是西式的理解。"知"的本意应是"知性"，包含了智慧与知识，即道与理并举。中医与西医的区别要点就在于：西医本质上没有求道的欲望，故为析理之医学；中医是以理证道，以道统理，道理合一的医学。中西医二者在"知"上的取向与所含范畴并不完全一样。因此，借鉴西方思维或技术无妨，他山之石，可以攻玉，但若不考虑与中医体系是否相洽而一律顶礼膜拜就真是不必了！以此来全面取代东方思维就更属不智。因为中医不纯粹是知识之学，它更接近智慧之学。

中医并非"医学"、"医术"或"医技"所能涵盖，这些仅是露出水面的知识部分；中医更大的气象在其"医道"，这才是"深海下的海床"。中医若要谋求自身的进一步发展，则与这"海床"重新接气就成为必须。

中医发展的步履为何走得如此蹒跚？

中医这些年的发展到底走了什么样的路？为何步履走得如此蹒跚？实需反思！回顾中医发展近些年来走过的路，不少仅是追求致小知的"理"，而忽视了充满灵气的全体上致大知的"道"。常常是将活生生的天人之道格式化为纯粹的知识体系或供熟练操作的术、技，虽时有所得，但亦不能说无所失。在未透彻理解中医内涵上的以浅评深、以今审古、以外范中、舍证就病、以物观人渐已成业界时尚。他山之石的道理大家都懂，但这石的选择却贵乎其对中医研究是否相洽与无偏。

须知"研究中医"与"中医研究"并非同义。恰当的他山之石式的"研究中医"对人类医学或中医的发展自有一定启示，但这类研究目前与从学科自身内源性上自然而然生发的"中医研究"相较，无论从内洽性，还是实用性上仍存差异我们也应有所认识。

近现代，随着科学的巨大进步，人们眼界大开，越来越感受到大千世界的丰富多彩与复杂变化。面对复杂多变的世界，人们已从最初对还原论方式取得炫目成功的惊讶中逐渐冷静下来，并不断反思。线性、简单性、分割性、静态性思维难以完全解决复杂性系统问题也渐成共识。因此复杂性科学正在兴起，以弥补还原科学在处理复杂系统时的不足。回看中医，若从还原论的角度看，中医的确存在不少"问题"，但若从中医研究或复杂性科学的视野看，这些所谓的"问题"未必是什么大问题，甚至不一定是问题，更多的是因视野、视角、文化表述或认知习惯的不同而被误读、误解而已。既然还原论思维不可能完全认识复杂世界的所有层面，因此，以之作为判断每一学科或思维方式是否科学的标准，其不合理性就显而易见了。

20世纪以来，关于科学划界问题的讨论在西方大体经历了逻辑主义的一元标准—历史主义的相对标准—消解科学划界—多元标准等阶段，显示出科学划界标准从清晰走向模糊、从刚性走向弹性、从一元走向多元的倾向。这说明了什么？至少说明了科学划界难以找到普遍的、绝对的标准！为什么？因为科学的发展是历史的、动态的、各种形态互呈的，其内涵与外延在不断地演变。因此，作为科学划界的标准就应该是历史的、动态的、相对的、多元的。若以历史的、多元格局的眼光看中医，中医自然是现代主流科学之外的另一种科学形态，一门以古贯今的复杂性科学。

　　可我们今天评判中医是否科学用的是什么标准？基本上是最原始、最刚性、最苛刻，也是被诟病最多、将科学理想化的逻辑主义的一元标准！惯性思维下的人们，因为所受的基础科学教育是以物理、化学为代表的学科，就下意识地把物理、化学类学科当作唯一的科学形态，因此也以为科学有着唯一的划界标准。也就是说，中医界可能一直在从众意识下恍恍惚惚地走着一条去向朦胧之路，或为了自证"科学"而好高骛远地拿了一个与自身体系或科学形态并不完全相洽的最严苛标准来作茧自缚。这就可叹了！为了适应这个一元的绝对标准，把本来可以多向发展之路，自我封闭成几乎只有华山一条路。

　　现今一些"失中道"的运作已导致中医自身理论某种程度的浅化与异化，这种失真的浅化与异化又导致中医临床一定程度的弱化与西化。中医的躯干虽在运作，但元神渐已失落。不少有识之士指出，现时的中医是"表面辉煌，内涵萎缩"，国医大师邓铁涛把这种现象称作"泡沫中医"，因为"在五颜六色的表象下面，已经没有了中医的内涵"。可谓一针见血。

　　我们常听到：中医是中华文化软实力的重要体现或代表。但如果中医本身的文化含金量及其内蕴在不断地减少或被减少，它还能代表什么？

　　近现代中医出现"学术心灵"的六神无主而处百年困惑之中，实源于本土文化上的断根及对外来文化不加选择的过度膜拜上。

如何寻回中医失落的"元神"？

鉴于中医界"学术心灵"六神无主的现状，因此，中医要复兴，中医人要真正把握中医的精髓，就须寻回中医失落的元神！

如何寻？何处寻？

笔者多年来常对海内外不同对象以易、道、象、数、时、和等范畴的观念或原理诠医，更渗入儒、释、道、兵、武、艺、气象、历法、天文、地理等领域或学科的知识为辅，较之纯就教材而教得心应手得多，习者也非常受落。他们的体会是：图文并举，就图理明，理虽深却可浅出，道似远而实近，至繁之见可成至简之括，阐道说理每附实例，理透则行明，所阐所发，多有古著为本，并非杜撰。

好玩的是，当笔者一用太极图、河图、洛书、干支、卦象来阐述医理时，习者的表情往往变化甚丰：初为错愕—惊讶—不解——一脸无辜，潜意识当然是，这不是在一向的教育语境中被渲染成陈旧、腐朽、甚至……的东西吗？为什么与中医有关？但当以之将医理一一简明、形象、意蕴无穷又精到地解释完后，他们的表情往往转为感慨、兴奋、叹服！转而发问：如此理简味原的思维方式为什么教材少见？越是临床经验丰富的医师听完后往往越有感慨——为什么我们感觉这才是原味的中医，既往所学虽然体系较全，但深度上似乎只在皮肉而未及筋骨，更遑论得其精髓了！

虽然笔者对教学有些自信，但想触动听者的，尤其是有临床实践者的绝不仅仅是口才，而主要是其中原生态的中医精神内核，这易使习者有一种学问寻回根的踏实感。

由是笔者不断得到建议或受到催促，何不将所言所论形成文字，让有心者对中医的元神内蕴有一个直接的感知，以致为用？

但说时容易做时难，以上每一范畴，有哪一个不是见仁见智，话题多多，是非不断，甚至地雷满布的？

然感当代的医书多优于对知识的筛选、充实与系统化，却往往弱于与"深海下的海床"——母体文化接气。而中医要走出误区，把握本真，开阔视野，则中医人本身素质的提高，自信的建立就十分重要。这些均需古文化知识的充实，思维方式的引导，原味中医的体悟，原生态中医精神内核（元神）的寻回。

既自以为略窥接气门径，前又有刘力红博士《思考中医》的斩棘，重校《圆运动的古中医学》的启示、李大师的临床证道……人们开始寻找中医的真谛，中医再见复兴之浪。则何不放下荣辱之心，不揣浅陋，随本心所指，以心证道，冀所书所写能在中医复兴浪潮中再推波助澜？恰逢出版社来约稿，一拍即合！

现以《易》、《道》、《象》、《数》、《时》、《和》等一气相牵又可各自发挥的范畴来下笔，不但利于内容的铺陈与展开，亦方便旁及百家之学以频接中华地气，更可形成开放式结构，便于在听取读者意见后不断补充、更正、修改、完善。

是次先出版《易》、《道》、《象》三篇，余篇在思考、整理之中。

《易》的思维方式就是中医的思维方式。这种思维方式，不是单一的、线性的、对称的、纯逻辑的、顺向的，而是辐射的、多角度的、多层次的、纵横交错的、立体交叉的、逻辑与形象相合、透彻与混沌相映、宏观与微观相参、动态与静态相衬、形而上与形而下相照、顺向与逆向相激，故能更整体地把握全局，这是一种"弥纶天地之道"的思维，一种"智慧"式的思维。

中医为什么要学《易》？景岳云："医不可以无易，易不可以无医，设能兼而有之，则易之变化出乎天，医之运用由乎我。运一寻之木，转万斛之舟；拨一寸之机，发千钧之弩。"

本篇主要从《易》的基本结构与基本知识入手，与医学内容相互印证，这种印证不局限在观念上，更多的是落实到知识的运用上，企能起授人以渔之效。

《道》之篇探讨的目的是"推天道以明医事"。先贤立"道"的目的之一是"推天道以明人事"，中医所涉，正是典型的天道与人事。作为宇宙本原、万物法则的"道"，在中医理论体系构建时，自然就成为所效的规律与准则。若未明此"道"，仅有医学知识的叠架，就难说已得中医之真。

老子云："道可道，非常道。"其论说的难度可想而知。而要将"道"之悟落到医学之实处，就更非易事。但"道"的魅力就在于，一旦有所悟，原来百思不得其解的学、术、技、艺上的阻碍处、疑难处，都有可能拨开云雾见青天，豁然开朗，使原有的识见更上层楼。中医的学、理、术、技均须在"道"的统贯下方能机圆法活，清澈空灵而显活泼生机。

本篇主要从天人之道、气之道、阴阳之道、五行之道上进行发挥。中医是实用性科学，是以笔者不会悬空论道，诸般妙想都要稳稳立足于气—阴阳—五行化的天人之道与证之有效的临床实践中。

《象》之篇突显的是中医的思维方式。学科的理论特色往往由思维方式彰显。文化观念决定着价值取向及对世界的感悟方式，象数思维是最具特色的中国—中医传统思维方式。当代中医学术之渐失本真，缘由之一就是罔顾学科特点，对抽象思维独沽一味，却漠视与学科特点相洽的象数思维而致。

若从"推天道以明人事"的大视野来把握中医这样一个整体不分割、不定格、变化、关联、有形无形相通、主客体相融的统一体对象的最佳审视形式当是"象思维"。以象思维的视点自然而然就会进入与还原论实体思维不完全相同的现象层面，所得就不尽相同。

因此，对中医的研究，当先判方法学的合适与否。合适，才是科学研究的最起码出发点！

本篇是最好玩，也是最实用的一篇。是篇着重于藏象、经络象、体质象、病邪象、药象、方象等内容在象思维引领下的演绎与运用。学会观物取象、触类而通、观象明理、以意为法、法象而行、得象悟道是学习中华文化与中医的基本功。

如果说《易》、《道》篇更有嚼头，则本篇更有看头，前两篇消化后的内容再与本篇观念交融于此而显大用。

因此，本书可有两种读法：一，按《易》基础、《道》桥梁、《象》应用的次序而进，这是一种扎实、贯通的读法；二，先读实用、易懂、有趣的《象》之篇，逢不解处，再回溯前两篇，这是一种于学术中先寻趣味而后求解的读法。

以上范畴的讨论，最易成高谈阔论，说起道理，似意境深远，但若不落到应用实处，则成雾里看花。所以本书的宗旨有二：一是简易明白，不故作高深，以合"易"简之意；二是实用，医学是门应用学科，任何道理，均要落到实处方显意义。

任何一个学科都有其自身发展的规律与动力源头，基于中医的理论现状与临床发展之需，在传统主干上挖掘自身内蕴，不断自我完善，实应是目前中医研究所最易做、也最能见到实效的操作。《易》、《道》内涵的重新审视与透彻理解，《象》思维的外拓与深化、细化、净化应是一条可行之路。中医人应拨开迷雾，以清风明月胸襟，开拓出学科未来发展的海阔天空气象！

"一人独钓一江秋"的写作既有钓秋之寂，亦该有钓秋之获。

然自认之获，不知能中您之意否？期可引出众多智者之智及钓秋之人，以促中医学术的繁荣！

书涉范围既广且杂，以一孔之见实难全然看得通透，错漏之处，在所难免，祈请教正！

不求字字发奇香，但愿千虑有一得。

潘毅
2011年，立秋

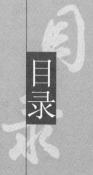

| 寻回中医失落的元神2

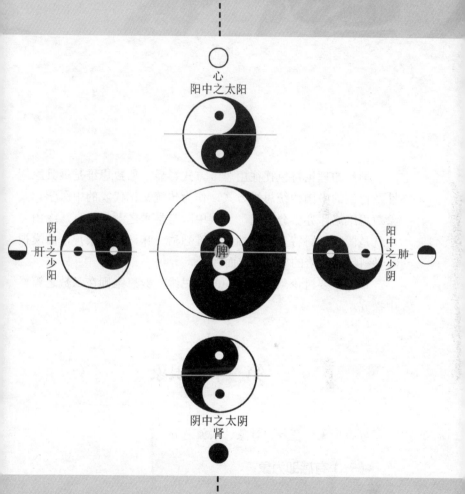

心
阳中之太阳

阴中之少阳
肝

脾

阳中之少阴
肺

阴中之太阴
肾

圣人立象以尽意。

——《周易·系辞上》

象的意蕴

学科的理论特色往往由思维方式彰显，象数思维是最具原创性及特色的中国传统思维方式，作为传统文化代表的中医学，其象数思维烙印亦十分清晰。当代中医学学术之渐失本真，缘由之一就是罔顾学科特点，对抽象思维独沽一味，盲目崇拜，却漠视与学科特点相洽的象数思维而致。

本篇主要讨论象数思维中的象思维，数思维则在《数之篇》中探究。

第一节　识象

象有形象、征象、意象、法象之分。

（一）有感即为象

形象、征象又可分为两类：

其一，是物象或自然之象。即万事万物表现出的诸如形状、颜色、质地、性质、构成、声音、气味、味道，乃至感应、习性等自然的形征。

《周易·系辞上》云："见乃谓之象，形乃谓之器。"这个

"见"当作"现"解，即"象"之感并不仅限于视觉，而是视、听、嗅、味、触等能感应自然物象的诸般感觉的综合。"象"既可以是有形可视、可触的，也可以是虽无形但通过听觉、嗅觉等而感受到的，比如西瓜的绿色黑纹皮是一种视觉上的象，榴莲谓香谓臭的味道是一种嗅觉上的象，雷声是一种听觉上的象。其实，大多数事物可参之象是很丰富的，如中药有形、色可见，有质可触，有气味可嗅，有味道可尝，是一种综合之象。简而言之，"象"就是感知对象在人的各种感觉中形成的表象，因此，更准确、更具包容性的表达应是"感乃谓之象"。说白了，这种"象"就是客观的具体现象。中医的望、闻、问、切四诊，本质上就是以所感的各种"象"为凭来作出病证判断的方法。

其二，是人为拟象或仿象。《周易·系辞下》云："是故《易》者，象也；象也者，像也。""像"即相似，言明易之卦象，就是仿拟天地万物的形象而来。而《周易·系辞上》的"圣人有以见天下之赜，而拟诸其形容，象其物宜，是故谓之象"则说明这个仿拟过程：圣人见天下万事万物无比繁杂，因而模拟自

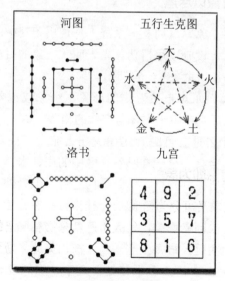

图1　拟象示例

然界最基本的天、地、水、火、雷、风、山、泽等要素的基本形态或特征，归纳为八个基本卦，再以八卦相错相推，相摩相荡，成六十四卦以象征万事万物所适宜之象。这实际是自然客观之"实象"经圣人的思维加工、联想创造后，以卦符的形式来作为自然万象的仿拟象。这种拟象的加工过程，是加入了圣人某种程度的主观想象与创造，拟象本身含丰富意蕴，有待人们据"境"会意，这可视为自然之象向意象过渡的桥梁象。

常见的拟象有三种形式：一，卦符、太极图、八卦图、河图、洛书、干支等符号性拟象；二，阴阳、五行等体系性拟象；三，文字以及书画等各种艺术拟象。区别在于：前两种是拟象成模，万物皆可入模，便于模仿操作、说理论道；而第三种仅为纯粹拟象，可表意，但一般不作为使用工具。拟象示例参图1。

归结起来，自然之象与人为拟象的关系是：拟象可说是自然之象的某种表现形式，而自然之象则是拟象所模拟、象征的对象。

（二）立象以尽意

为什么要立象？《周易·系辞上》说出了其中的道理："圣人立象以尽意，设卦以尽情伪。"表明了立象的目的是为了传达意，这就引出了"意象"一词。

意象是人们面对自然万物的形象、征象或拟象所产生的会意。这种会意，又产生于主体与客体的相融。

那么，什么是会意呢？比如大家去旅游，面对同一山川景色，各人的体会会完全一样吗？景区中的山、水、云、树、亭、楼，每个游客所见都一样，这是景内之意。但景外之意则受观者文化、品德、修养、经验、阅历、性格、心态、智力、悟力、处境、身份等诸般因素影响，每人所感就未必相同了，甲的感觉不过就是一山川而已，最多生起一丝"江山如此多娇"的感觉；乙或有"只在此山中，云深不知处"之叹，深感复杂社会就如江湖，江湖水太深，心态现迷茫；丙则是"白云生处有人家"，或有从烦嚣的社会抽身而退，不如归隐之心，正是《文心雕龙》里所讲的"登山则情满于山，观海则意溢于海"。这里既有象内之意，又有象外之意，因此，象之意就有所蕴，意有所蕴，就存可会空间。

如何会意？方法是"寻象以观意"（《周易略例·明象》）。就拿我们都非常熟悉的王维的"大漠孤烟直，长河落日圆"这句诗为例。塞外沙漠，浩瀚无边，意境开阔、雄浑；将烽火台燃起的浓烟以一"孤"字，来映衬出大漠景色的寂寥，而一个"直"字，却又似有劲拔、不甘的况味；横贯茫茫大漠之河，非用一个"长"字不能表达；落日，本易有感伤之意，但巧用一"圆"字，却又给人苍茫之中略带暖意的感觉。诗人把自己孤远寂寥情绪巧妙地溶化在开阔、苍茫、雄浑的自然景象中，正是好诗应有画面感。《红楼梦》第四十八回里，香菱笑道："我看《塞上》一首，内一联云：'大漠孤烟直，长河落日圆。'想来烟如何直？日自然是圆的。这'直'字似无理，'圆'字似太俗。合上书一想，倒像是见了这景的。要说再找两个字换这两个，竟再找不出两个字来。" 她的心得是"诗的好处，有口里说不出来的意思，想去却是逼真的；又似乎无理的，想去竟是有理有情的"。这就是从形象、征象到意象的转化了。

王维另一首《终南别业》中有"行到水穷处，坐看云起时"之句。面对这同样的文字，每个人想想看，会有什么感觉，每人所感或有不同，但恐怕最多的是一种寻味不尽，难以尽解的感觉吧？

浅白地说，意象的关键在一"感"字，即《周易·乾凿度》所谓的"象感在人"。"感而遂通"是一个对自然之象或仿效之象的个人主客相融、心领神会的过程。这种思维的结果，往往产生出某种抽象的、与事物性质关联性较强的、既具理性色调亦含感性色彩的认识。譬如乾卦 ☰，三个阳爻，纯阳之体，本意为天，天至高广。因此，可会意为一国之君主、一家之父亲、一身之头部、一众中之君子……天、君主、父亲、头部、君子在一定语境中均有同象之妙。其"象"的指向性还是较分明的，同象就是关联性推导的逻辑前提，同象同类相推得多，这种经验在沉淀和积累后就渐呈结构化，而形成了类似于概念的"象征"，这就是"意象"的理性色调。我国哲学史家、思维学家刘文英指出："意象之'象'只是从感觉知觉之'象'中摄取那些共同的和典型的成分，这不就是一种抽象吗？这种抽象的结果不就具有一定的概括性吗？"[1] ☰，不以本意"天"来命卦名，而以"乾"来命名，是预留下在不同情况或环境中主观与客观契合而会意的余地。由于每人的具体背景不同，因此，会意亦往往因时、因地、因人而有所异，这就是感性色彩。

易之为道，常中有变。因此，古代自然科学虽重视客观，却并不完全排斥主观，因为其面对的研究对象往往是活动的整体，若以不变的思维来研究动变的客体，其不合理性显而易见。中医因时、因地、因人制宜，并非一视同仁的治疗，看似主观，实质留有具体情况具体分析的变通空间而更符合客观实际。

还是那句话，符号及体系性拟象所创之目的就是为了尽意，以便更进一步的法象效意。

文字、书画、音乐等拟象也是为了尽意。

中国文化的最基本单元——文字，从象形到会意，走的大抵是取象寓意造境的路子。

中国画中的工笔画是象形之作，但中国画的主旋律却是写意画，小写意还嫌不能尽意，非大写意方能尽神。方士庶在《天慵庵随笔》中的"山川草木，造化自然，此实境也。因心造境，以手运心，此虚境也。虚而为实，是在笔墨有无间"道出了仿象的真谛，因心而造，当然就可以心而会了。

书法亦有意，元代王僧虔在《笔墨赞》中道："书之妙道，神采为上，形质次之，兼之者方可绍于古人。"王羲之的飘逸、

---

[1] 刘文英. 漫长的历史源头——原始思维与原始文化初探 [M]. 北京：中国社会科学出版社，1996：143.

颜真卿的厚重、柳公权的骨气、怀素的狂放，就是各自书法中的神采与真意，参图2。如果仅仅是字体漂亮，不显风格，未见风骨，不过是写字匠而已。因此，欣赏书法所关注的重心应是其中的气韵神采而不是形。更不用说郝经在《陵川集》所言的"心手相忘，纵意所如，不知之为我，为我之书，悠然而化然。从技入于道。凡有所书，神妙不测，尽为自然造化，不复有笔墨，神在意存而已"更是得意而忘象。

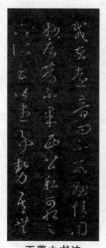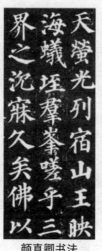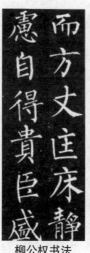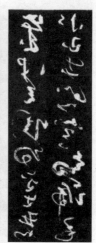

王羲之书法　　颜真卿书法　　柳公权书法　　怀素书法

图2　书法的气韵神采

音乐更需会意，"弹虽在指声在意，听不以耳而以心。心意既得形骸忘，不觉天地白日愁云阴"（欧阳修《赠无为军李道士》）。

是以意象是"意"与"象"的统一，两者的关系是，象是意的形式，象负载意；意是象的内容，意蕴象中。王弼在《周易略例·明象》中言简意赅道："尽意莫若象。"

因此，古代象思维的本质不是某些书所说的什么形象思维，而应是意象思维。意象思维比形象思维具有更大的外延空间与拓展层次，关键在于观象者如何因应具体情况而发挥自己的会悟能力。上述乾卦在不同情况下代表的天、君主、父亲、头部、君子……不局限在形象之"天"，而是"智者察同"而系，就是意象思维的运用的范例。

当然，符号、体系性拟象与文字、书画、音乐等拟象相较，还是有别的。由于带有工具性质，因此，它不仅仅满足于被"尽意"。其被"尽意"之后还有进一步的功用——作为行事被效法的对象。

（三）法象而行事

法者，效法也。"法象"即据象而用，据象而行事。所法之"象"，可以是自然之象，可以是符号、体系性拟象，更可以是意象。

"人法地、地法天、天法道、道法自然"就是效法天地变化的规律——天地之大象而行事之意。《道德经》言"上善若水"，就是因为水性因机而动，因动而活，应物自然，随所注之地形而赋己形，遇圆则法圆，逢方则法方，随圆就方，故曰"水无常形"，且愈深邃则愈宁静平和，深合自然之道，所以说"上善"。

乾之象曰："天行健，君子以自强不息。"说的就是乾卦像天体一样永恒的运行不休，所以君子当效法乾道，自我坚强、坚定、坚毅，永不停歇去努力，不断地求进取。

以上法天而行，法水而动就是法象。

天，作为自然中最大的"象"，一直是古人效法的终极目标。《道德经·三十五章》明言："执大象，天下往。"所以天人合一，学科之理须与天道相合就是中国古代自然科学各学科所追求的最高境界。中医学自不例外，其以天道推人事，即是以天地变化之大象所蕴含的"道"来推及人身诸象中所含的理。天人一理，象类而已。

中医如何法象天地，我们可以时珍当归之论以小观大。《本草纲目》谓："凡物之根，身半以上，气脉上行，法乎天；身半以下，法乎地。人身法象天地，则治上当用头，治中当用身，治下当用尾，通治则全用。"这实际是乾文言："本乎天者亲上，本乎地者亲下，则各从其类也"的意仿。

立象是为了尽意，尽意是为了用意或效意。

以象表意的认知方式，加上逐渐成熟的拟象系统，就成为古人认知活动的主要指南。如农夫观气象、物象变化则知季节迁移、节令来临、农时确定。兵法讲究天时、地利，四时寒暑、风雨雷电、日月明晦、昼夜星辰之察即天时之"天候"；山峦起伏、河流走势、大漠平川、城高壁厚之观则是地利之"地形"。其他文学、艺术、政治、人事、术数……无不盈溢着"象之世界"。清代王夫之慨叹曰："盈天下而皆象矣。《诗》之比兴，《书》之政事，《春秋》之名分，《礼》之仪，《乐》之律，莫非象也。而《易》统会其理。"（《周易外传·卷六》）

象思维的具体实施就是以象为据，寻象观意，以意为法，以简驭繁，从而把握天地自然的规律性，万事万物的整体性、丰富性、联系性以及无穷变易性。

第二节　明象

行文至此，象思维的原理已呼之欲出。即欲出，那就出来吧！比物立象，以类相从，象本在气就是其内在逻辑及思维机制。

（一）触类可为象

从上文乾卦 ☰ 之例，我们可以看出象类则意近，因此就有了"故触类可为其象，合义可为其征"（《周易略例·明象》）之说，而具体的用象方法，就是据此原则进行比物立象、取象比类或援物比类。

这里，类为类别，反映属性；比为比附、比喻、类比、模拟；取象、立象为取观察物的形象或征象，甚至意象；比类则是将"象"作比较而归类。

取象的目的是什么呢？是为了比类！

而比类的目的又是为了什么呢？是为了推断同象、类象、似象事物之间的内在联系并说明其作用原理，甚至进一步印证所取象的应用合理性！

用象的步骤其实并不复杂，其第一步是比物立象，即提取事物的形象、征象、意象。

第二步则是取象比类或援物比类。《周易》同人卦之象曰："君子以类族辨物。"《周易·系辞上》更明确指出"方以类聚，物以群分"。

乾文言则言明了取象比类的原理："同声相应，同气相求。水流湿，火就燥；云从龙，风从虎；圣人作而万物睹。本乎天者亲上，本乎地者亲下。则各从其类也。"湿从水生，湿与水同类，故水流湿；燥乃火化，燥与火同类，故火就燥；龙腾则云涌，故云从龙；虎啸则风生，故风从虎；天位于上，天与上同位，故本乎天者亲上；地位于下，地与下同位，故本乎地者亲下。这里，湿与水、燥与火、云与龙、风与虎、天与上、地与下就是事物联系、相互作用的同类。而"同声相应，同气相求"则从原理上揭示出意象思维贯通天地万象的普遍法则就是"各从其类"。

意象思维即把形象、征象、意象相同、相通、相似，或相感者归为同类。其"类"的划分是建立在对大量"象"观察经验筛选，对事物内涵分析，对事物现象乃至本质进行逻辑类推、概括、归纳，从而确定出它们的抽象属性，找出它们的共性的基础上，再借助一定的形式加以标识。其本质是"智者察同"。

因此"以类相从"就是该思维的内在逻辑及模式化处理方式，目的是达到以象表意，甚至表达概念、范畴。冯契先生说："《易传》所谓'君子以类族辨物'，就是要求比较各类事物的同异，把握所考察事物的类的矛盾运动与相互转化。这样运用类范畴进行比类的方法，就是辩证逻辑的比较法。这种方法，在古代运用于天文、历法、音律、医学这些领域，取得了很大的成绩。"[1] 可以说《易》形成了中国古代最具特色的以内涵分析为主的具逻辑意义的推理方法。

我们看看以下几味中药是如何"触类为象"的？

桑寄生：《本草崇原》谓："寄生感桑气而寄生枝节间，生长无时，不假土力，夺天地造化之神功。主治腰痛者，腰乃肾之外候，男子以藏精，女子以系胞。寄生得桑精之气，虚系而生，故治腰痛……充肌肤，精气外达也；坚发齿，精气内足也。精气外达而充肌肤，则须眉亦长；精气内足而坚发齿，则胎亦安。盖肌肤者，皮肉之余；齿者，骨之余；发与须眉者，血之余；胎者，身之余。以余气寄生之物，而治余气之病，同类相感如此。"这是物之余气与身之余气相类。

白花蛇：《本草纲目》谓："风善行数变，蛇亦善行数蜕，而花蛇又食石南，所以能透骨搜风，截惊定搐，为风痹惊搐、癣癞恶疮要药。取其内走脏腑，外彻皮肤，无处不到也。"这是风性善行数变与蛇亦善行数蜕象类。

桂枝、肉桂：基于桂枝长于上，肉桂生于下，《珍珠囊补遗药性赋》谓："桂枝上行而发表……肉桂下行而补肾，此天地亲上、亲下之道也。"这里的"天地亲上、亲下"之说，正是以乾文言之语为据的触类旁通、引思联想。

以上药物其象所取所类是否合理？使用过而又有心者自可会意。

这种方式还可更进一步吗？可以！就是循"大道至简"观念，借助符号与图式建立模拟、推演模型。《周易·系辞上》云："制而用之谓之法。"这里的"法"是模范、模型、模式之意。孔颖达疏："正义曰：'制而用之谓之法'者，言圣人裁制其物而施用之，垂为模范，故云'谓之法'。"

[1] 冯契. 论中国古代的科学方法 [J]. 哲学研究，1984，2: 58-66.

《周易·系辞》论述八卦的操作与功能为"引而伸之，触类而长之，天下之能事毕矣"，造卦的目的则是"以通神明之德，以类万物之情"。即象思维常通过借助诸如卦爻、太极图、八卦图、河图、洛书、天干地支等直观、形象、简略的符号、图式、数字等拟象工具来与气—阴阳—五行—八卦原理贯通，通过类比、模拟、象征、推演等手段把复杂流变的自然图景展现为一种可观之象，以把握宇宙的本质规律和认知自然万物的具体知识、基本原理，构建起具很大包容性、普适性的解释世界的简约化和规范化思维模型。

现代人习惯了复杂与精细，总有一种感觉，就是嫌符号、图式模型过于简约，常有疑问，若碰到复杂问题怎么办？其实这类模型所具有包容性、普适性不仅是指其可悟道明理，亦指其可因变而变——八卦可进一步错杂成六十四卦、三百八十六爻，阴阳本互藏且具无限多层次的可分性，五行亦可互藏，阴阳、八卦、五行还可交互融通，如此则具有自身的细化与修正功能，亦显出这类模型唯变所适的优点。可惜的是现代人学这类模型大多是略知皮毛而未识权变，却反以皮毛之识来论此模型，低看了这类模型。

可见，与现代科学见到现象多须借助器物找出其内部的物质基础或机制的方法不同，意象思维多以自然观察方法，在现象层面本身以"以类相从"方式确认内在联系或推演所蕴含的理，而达到"比类求理"的目的。其过程包括了类比、归纳、演绎等多种推理方法。

以木行类象为例，类比前须先确定木象特点。《尚书·洪范》所说的"木曰曲直"给木之象定下了基调。所谓"曲直"，是指树木的干枝不断地或曲或直地向上、向外伸长舒展的姿态。比类时，则"引而伸之，触类而长之"，引申为凡具有生长、升发、条达、舒畅等作用或特性的事物及现象，均可归属于"木"类。春天万物生长有生发之意，故春天属木；五化中的"生"也据此属木；草木本植物颜色多青，故青色属木；植物的叶、根其味多酸涩，故酸味属木；日出东方，有升发之意，故东方属木；春天多风，东方沿海地区也多风，故风属木；五脏之中肝性喜条达舒展而主升，故肝属木。这是据木象而定类，把形象、征象、意象相同、相通、相似，或相感者归为同类，这就有了归纳，但其归纳却是以木之意象去会意并推演方位（东）、时间（春）、颜色（青）、味道（酸）、脏（肝）等而得，之中实含演绎法。事物属性的五行归类参表1。

表1　事物属性的五行归类表

类别	木	火	土	金	水
五性	曲直	炎上	稼穑	从革	润下
五音	角	徵	宫	商	羽
五味	酸	苦	甘	辛	咸
五色	青	赤	黄	白	黑
五化	生	长	化	收	藏
五气	风	暑	湿	燥	寒
五方	东	南	中	西	北
五季	春	夏	长夏	秋	冬
五脏	肝	心	脾	肺	肾
五腑	胆	小肠	胃	大肠	膀胱
五体	筋	脉	肉	皮毛	骨
五官	目	舌	口	鼻	耳
五志	怒	喜	思	悲	恐
五液	泪	汗	涎	涕	唾
五声	呼	笑	歌	哭	呻
五变	握	忧	哕	咳	栗

因此，符号、图式以及阴阳、五行体系等是身兼数职，本身

既是类比的参照物，也是将万事万物"以类相从"的归纳模型；又以此模型去比拟万事万物的性状与功能，在同构的基础上类推、演绎其变化之"理"，同时也成为演绎工具。

归纳起来，意象思维成熟模型的推导建立是先观察世界，然后将万事万物的具体的形象、征象归纳为抽象的符号、图式而形成观察解释模仿系统。而使用过程则对观察对象以"象"为中介按"以类相从"的原则进行标志、归类，并借符号、图式系统以达模拟、会意、领悟、认识客体，并进一步法象而行的目的。此模型的推演运用在《道之篇》不乏例证。

（二）象本质为气

任何问题的讨论，最终都会走到本质上。这里，我们可以进一步发问，象的本质上什么？

"元气论"主张宇宙万物"本于一气"，张载认为"太虚不能无气，气不能不聚而为万物，万物不能不散而为太虚。循是出入，是皆不得已而然也"（《正蒙·太和》）。即万事万物均由气组成，聚则成形，散则为气。

李觏说："夫物以阴阳二气之会而后有象，象而后有形。"（《删定易图序论》）张载云："凡可状，皆有也。凡有，皆象也。凡象，皆气也。"（《正蒙·乾称》）从而揭示了潜藏于现象世界背后的本质——"气"。据此，则自然之象中形状、颜色、质地、性质、构成等以形而显者实为不同方式的气聚；而声音、气味、味道、感应、习性等无形但可感者则是不同方式的气布。则一切有形、无形的存在，凡可感者皆为象。

《淮南子·要略》曰："物之可以喻意象形者，乃以穿通窘滞，决渎壅塞，引人之意，系之无极，乃以明物类之感，同气之应，阴阳之合，形埒之朕，所以令人远观博见者也。"其意约略为物以气类示象，以气类感人，人则以心意印见之。因此，"象"的本质就是"气"，各种象的构成与变化无非就是气在流动聚散中的气化气、气化形、形化气、形化形过程的呈现。然后，此象则由人意所感而得。

反过来说，要想认识气的运动规律及各种气化状态，就可通过对"象"的观察而得。是以，大而化之，"气化"两字就可概括自然界的种种变化现象及其内在机理。

在气化过程中，气同则象同，气异则象异，气变则象变。气化决定着事物的象变及相互关系。据此逻辑，则"触类可为其象"中的形象、征象、意象相同、相通、相似，或相感，实质就是同气的相求、相感、相通。因此，"取象比类"、"以类相从"的本质实为气类相推。凭气的同类或异类推寻，可使混于不同气的事物得以别类，并通过气的显象，呈现相应意义，而最终被把握，达到了推类取义的目的。

气是构成万物的本源，其功分阴阳，是为阴阳气；其用见五行，则为五行气。阴阳别象，是阴阳之气别显；五行各象，是五行之气各现。

在《道之篇》我们明白了"道以气为本"，而阴阳、五行则是气变规律——道的外征。道可统理，理通于道。因此，道与理均通于气。"气"与"象"从来就是古文化载"道"的双轨，阐道之体时以"气"，释道之用时以"象"。因此，寻象不但可以观意，亦可知气、明理、窥道。

关于理与气的关系，王夫之所言"气，有质者也"（《思问录外篇》）、"气者，理之依也"（《思问录内篇》）说得最明白。在这里，气为实有，故有其质，理依赖于气。他又说："理在气中，气无非理，气在空中，空无非气，通一无二者也。"（《张子正蒙注·太和篇》）肯定了理在气中，理气不离，并进一步说："盖言心言性，言天言理，俱必在气上说，若无气处，则俱无也。"《读四书大全说孟子》强调"气"是万物变化的实体，理则是变化过程所呈现出的变化原理及规律性。理是气之理，理外没有虚托孤立的理。

因此，象之本在气，理通于气，气是内涵，象是外显，故而"象"可以"气"为中介而通道、通理。天地之道以天地运行的大象彰，人之道或理则以生理象、心理象、病理象显。

我们可复习《道之篇》关于"气"的一段文字：

若以本态显，在自然界为风云，在人体为元气、卫气、宗气、营气、脏腑之气、经络之气。若以聚态呈，在自然界为有形万物，在人体为脏腑组织、精血津液。

在人体，气的一个重要特征是显示为各种功能态。

气本态之病：其行迟则为滞，上行太过为逆，上行不及或下行太过为陷，散则为脱，不达于外为闭。

气聚态（有形物质）之病：津液内停，据不同形质可分水、湿、痰、饮。津液少则为亏，血少为虚，血滞为瘀……可见，不同的情况相应的就是具体不同的气化组合，表现为不同的病象，再以不同的中医名称表述。

由是可知，"气"既是万象的来源，又是万理的根本，内容与形式高度统一。

现代气象学研究的是气候变化，古代的"气"象学则是研究天地万物的变化，前者是狭义的气象学，后者才真正可称为气象学。

还象的本质于气，正是自然象、拟象、意象与我们熟悉的气—阴阳—五行自然贯通的逻辑展开与提升，方便我们对象思维到位的理解与把握。

学会观物取象、触类而通、观象明理、得象悟道是学习中华文化与中医的基本功。

第三节　悟象

悟象的意思是对意象思维的理解、体察与会悟。

毋庸讳言，在我们所受的教育背景下，人们通常的感觉是抽象思维高于意象思维。因为抽象思维是用纯粹的抽象概念去揭示对象世界的本质，其解释和把握对象事间的联系，依凭的是严格的形式逻辑规则，结论客观，可信度较大。而意象思维则是一种通过具感性色彩的直观形象或符号、图式去把握对象世界抽象意义的方式。说其感性，又混融了对客观世界的理性把握；说其形象，却又通过符号、图式上升到一定的抽象意义。一般而言，其"以类相从"的逻辑严密度在形式上逊色于抽象逻辑。

这种感性与理性、形象与抽象、主观与客观的有机统一、相互补充，往往给人一种难以言说的复杂感觉，由于混杂了感性与主观色彩，其客观程度似不如抽象思维。这就是现代中医人的心障。中医这几十年之所以一哄而上热衷于这个化、那个化，实质是实验化的研究，目的之一似乎就是为了解除这种心障。

以上比较有道理吗？既有理也无理！说其有理，是从纯粹形式逻辑、纯粹客观角度看；说其无理，是评价思维方式的高低优劣，最不该被忽略的研究对象却被忽略了。

世界观决定研究对象，研究对象决定研究方式，我们对比一下东西方古代的世界观或宇宙观就能明白，何以产生出各自不同的主流思维方法。

仍是元气论VS原子论：古中国与古希腊都强调宇宙的整体性，但两者对宇宙的看法有着本质的差别，按照西方古代原子论的观点，整体世界是由形形色色的实体物质组合而成，不同的实体物质相互间界线分明，各种实体物质由原子组成，而实体与实体之间则是虚空，换言之，原子构成物质，各种物质合共构成宇宙整体，即局部构成整体，微观构成宏观，因而主张以实体构成看整体，其整体是一个合整体。这就决定了其自然科学研究的是有形实体，由于观念上的局部构成整体，小决定大，微观才是本质，而实体与实体之间又是无关联的虚空。因此，其方法就是致力于局部的、静态的、微观的分割研究，还原分析。由于实体结构的边界是清晰的，因此，研究结果一般也清晰，容易形成抽象概念，产生形式逻辑较为严密的抽象思维。还有一点也是值得关注的，由于面对的是观念上的实体，西方科学在认识上采取的是主客二元对立的立场，实际操作则是主体研究客体，用的基本方法是实验方法。其中不掺杂、不预设主体观念，主客体绝不混融，故谓之客观。但分割的、静态的、少关注联系的方法于客观上导致的忽略整体、忽略动态、忽略关系的缺陷也显而易见。

中国文化所理解的对象世界，不是机械的，而是一个整体有机、天人合一、天人一体的气世界，所谓"通天下一气耳"。万事万物都是由气组成，聚则成形，散则为气。且气本无形，气细无内，大无外，亦无间隙，故无所不通。《管子·心术上》说："无形则无所抵牾，无所抵牾，故遍流万物而不变。"因而气可以交流潜通于有形无形之间。万事万物由不同的气聚散而成，又可因气而建立联系，形与形、形与气、气与气间没有任何隔阂，一切事物都处在气化流衍之中，形成一个真正融会贯通的宇宙元整体。

元整体之所以用"元"字，是因其具有不可分割性。整体若作分解，失去联系的各部分均不具完整性，整体亦失去混元之性。分解，就难以避免出现以偏代全的一孔之见。

以天人一体、"通天下一气耳"的观念看世界，则古往今来、四方上下，天地万物与人皆为融融一气，则人要与天地相通，自然就应放开怀抱，展现胸襟，自觉地去与天地万物相融。因此，东方文化乃至科学采取主客相融的立场看世界就不足为奇了。何谓主客相融？且看辛弃疾的"我见青山多妩媚，料青山见我应如是"、李白的"相看两不厌，只有敬亭山"，这种物我混融、物我同一的境界，不单是审美的境界，也是体道的境界。

中国古代对自然科学的研究既有主体对客体的研究，亦不乏主客相融的方式。如中药寒凉温热的确定，既可以通过观察病人服药后反应，若能减轻或消除热证的，反推是寒凉药；反之，若能减轻或消除寒证的，则是温热药，这是医生观察病人，主体研究客体所得。也可医者自己尝试，若服后自身产生温热感觉、症状或体征的当属温热药；服后产生寒凉感觉、症状或体征的则属寒凉药。医者本身是研究者，也是被研究者，这就是主客相融的方式。更明显的主客相融方式则是藏象与经络理论构建过程中的内修者的自身气感内证法。可以说主客相融的思想与天人一体的气宇观完全契合，亦可说主客相融的实践更容易形成整体性思维。庄子云："天地与我并生，而万物与我为一。"（《庄子·齐物论》）正是这种"与物无对"、"无所抵牾"的认知方式，时使中医"直参造化"而有不少现代人称之为"天才"的发现。

天人合一的观念，主客相融的观察或体会方式，在中国文化的表现便是注重人与自然、人与人、宏观与微观、微观与微观之间的和谐统一。

譬如以体感为凭来增减衣服与以温度计读数为据来增减衣服，前者带有主观性质，后者却是完全客观。但哪一个更实在、更合理？您是看温度计读数来增减衣服的吗？再往细说，如果春天与秋天的某一天，同样是气温20℃，若从客观而论，应该穿同样多的衣服。但从中医角度看，春天阳气发泄，膝理处于开张状态，秋天则阳气内收，膝理是关闭的，则同样气温下，春天比秋天更容易感风寒，因此，春天所穿应该略多。这是主观还是客观？还是表面主观，实际更客观？中医人所理解的世界从来就不是一个分割的世界，而是混元一气的整体世界。

西方推崇的有形实体能够完全表现这种整体的、不可分割的、不定格的、变化的、关联的、有形无形相通的、主客体相融的统一体吗？显然不能！

那谁能担负这个角色呢？"象"！当然是"象"！

元整体的本质是什么呢？是"气"。前传论："象之本在气，理通于气，气是内涵，象是外显"、"自然之象中形状、颜色、质地、性质、构成等以形而显者实为不同方式的气聚，而声音、气味、味道、感应、习性等无形但可感者则是不同方式的气布"、"各种象的构成与变化无非就是气在流动聚散中的气化气、气化形、形化气、形化形过程的呈现"、"气化决定着事物的象变及相互关系"，则元整体与"象"的共同本质均是"气"。

更因"象"可为天地之大象，亦可为万事万物的具象，"象"与"象"可叠、可通、可感、可应，能够完美地诠释天人一体的元整体世界，因此，古代贤哲选择了"象"为研究对象。

那么，下一个问题就出来了，面对内涵如此丰富的"象世界"，以实体的、局部的、静态的、微观的分割研究，还原分析的方法具有清晰呈现其全景的可能吗？纯逻辑，纯抽象的方式能客观呈现它的本貌吗？或者我们换一种说法，实体研究、还原分析、纯逻辑、纯抽象的方式是把握"象世界"的最佳方式吗？

或有发问，我们为什么非得以"象"为研究对象，实实在在地研究实体不好吗？对不起！这里讨论的大前提是中医研究，已成型的实实在在的中医是一个以元整体为基本观念的"象世界"，而不是一个纯粹的"实体世界"。纯粹的"实体世界"是西医，因此西医用抽象思维、实体研究、还原分析，是对象与方法的高度契合。但同样的方法用于明显不同的对象，其契合度还能无疑吗？

而面对习惯所认为的抽象思维高于意象思维的心障，有几点是应该说清楚的。

首先，意象思维本身也因应对象而有所分：一种是不与概念相联系，目的是发挥人的自由灵性与想象空间，这于文学艺术常见；另一种则是与概念相结合，目的在于阐道说理，这在古代自然科学中常用，如中医最原级的阴阳、五行本身就是一个类概念；而往下分级如阴虚、阳虚、阴盛、阳盛等已属概念范畴；再下一级的心阴虚、心阳虚、心火亢盛（阳盛）等就属更精细的概念了。抽象思维的本质不妨说就是概念思维，而中医所用的意象思维相当大比例就带有概念思维的特征。

由此，中医从形象、征象→拟象→意象→高级意象（与概念相结合）→法象，感性认识逐步上升到理性，学术渐以概念、判断、推理等理性思维形式进行。中医的各种推理均是基于本身的概念及原理，虽然其抽象概括性方面不一定比得上纯粹抽象思维，但若以"象世界"为研究对象，其合适程度、思维水平和所得成果显然高于纯粹抽象思维。

其次，使用概念思维的自然科学有相当多领域，为了把概念和它们之间的各种关系表现得更为简明、扼要、清晰，往往是使用符号或符号的连缀加以标示，各类公式的意义就在于此。因此，符号本质上是概念思维中的一种简明概念。据此，卦爻、太极图、八卦图、河图、洛书、干支等符号与图式就可视为中医学的简明概念或说理公式。我们从《道之篇》中太极图的应用可以体会，面对相同的信息内容，省去很多文字表述，信息却处理得简明、便捷，且可使人理解得更为透彻，意会空间更大，可谓剔透与空灵兼具。

再者，我们常说中医是辩证思维，这不是攀附时髦的观念，而是一种事实。辩证思维，就是运用对立统一的观念、方法来认识处于普遍联系、变化发展中的对象整体的思维方式。它的思维带有整体性、全面性、联系性、发展性与对立统一性。中医思维与这几点对照，有哪一点不符？可见，辩证思维这种力求把握对象的所有方面和所有关系的方式与中医意象思维的交融度是相当高的。

我们不是崇尚客观吗？面对一个"象世界"，我们不可回避，必须以客观的心态找到一种最合适的研究方法，在有更好的方法出现之前，我们应该承认：与辩证思维结合的意象思维是目前针对"象世界"的最佳研究方法或思维方式，只有这种感性与理性、形象与抽象、主观与客观有机统一、相互补充并带有一定灵活性的思维方式才能充分把握这种整体的、不可分割的、不定格的、变化的、关联的、主客相融的、有形无形相通的"象"。

多么奇妙！原为心障，一旦勘破，乾坤一转，却是优势，学过辩证法的我们不应感到惊讶吧？

一句话，研究对象与研究方式的关系，就像脚与鞋的关系，时髦的、漂亮的不一定是最好的，材质恰当的、合脚的才是最佳的！

合适，是科学研究的最起码出发点！舍此来谈科学，难说不是沙上建塔，或空中楼阁！

精彩医象

"意象"是中国几千年文化的神韵所在，中医、书画、武术、京剧这四大国粹无不"意与象俱"，"行与境谐"。在实用方面，意象思维也一直被医、农、兵、艺这古代四大实用学科广泛运用，其中的中医学尤有代表性，其理论体系的构建及临床实践无不呈现出以"象"为元神的特征。《素问·五运行大论》说得明白："天地阴阳者，不以数推，以象之谓也。"

《淮南子·诠言训》有言："神制则形从。""象"这一中医之"神"的作用，在气、阴阳、五行、藏象、病因、病机、诊断、方药、针灸、治法等各领域的"形"之上无不或显或隐地表现出来。

方法学上有气象、阴阳象、五行象、卦爻象、图式象、干支象等。

具体内容则有藏象之诸象合参，经络象之虚实相衬，病因之六淫、痰瘀类象，诊之症象、证象、病象交叠，药之气象、味象、色象、形象、质象、习性象、地象、时象相参，方之以阵象为法等。

象象相连、相接、相扣、相叠、相映、相衬，形成中医妙理纷呈、厚重实用、博大精深又意趣盎然的"象世界"。

在这个"象世界"中，观物取象、触类而通是其精魄，推演络绎是其方式，观象明理、得象悟道、以意为法、法象而行是其目的。

方法学上的阴阳象、五行象、卦爻象等内容在《易之篇》、《道之篇》已较多讨论，本篇不再独立阐述。但作为方法之象，则会在藏象、病因象、诊象、药象、方象等内容的探究中自然呈现。

下来，就让我们一起到中医的"象世界"中寻幽探胜吧！

第一节　藏象——一脏一系一天地

中医藏象系统组成参图3。

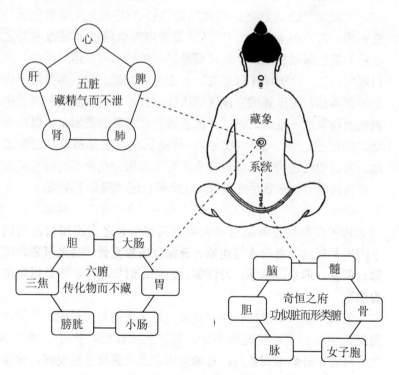

图3　中医藏象系统构成简图

（一）藏象真容涵万象

1. 藏象内涵

"藏象"一词出自《黄帝内经》，《素问·六节藏象论》有："帝曰：藏象何如？"

"藏"，作动词解是藏匿之意；作名词解则通"臓"，"臓"演变为"脏"，是繁简字之变，故"藏"亦为内脏的统称。《周礼·天官》曰："参之以九藏之动。"贾公彦疏："正藏五者，谓五藏：肺、心、肝、脾、肾，并气之所藏。"可知"藏"指藏于人体内的内脏。

"象"，唐代王冰注："象，谓所见于外可阅者也。"可知"象"初指藏于人体内的内脏呈现于外的外部征象。

"藏象"合而解之，明代马莳注："夫脏在内而形之于外者可阅，斯之谓藏象也。"（《黄帝内经素问注证发微·卷之一》）明代张景岳注："象，形象也，脏居于内，形见于外，故曰藏象。"（《类经·藏象类》）意与马莳近，均认为是居于内的内脏本质与见于外的功能现象的统一体。清代张志聪的《黄帝内经素问集注·卷二》谓："象者像也。论脏腑之形象，以应天地之阴阳也。"一个"像"字，颇堪玩味，实是仿象、意象之指，并言明是脏腑形象或内在本质与天地阴阳意象相应的有机统一，意较马莳、张景岳之注深广，此解已近"藏象"本质。

中医"藏象"的重心，不在"藏"而在"象"。何以知之？《素问·经脉别论》已有"太阳藏何象"、"少阳藏何象"、"阳明藏何象"之问。《素问·五藏生成》则云："五藏之象，可以类推。"一语揭秘，"藏"的内涵实可以"象"类相推而得。

怎么个推法？王冰在注《黄帝内经·素问》中解道："象，谓气象也。言五脏虽隐而不见，然其气象性用，犹可以物类推之。何者？肝象木而曲直，心象火而炎上，脾象土而安静，肺象金而刚决，肾象水而润下。夫如是皆大举宗兆，其中随事变化，象法傍通者，可以同类而推之尔。"注意到没有？这里，"象"是"气"之象。上文贾公彦疏："肺、心、肝、脾、肾，并气之所藏。"凸显的也不是脏形而是脏气。《素问·藏气法时论》强调的也是脏"气"法时，而不是脏"形"法时。《素问·六节藏象论》更直说："各以气命其脏。"这不就是"象本在气"吗？气类则象类，气变则象变是意象思维的内在逻辑于此再证。

然则"气象"是如何推演的？我们再回到《素问·六节藏象论》原文："帝曰：藏象何如？岐伯曰：心者，生之本，神之变也，其华在面，其充在血脉，为阳中之太阳，通于夏气；肺者，气之本，魄之处也，其华在毛，其充在皮，为阳中之太阴①，通于秋气；肾者，主蛰，封藏之本，精之处也，其华在发，其充在骨，为阴中之少阴②，通于冬气；肝者，罢极之本，魂之居也，其华在爪，其充在筋，以生血气，其味酸，其色苍，此为阳中之少阳③，通于春气；脾、胃、大肠、小肠、三焦、膀胱者，仓廪之本，营之居也，名曰器，能化糟粕，转味而入出者也，其华在唇四白，其充在肌，其味甘，其色黄，此至阴之类，通于土气。凡十一藏取决于胆也。"（注：文中①②③《新校正》按全元起本并《针灸甲乙经》、《太素》以肺作阳中之少阴，肾作阴中之太阴，肝作阴中之少阳。以此说为准）

这一段中所言的 "本"是脏功能的特征或所本；"神、魂、魄"是脏神的称谓。"本"与"脏神"是五脏内部之神机特征与变化。

"其华、其充"是脏气显于外的征象；"其味、其色"是五行应象；"阳中之太阳"、"阳中之太阴"、"阴中之少阴"、"阴中之少阳"、"阴中之至阴"是五脏的阴阳特性及其外显象；通于春、夏、秋、冬及土气，是外应自然界的阴阳、五行气象。以上均属应象。

如此，藏于体内内脏的神机变化与外象相应即为藏象。

再参《素问·阴阳应象大论》的"东方生风，风生木，木生酸，酸生肝，肝生筋，筋生心，肝主目。其在天为玄，在人为道，在地为化。化生五味，道生智，玄生神，神在天为风，在地为木，在体为筋，在藏为肝。在色为苍，在音为角，在声为呼，在变动为握，在窍为目，在味为酸，在志为怒……"则五脏之肝、五方之东、五化之风、五味之酸、五窍之目、五色之苍、五音之角、变动之握均属一个类象系统——肝系统，与《六节藏象论》内容互为补充。

至此，五脏系统的框架已显，这是一个以天人合一为基本观念，以临床实证为依据，以五脏为中心，以气—阴阳—五行为基本架构，以脏形、脏气、脏神、藏象相融、相通、相感、相应为逻辑前提，发展性强、充实性大、容涵性广的体系。

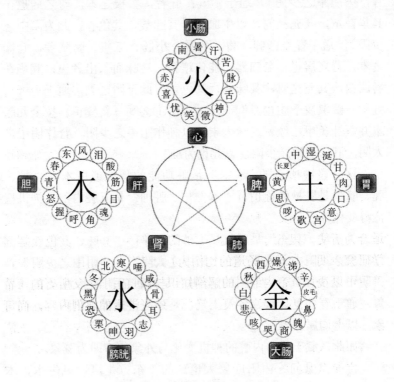

图4　五行框架藏象系统

元代滑寿《读素问钞》取《素问》经文择其枢要，分为十二类。首次将"藏象"作为类目名，并附文曰："五脏以位，六腑以配，五行攸属，职司攸分，具藏象钞。"藏象的体系性鲜明呈现。其中的五行框架尤为大家所熟悉，五行框架藏象系统见图4。

中医学正是以这样的"藏象"体系为核心来构建人体的生命模型。该体系的本质是"气类相推"，或称"象类相推"，而体系的再丰富充实仍然是循"气类相推"、"象类相推"之法门。

2. 藏象之"象"

既然"藏象"是以"象类相推"，我们就有必要弄清楚"藏象"常见之"象"有哪些？

（1）形象

准确点说就是解剖之象，很多人以为中医的"象"均显于外，其实中医的"象"内外均有，虚实俱备。

解剖一词，早见于《灵枢·经水》之"若夫八尺之士，皮肉在此，外可度量切循而得之，其死可解剖而视之，其藏之坚脆，府之大小，谷之多少，脉之长短，血之清浊，气之多少……皆有大数"。藏象学中中医与西医的脏器同名而功用大体一致者，大抵与解剖有关。如心脏像个泵，则"心主血脉"。肺体清虚，多为空泡，可合闭，则"肺司呼吸"；诸脉汇肺，则"肺朝百脉"。肾有输尿管与膀胱相连，则"肾主水"等。六腑与奇恒之腑与解剖的关联度就更大了。如《黄帝内经》记载食道长为一尺六寸，小肠长三丈三尺，回肠长二丈一尺，广肠长二尺八寸，肠道合为五丈六尺八寸。食道与肠道的比例为1∶36。而现代解剖学研究表明，食道与肠道的比例为1∶37，古今相比，已近似精确。可以说《黄帝内经》的解剖知识与西方医学之父所著的《希波克拉底文集》比起来，毫不逊色。中医涉及的解剖内容，尚可参《难经》、宋慈《洗冤录》、张景岳《类经·藏象类》、王清任《医林改错》等书。据此，古代解剖学对藏象学说的形成起到了一定的作用，是不容置疑的客观事实。

这里可能会产生一个疑团，在中国古代，至少有一个时段，解剖学较为发达，如果在此基础上发展起一套医学体系，应该也合情合理。但为何中医没有走上这么一条看上去容易走的路呢？这个疑团很大，需花些篇幅来解释。

其实，所谓的容易走，是现代人在现代时空下，参照现代医学的发展之路产生的一种错觉，纯属事后诸葛亮。

医学理论体系都是在医学经验基础上应时应需而产生的，我们看看以下一段文字节选[1]，也许有助于我们理解中医为什么走上现在这条路。

中国，是唯一从未中断过的古文明。诞生两河流域的古巴比伦立国于公元前3000年，为人类带来汉谟拉比法典、楔形文字和世界七大奇迹之一空中花园，文明史延续2 000多年。诞生尼罗河畔的古埃及立国于公元前32世纪，历经31个王朝，文明史全长2 500多年，领土涵盖埃及、苏丹、阿尔及利亚、以色列、耶路撒冷、土耳其、约旦和沙特，为人类带来象形文字、金字塔、几何学和历法。没有古埃及文明，就不会有后来的古希腊罗马文明。诞生恒河流域的古印度立国于公元前3500年，疆土包括印度、巴基斯坦、孟加拉、不丹、尼泊尔和阿富汗。阿拉伯数字即源于古印度，只是通过阿拉伯传播到西方。文明史全长1 500年。因此，古印度并非印度，古埃及也并非埃及。至于古巴比伦，今已不存。所有的古文明都已灭绝……它们灭绝至今均已超过2 000年，所以在史书上，它们前面都要加一个"古"字。中国文明公元前2800年发源于黄河岸边。四大古文明中唯一从未灭绝的文明。所以，史书上并无"古中国文明"，它从来都叫"中国文明"。

很明显，文明的灭绝或断续必然带来当时以西方为代表的相关医学经验与理论的断层，而文明的延续必然带来中国医学经验的丰富。因此中国医学要构成成熟体系的愿望与需求在当时肯定大于文明断续的西方。而当时的解剖水平只能解释部分最基础的医学现象，远不能解释所有的医学经验与事实，冀望以解剖方

[1] 冯八飞. 我的中国性格 [N]. 南方周末, 2009-05-27.

法来构建成熟的医学体系在当时应是一种奢望。而走结构决定功能，形态解剖之路的西方医学在显微镜发明之前一直举步维艰可为旁证。中国古医家并不知道一两千年后会有显微镜的发明，就算是未卜先知，也等不起、耗不起这一两千年的时间吧？

同时"推天道以明人事"《四库全书总目提要·易类》、"形而上者谓之道，形而下者谓之器"（《周易·系辞下》）的文化价值取向，也使得以"元气论"为本的中国医学主观上对实体的追求欲望没有以"原子论"为基的西方医学那么强烈。

而儒家"身体发肤，受之父母，不敢毁伤"之见也不能不说是往这条路发展的一个观念桎梏。

多因交杂，于是解剖之外，另辟蹊径就成为必然。可能先贤们也没想到，这蹊径竟是越走越宽、越走越畅，终走出一个异彩纷呈的"象世界"，而成为中医的大道。

（2）"形见于外"的外象

外象或曰：生理病理现象。此象源于我们所熟知的"司外揣内"法，即借助对外在生理病理现象的观察分析，来揣测判断内在脏腑的功能与状态。

由于古代解剖知识的局限，不能完全担当构建医学体系的重任，使古医家将大部分注意力投放到对人体生理、病理现象的观察，并与解剖内脏相联系，再经分析、归纳、整理，在临床实践印证后，使之相对规范并逐渐固化下来，从而使藏象的内涵日趋丰满。例如，日常生活中常可见到身体虚弱的人易于受到外邪的侵袭，出现畏风怕冷、出汗等症状，认识到这是因为人体之气不足，不能防御外邪所致；从皮肤受凉而感冒，出现鼻塞、流涕、咳嗽等症状，认识到皮毛、鼻和肺之间存在着密切的关系。这种象的实质，是生命活动中生理、病理信息再经理性疏理后的整合。

（3）反证之象

首先生理病理之象的分析、归纳、整理是否正确尚需临床实践印证。其次，治疗效应除有印证之功外亦具反证之效。如脾胃虚弱的病人，消化功能减弱，表现为食减纳呆，脘腹胀满，日久则见肢倦乏力，形体消瘦，肌肉不实等。予补益脾胃方药治疗后，除消化症状改善外，伴随诸证亦减轻或消除。由此推论出脾主运化，主四肢，主肌肉等生理功能。许多眼疾，从肝着手治疗而愈，或从肝治疗疗效优于从他脏治疗，因此推导出"肝开窍于目"。通过补肾药物应用，可促进骨折的愈合，由此反证出"肾主骨"等。

（4）天人应象

古医家对生命现象进行观察的同时，更长于观察自然。别忘了中国是一个农业大国。"仰则观象于天，俯则观法于地。观鸟兽之文，与地之宜，近取诸身，远取诸物"正是本分与本能。因此，天体运行、气候寒暑、地域方位对人体内脏的对应影响也一直在归纳总结中，这就有了天人应象。法此"象"而行，"以道统器"的观念就终能落到实处。

能把天与人联系在一起的，且形成框架性结构，在理论上最好用的就是气、阴阳、五行、八卦学说，气是万物本原，其象主要通过阴阳、五行、八卦来体现，因此阴阳象、五行象、八卦象的出现就顺理成章了。

（5）五行象

藏象的骨架正是五行，这是我们最熟悉的一种"象"，如肝主疏泄，主升为木之象；肾主水，主藏精为水之象；脾主运化为土之象；肺主肃降为金之象；心为阳脏为火之象。但千万别忘了还有一个人体内五行与自然界外五行的天人应象。

这里还有一段插曲，先秦五行—五脏配属主要有古文经学、今文经学两派，见表2，这实际是以形体配五行还是以象配五行之争。

表2　古文经学与今文经学五行配五脏对照表

经学	木	火	土	金	水
古文	脾	肺	心	肝	肾
今文	肝	心	脾	肺	肾

《吕氏春秋》和《礼记·月令》用的是古文经学的五行配五脏，不难看出，此配所据的是五脏在人体内的实际解剖部位，即肺居上故属火，肾居下故属水，脾居左方属木，肝居右方属金，心居中央属土，由于心居中央，故习称中心。表明了五脏的解剖部位及形态学意义。

《黄帝内经》用的是今文经学中的五行配五脏，此配晚于《吕氏春秋》，它是源于古人的医疗实践，以五脏的功能特性与五行特性相类比，根据"类同则比"的原则推演而来，表明的是五脏的气化功能学意义。

中医为何对据解剖形态学意义的古文经学配法弃而不用，而取今文经学之法？我们可参汉代班固《白虎通义》一书。他将《吕氏春秋》、《礼记·月令》的五行配脏法归入《五祀》篇中，将《黄帝内经》的五行配脏法归入《五行》篇中。至此可得结论：前者用以祭祀，是死物实体，当以解剖为准；后者用于医学，是生机功能，当以象类为正。

东汉郑玄在《礼记注疏》中指出："今医疾之法，以肝为木，心为火，脾为土，肺为金，肾为水，则有瘳也；若反其术，不死为剧。"表明了医学的五行配五脏法是以医疗实践为据。

中医清楚解剖之脏于此再证，弃解剖之径而走功能之路正是因应医学构建之需及解剖方法当时难以突破的审时度势结果。

所以，结构的放下，正是为了"象域"的提起，然后返身而行，致力于自然与生命另一领域或境界的开拓与超拔。

至此，中医走上了以功能、象、实用为取向之路，并一路高歌猛进，闯出了一片究天人之象，通医学之变的新天地。

（6）阴阳象

每一脏均有其阴阳特性，"心为阳中之太阳"、"肺为阳中之少阴"、"肾为阴中之太阴"、"肝为阴中之少阳"、"脾为阴中之至阴"等是也。四象加至阴与五脏相配内容我们在《易》之篇已讨论过，这里不再复述。王冰对《至真要大论》"治其王气"注曰："物体有寒热，气性有阴阳，触王之气，则强其用也。夫肝气温和，心气暑热，肺气清凉，肾气寒冽，脾气兼并之"可视作对各脏阴阳太少、脏气特征的注脚。

（7）易象

易象与中医相关者主要是卦爻象以及太极图、先天八卦图、后天八卦图、河图、洛书等。上文提到的四象其实也属易象，只是我们更习惯把它当作一般的阴阳象，故从俗而写。藏象一与卦象相连，总会有人大惊失色，感觉是玷污了藏象，似有让藏象倒退的感觉。这真是一种古怪的感觉，阴阳可以接受，阴阳分太少的四象可以接受，独独就是接受不了比四象更细化，说理更充分的八卦与六十四卦。从逻辑上来说，这是浅的可以接受，深的不能接受，岂非咄咄怪事？怪只怪八卦的名声不好，长期被抹黑得太成功了。一听闻八卦就嗤之以鼻者，多是连八卦都不知有何功用，仅凭感性就想显示自己为具理性者。通过《易之篇》，我们知道，卦爻只是说理工具，看用在什么地方，以之说理实比教科书的浅陋阴阳学说到家得多。我们所熟知的心肾相交又称"水火既济"、心肾不交又称"火水未济"，"既济"、"未济"，岂非卦象？见图5、图6。以卦象释藏象在宋以后并不乏见，以至于到了清代，若言藏象而不涉卦意，其文字基本就不好意思见人了。卦象、图象用于藏象的解析不是一种倒退，而是一种进步。

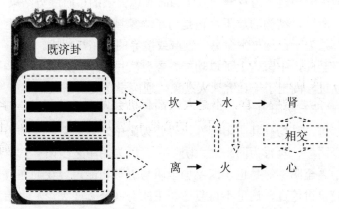

既济卦

坎　→　水　→　肾

相交

离　→　火　→　心

图5　水火既济卦象

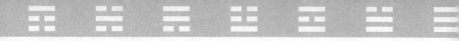

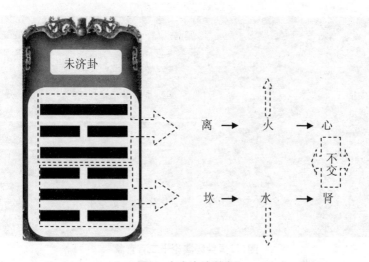

图6 水火未济卦象

要不，岂不是张景岳、孙一奎、何梦瑶等闲着无事，专事用卦象、图象来抹黑藏象？多辩不如体验，我们可从之下各脏腑具体功能之解中细加体会。

（8）政官象

官象？对，是官象。《素问·灵兰秘典论》中的"心者，君主之官也，神明出焉……"就是，见图7。这是以君主、相傅、将军、中正、臣使、仓廪、传导、受盛、作强、决渎、州都等官职、相互配合关系分别类比各脏腑的功能特征与相互关系。中国人别的不一定熟，官本位一定很熟，写《黄帝内经》的是读书人，读书人除了"修身、齐家"外，不是还有些"治国、平天下"的心结吗？官，不是人人都有机会做的，所以借医学仿官场，一了"治国、平天下"的心结不是很自然的事吗？况且，官之象确能使人一下抓住了某一脏腑的功能神髓，而达到执简驭繁的目的。

（9）内证之象

刘力红博士在《思考中医》一书中提出了内证一词，可谓一

心者，君主之官，神明出焉。	小肠者，受盛之官，化物出焉。
肺者，相傅之官，治节出焉。	大肠者，传导之官，变化出焉。
肝者，将军之官，谋虑出焉。	胆者，中正之官，决断出焉。
脾胃者，仓廪之官，五味出焉。	灵兰秘典论·十二官官象
肾者，作强之官，伎巧出焉。	膀胱者，州都之官，津液藏焉，气化则能出矣。
膻中者，臣使之官，喜乐出焉。	三焦者，决渎之官，水道出焉。

图7　灵兰秘典论十二官官象

石激起千重浪。一时间，激赏者有之，嘲讽者有之，失色者亦有之。刘博士所言的内证大抵指的是内视。

内视现象，古代从来不乏记载，其中以《史记·扁鹊仓公列传》言扁鹊"视见垣一方人。以此视病，尽见五脏症结"最有影响。严格来说此述不是内视功能，而是透视功能。因为内视是看自身，透视是看别人，若真能透视，当比内视更高端。另一例子是李时珍所著的《奇经八脉考》中提到的："内景隧道，惟返观者能照察之。"一个客观的事实是，虽然经络不能在解剖学上找到完全对等的结构，但几乎所有从古老的、实践的、到时行的研究都显示，无形可见的经络是人体内的客观生命现象。如果立足于这一事实前提，则在活体身上，实体结构研究的方法有着很大的局限，它不能完全反映人体的真实存在就是一个合乎逻辑的推论。因此，内证作为体察人体的方法之一，就存在极大的可能。只是我们需要把内证的内涵还原得更加符合它的本来面貌。

个人认为，内证远不止内视。若仅以内视言，现代人大多无法体会，如果有人自称具内视之能，由于不是透视他人，亦难验证，以我们一向所接受的简单到近乎粗暴的黑白分明、有无清晰、只需被灌的教育视野来看，大概没几个人会相信。因此，不一定要以此为内证的主流。内证主流应该是医家兼养生家们在主客相融的修炼过程中的各种体感，如类似于针灸得气的气感、内气熏蒸的各种内触、自服药物后的感觉体会或疗效总结等，因为医者具医学常识，在同样感觉下，懂医与不懂医，归纳所得是不一样的，前者可得理论或观念，再拿去实践印证，后者仅能得到一些感觉或练功体会。

当代著名的哲学家、思想家和理论心理学家肯恩·威尔伯（Ken Wilber）对未来科学有着以下期许："研究深度神秘体验时，可以像研究地质学一样行得通；研究道德理想，可以像研究生物学一样有成效；研究诠释学，也可以像研究物理学一样可资信赖。这些领域，不再需要化约在其他领域里，委曲求全地迁就某些'新典范'，或为了'适应'某些整合宏图，让自己面目全非。每个领域将如实呈现，获得自身应有的尊严、自身的逻辑、自身的建构风格、自身的形态、结构与内涵，同时，借由直接的体验与明证—深层的经验论，每个领域亦得以互通声息、相互契入，于是，所有的知识皆以体验为根据（体验不只有感官方面的，还有心智体验、灵性体验），任何主张无不以可验证性为基础。"[1]或可作参考。

天人合一观念的产生、印证或源于日常生活的观察、感悟与归纳。但观念的进一步提升，时赖主体在恬恢虚无状态，完全放开怀抱，自觉地浸融于天地万物气气相感之中，以体会《庄子·齐物论》所说的"天地与我并生，而万物与我为一"的物我相融、物我同一境界而"直参造化"。

因此，内证并不神秘，不值得大惊小怪，本质不过是医者本身是研究者，也是被研究者的主客相融方法，在古代，当属普遍现象。

---

[1] 肯恩·威尔伯（Ken Wilber）. 灵性复兴——科学与宗教的整合道路 [M]. 龚卓军，译. 台湾：张老师文化出版社，1998：275.

还有其他"象"吗？当然还有，艺术象、兵法象、武术象、内修象、生活象……万象均可为参。自然，现代医学的微观象也可作为诸象之一而供中医参考，甚或成为有机构成，但喧宾夺主，独尊一"象"的事最好别来。象文化是有气度的，只要有启发，皆可海纳百川、兼容并蓄。

《易·系辞下》云："变通者，趣时者也。"任何学科，只有与时俱进，因适而变，方能历久弥新。下面以气—阴阳—五行—八卦模型与教材藏象内容互为经纬，援象以为说。主要从"象"的角度，相参诸象，分论脏腑，总以阐"象"之启发为要。由于不是教科书，内容自有取舍，原则是："象"蕴深，有话题者则发挥；"象"蕴浅，易习陈者则略。

且看传统理论能否更得宏扬，演绎出新的义理？看能否在中规中矩之说外，多几分充实，受几分启发，得几分新趣，添几分气象？

在藏象的气—阴阳—五行模型中，气隐而阴阳、五行显。其中五行最显，是为骨架。《白虎通德·五行》说："人有五脏六腑，何法？法五行六合也……"因为太极五行的时空方法一统于五行特性明显的后天八卦图，因此，古代医家论藏象多以之为则，而以阴阳为要的先天八卦则较少论及。个人认为，脏既有阴阳特性，则先天八卦的排布也可作参，是以先列先天、后天八卦

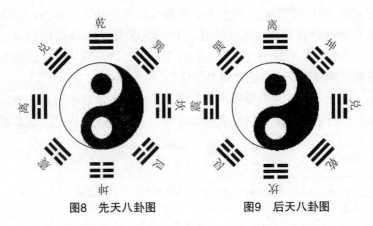

图8　先天八卦图　　　　图9　后天八卦图

两图以作叙述参考，见图8、图9。

　　既以后天八卦为则，则以《易传·说卦》"帝出乎震，齐乎巽，相见乎离，致役于坤，说言乎兑，战乎乾，劳乎坎，成言乎艮"之排列流转为据，从"帝出乎震，齐乎巽"开始，以相应的肝、心、脾、肺、肾之序论之。震属木，代表肝系统，见图10。

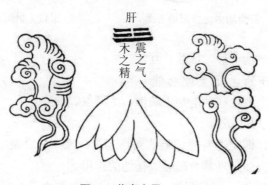

图10　黄庭内景·肝

（二）震木少阳肝系象

　　我们先给肝之象定个基调，肝五行属木，于时配早晨，为阴中之少阳，参图11。后天八卦配震卦 ☳ 为主、参巽卦 ☴。震之本意为雷、巽之本意为风，五行均属木。震之方位在东，巽之方位在东南，一般以东为木之正方，参图12。

　　此外，先天八卦在东方为离卦 ☲，离的本意为火，可作肝阴阳特性的背景参考。

　　图11是以天地为参的动态太极图，以顺时针旋转为正，图中间的横线代表地平线，则少阳犹如旭日东升，初出地平，阳虽未多，但正蕴积力量，态势是向上、向外。图左方阳上阴下的黑白球，象征阳出地面，正应少阳 ☳ 阳爻在上、阴爻在下之象。

　　图12是从图9后天八卦图裁下的肝配卦部分，其内的太极图中阴阳代表肝系统的阴阳量。

象之篇　｜　37

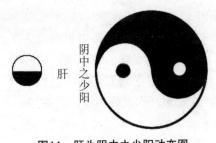

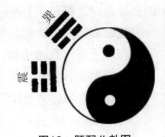

图11　肝为阴中之少阳动态图　　　　　图12　肝配八卦图

两图一动一静，可互补互参。

1. 肝的主要生理功能

肝的主要生理功能是主疏泄、主藏血、藏魂。

（1）肝主疏泄

疏泄，即疏通发泄、通达条畅之意。疏泄的对象主要是气，即指肝对人体之气具有疏通、畅达的作用。

"疏泄"一词最早见于《素问·五常政大论》的"发生之纪，是谓启陈，土疏泄，苍气达，阳和布美，阴气乃随，生气淳化，万物以荣"。张景岳注："木气动，生气达，故土体疏泄而通也。苍气，木气也。"（《类经·运气类》）可见，这里的"土疏泄"是指木气条达，土得木气之疏通，与《素问·宝命全形》的"土得木而达"同义。

明确提出"肝主疏泄"的为元代的朱丹溪："主闭藏者肾也，司疏泄者肝也。"（《格致余论·阳有余阴不足论》）肝主疏泄之功应与"司外揣内"的生理病理观察有一定关联，先贤或察肝经布两胁，肝气顺达则胁舒，气滞肝经则胁胀，气滞又可致血瘀、水停、犯脾、犯胃等，由是而推，气的运行于人体相当重要，且与肝有着莫大干系。而气之疏通又与木气条达、舒畅象类，且《素问·五常政大论》云："木曰敷和"，故丹溪借"疏泄"两字以形容此功。基于五行—四象—八卦一体的框架，在"疏泄"五行之象确立后，与之相应的四象—八卦等内容又渐融于内而使其内涵日渐丰满。可见藏象的丰富内蕴形成并非一蹴而就，而是《黄帝内经》建立框架，后世不断丰富发展，至今仍余充实与解释空间。

因此，肝主疏泄应是一个以"司外揣内"之象为基，更与木象、少阳象、震象、巽象相通，意象十足的功能。

甲、木之象：木性条达、舒畅。"木气动，生气达，故土体疏泄而通也"，则肝疏泄之功象类于木。更因木性主升发，故而疏泄的方向以升为主。

乙、少阳象：肝为少阳之脏，少阳 ☳ 者，太阳于东方初出地平时所呈的半轮红日之象，参见图11左边的上白下黑之圆，故其象半阳（阳爻）显于上，半阴（阴爻）隐于下。虽半阳半阴，但初升少阳，将向日中太阳发展，故属阳的基调已定。少阳又类春，其性暖、其象升，所疏之气也属阳，暖而升正是气的本来属性，故肝主疏泄正是顺少阳暖升之性而为。《素问·五常政大论》云："木曰敷和。"肝敷布的正是少阳阳和之气，以和煦协调诸脏。

丙、卦象：震 ☳ 位东方，对应春天，为肝所应之主卦。震之为卦，一阳爻位于二阴之下，象征一阳发动于下，向上冲开二阴，犹春天阳气出土，爆发为"雷"，故震为"雷"。《周易·说卦》云："雷以动之。"雷象主升、主动，疏泄亦以升、动为特征。

巽 ☴ 位东南，二阳爻居一阴爻之上，有阳气升发流布之象。卦下一阴爻象"地"，上二阳爻象流行的"风气"，风行地上，故巽为"风"。肝疏泄的是气，自然界气体流动就是"风"，《周易·说卦》云："风以散之。"风流行就是气流行，风行地上就是气流体内，且风气通于肝，风性趋上，更合疏泄意。《素问·藏气法时论》所说的"肝欲散，急食辛以散之"亦说明肝喜散，类巽象。

关于肝与震、巽两卦的关系，清代何梦瑶道："故冬至而一阳生，惊蛰而雷出于地。肾水得命门之火所蒸，化气以上，肝受之而升腾，故肝于时为春，于象为木，于卦为震雷、巽风。"

（《医碥·五脏配五行八卦说》）雷起而风生，乃天道之常，雷与风总是相须相与的，盖气息交感也。

基于上述诸象，调畅气机，使之顺畅就是肝疏泄功能的题内之意。此功能失常主要有两方面的病理变化：一是肝的疏泄不及，致气机郁滞，则现胸胁、少腹、两乳等局部的胀痛之病象，如自然界之风不流行、不升扬而使人觉气闷，此为"肝气郁结"；二是肝的疏泄太过，则阳气升腾太过，称肝气上逆，每见头目胀痛、面红目赤，甚至头摇等病象，此如自然界的雷动九天。

调畅气机的功能又有以下几个延伸作用：

①调畅情志：俗话说："心平则气和。"反之亦然，"气和则心平。"肝疏泄，调情志之理就在于此。试想，阳春三月，东南沿海，旭日初升，三五知己，踏青而行，惠风徐来，当何心境？——一派愉悦恬然！这就是肝疏泄畅达的心理象。

若处病态，"气不和则心不平"，肝气郁则情志亦郁，可见心情抑郁，闷闷不乐，善太息。在自然，就如身处气不流通的窄偪之地，心境自然憋闷。若疏泄太过，气之升动过剧，则情志亦亢，易见烦躁易怒，此如自然界之风雷大作。反之，心不平也可致气不和，则情志郁亦可致肝气郁，情志怒当然也可致肝气逆。习称的"气不顺"三字对肝失疏泄的病理本质形容的确颇为传神，可见民间不缺智慧。《医述·卷一》谓："人生如天地，和煦则春，惨郁则秋。春气融融，故能生物，秋气肃肃，故能杀物。明乎生杀之机者，可与论养生。"说的就是心境之春秋与人体生杀之气的互应关系。故欲得生气，当常心含和煦春意。

②促进血液与津液的运行输布：血液与津液均属阴凝物质，阴主静，其性不能自行，须赖无形而流动性强的气推动之，犹风起则浪涌。《血证论·脏腑病机论》云："肝属木，木气冲和条达，不致遏郁，则血脉得畅。"此即"气行则血行"，同理则为"气行则津行"。若肝气郁结，影响血液的运行，则成气滞血瘀，可见胸胁刺痛，或成癥积；若影响津液的输布，则可聚而为

痰，形成"梅核气"、"乳癖"、"瘿瘤"、"痰核"等，或停而为水，而成水臌。若肝气上逆，气升太过，则血随气逆，如龙卷风之携水而上，可见血从上溢的吐血、呕血，甚至可致血厥而猝然昏倒，不省人事，名为中风。中风者，风中于肝木，犹风吹则树动，风狂则树折，雷击则树倒，正是"雷风相薄"于体之现。

③促进脾胃的运化：脾为湿土，其气升，为"地气上为云"之升，其升一赖阳蒸，为火生土；二赖木气疏而松之，土松则气升，此"土得木而达"之意。肝属少阳，合震 ☳ 升之象，犹春天阳气出土，合木而含阳，得此气，脾气焉能不升？

又脾居太极之中，肝位太极图之左，肝从左升，力矩较长，易于带动力矩短的脾升，见图13。

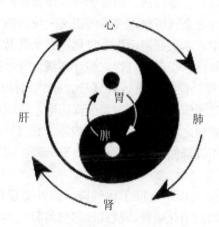

图13 脏腑气机升降图

脾胃为升降之枢纽，脾升则枢轴转，胃因之而降，故肝之疏泄，不仅协脾升，亦可调胃降。

若肝失疏泄，肝气郁结，则为木气、少阳之气不畅兼不升。《医碥·郁》有云："一有怫郁，当升不升，当降不降。"气不畅而郁蓄则需找宣泄之径，气本当升，若其不升则此径只余横逆。肝气横向而去，首当其冲自是中焦之脾胃。故横逆之气，一是犯脾，影响脾的运化升清，若清气不达于上可见眩晕；滞于中可见纳呆，腹胀；泄于下则见飧泄。二可犯胃，影响胃之降浊，在上可见恶心呕吐，呃逆，嗳气；在中可见脘腹胀满疼痛；在下则可见便秘等。以上两种病理变化，可统称为"木旺乘土"或"木不疏土"。《血证论·脏腑病机论》曰："木之性主于疏泄，食气入胃，全赖肝木之气以疏泄之，而水谷乃化。设肝之清阳不升，则不能疏泄水谷，渗泻中满之证，在所不免。"除以疏肝健脾或疏肝和胃之方对治外，白芍是应对这种病机的不错选择，《神农本草经百种录》谓："芍药花大而荣，得春气为盛，而居百花之殿，故能收拾肝气，使归根返本，不至以有余肆暴，犯肺伤脾，乃养肝之圣药也。"

④促进胆汁的分泌排泄：胆寄于肝，亦属木，为少阳经所属之腑；胆汁乃肝之余气所化，《难经正义·论脏腑》曰："不知胆汁色青而属阳，本得肝阴所生之气化，有是气乃有是汁耳。"肝气行，即木气行、少阳之气行。胆汁亦液，气行则胆汁分泌排泄，水到渠成耳。但须注意，肝气升，胆气同样也蕴生、升之性，然具体到疏泄胆汁的胆气却可分流而降，皆因胆属腑，六腑以降为顺。此犹树之干枝升，而树根却降。肝气升与胆气降，则脏腑间形成一个升降圆转的小太极，一升一降，圆转如环，气更易于伸展。

疏胆汁之胆气降，有助于胃气降，胆汁更降泄于小肠，主要帮助脂类食物的消化吸收。故肝气郁可致胆气郁，每见胁下胀满疼痛。若胆汁分泌排泄不畅，则影响脾胃小肠的纳、运、化功能，可见食欲减退，厌食油腻，腹胀，便溏；若胆气不降，胆汁上逆，则见口苦，呕吐黄绿苦水；胆汁外溢，则可出现黄疸。

⑤促进男子排精、女子排卵及月经来潮：因精液、经血均属液态，则该功与"气行则血行"、"气行则津行"之理相类。朱丹溪云："主闭藏者肾也，司疏泄者肝也。"肝与肾，一泄一藏，一动一静，相互协调。肝气疏泄正常，木气条达舒畅，则男

之精、女子之经卵得以正常施泄；肾的封藏作用正常，则精血充盈，施泄有节，泄而有度。若肝失疏泄，肝气郁结，常见妇女月经过少，经色暗，夹血块，或痛经，或经闭，或排卵错乱；男子则见精少，或不排精等症，就如风停则水止。若肝的疏泄太过，肾之封藏不及，女子多见月经量多，先期，甚至崩漏；男子则见遗精、滑精，此若风急而浪奔。

（2）肝藏血

肝藏血是指肝具有贮藏血液、调节血量、防止出血以及涵养肝气等功能。

肝藏血功能的原始来源，十有八九得之解剖之识。

结构之肝的血流量极为丰富，故其正常外观呈红褐色。肝的血流量约占心输出量的1/4。每分钟进入肝脏的血流量为1 000毫升以上。它是由门静脉和肝动脉双重供血，其中3/4来自门静脉，而静脉是容量血管；其余1/4则来自肝动脉。正常时肝内静脉窦可以贮存一定量的血液，在机体失血时，从肝内静脉窦排出较多的血液，以补偿周围循环血量的不足，因此肝为血液的贮藏库之一，并可调节血容量。

此外肝脏是人体内多种凝血因子的制造主要场所，肝病时可引起凝血因子缺乏造成凝血时间延长及发生出血倾向。在胚胎时期的肝脏尚有造血功能，虽然正常成人肝一般已不参与造血，但仍具有这种潜在能力，在某些病理状态下，肝可以恢复一定的造血功能。

古人的大体解剖肯定没有现代医学那么详尽，但血流丰富、贮血量足、调节血量以及防止出血这些功用大致上应能观察及归纳出来。因此《素问·调经论》曰："肝藏血。"清与民国间的中医学家恽铁樵在《生理新语》中就有"惟其含血管最富，故取生物之肝剖之。几乎全肝皆血……故肝为藏血之脏器"之说。

肝藏血功能的确定在年代上早于肝主疏泄功能，再次说明了中医藏象学说构成，是以解剖之象为最初基础这一事实。

或有拘泥于张景岳所说的"象，形象也，脏居于内，形见于外，故曰藏象"而不认可解剖也算象。其实"形见于外"不独是生理、病理。当把人或动物剖开，内脏的结构就成了"形见于外"了，"见乃谓之象"当可含此。不少人常将中医比附成"黑箱理论"，其实不然，更合适的表达应是"灰箱理论"，因为这是一个以解剖为基，再行司外揣内之法，半剖半揣的理论，光线没那么"黑"，还是有一定能见度的。

那么，肝藏血与木之象、少阳象等又有否相符之处呢？有！

首先，对于木之象，历来都存在一定程度的曲解，表现为不少教材多将木的特性归结为生长、生发、条达、舒畅，而忘了木的特性是从"木曰曲直"这四个字而来。

何谓"曲直"？"曲"者，屈也、缩也；"直"者，伸也、舒也。"曲直"，是指树木干枝具有生发，柔韧，曲而直、直而曲，屈而后伸，不断向上向外的特性。诚然，生长、生发、条达、舒畅是木的主要特性，但却不是全部，只计"直"而不论"曲"的归纳不能体现木性之全。

如果说肝主疏泄主要体现出肝之"直"性，则肝藏血主要体现的就是木之"曲"，或曲而能伸之性。曲而能回，则肝内贮藏一定的血量，故为"血之府库"；曲而能伸则藏而能泄，泄而回藏，从而起到调节血量的功用。血液循环本身就是一个婉转廻环，曲直互见的系统，正与肝曲直为用之性相投。

然肝是如何因应人体之需来调节血量的呢？《素问·五藏生成》云："故人卧血归于肝。"王冰注释为："肝藏血，心行之，人动则血运于诸经，人静则血归于肝脏。何者？肝主血海故也。"即贮存血液是调节血量的基础，调节血量为贮藏血液的目的，两者相互为用。具体实施为：当机体活动剧烈、情绪激动时，肝将所贮存的血液向周身输布，增加有效血循环量，以供机体活动之需，动者属阳，故木气行血，伸也、舒也；当人体处于安静状态时，血液需要量相应减少，则相对多余的血液即归肝所藏，静者属阴，则木气曲而回，血亦随之。这就是《血证论·脏腑病机论》所言的"故肝主藏血焉。至其所以能藏之故，则以肝属木，木气冲和条达，不致遏郁，则血脉得畅"。注意"冲和"二字，不是纯粹的外展，肝握气血调节之枢，实含曲直为用之意。

现代人活动多，休息少，是有点罔顾肝血需藏的特性了，肝病患者为什么要注意休息？因为休息可增加肝脏的血流量，尤其是静卧时肝脏可增加25%的血流量，能保证肝细胞再生修复时所需要的营养物质，有利于病损肝组织的修复。

肝具曲性，则除肝内应贮藏一定的血量外，能防止出血亦就理所当然了。因此，肝不藏血的出血，往往是因疏泄太过，肝火迫血而至，此能伸不能屈也。病机为此者，除清肝凉血止血为治外，养血敛阴之白芍是不错的选择。《本草求真》云："白芍专入肝。有白有赤，白者味酸微寒无毒，功专入肝经血分敛气。缘气属阳，血属阴，阳亢则阴衰，阴凝则阳伏，血盛于气则血凝而不行，气盛于血则血燥而益枯。血之盛者，必赖辛为之散，故川芎号为补肝之气；气之盛者，必赖酸为之收，故白芍号为敛肝之液，收肝之气，而令气不妄行也。"

肝藏血除调节血量外，还有濡养本脏及所属形、窍的作用。因此，肝血不足，除一般的血不濡养或血不上荣而致的面色苍白，头晕眼花，舌淡，脉细等症外，尚可见血不养目而致的两目干涩，视物昏花模糊，夜盲；血不濡筋而致的筋肉拘急，肢体麻木；血海空虚，女子可出现月经量少、闭经等。

由于肝具风雷之性，容易升动太过，因此肝贮藏一定的血量，尚能制约肝气的升腾，勿使过亢，从而维护肝的疏泄功能，使之冲和条达而不致刚暴太过。《临证指南医案·肝风》云："故肝为风木之脏，因有相火内寄，体阴用阳，其性刚，主动主升，全赖肾水以涵之，血液以濡之……则刚劲之质，得为柔和之体，遂其条达畅茂之性，何病之有。"《笔花医镜》亦云："肝与胆相附，东方木也，其性刚，赖血以养。"此理少阳 ☳ 之象象之，其象下阴爻为根基，为藏血；上阳爻为用，为疏泄，肝气得阴血之柔养，则阳涵于阴，刚制于柔，升而不腾，动而不亢，冲和条达，曲直为用。此即《医学衷中参西录》所言的"肝恶燥喜润。燥则肝体板硬，而肝火肝气即妄动；润则肝体柔和，而肝火肝气长宁静"也。

肝主疏泄与肝藏血两者关系密切，一藏一泄，一曲一直，直而能曲，屈而后伸方成就其柔韧、生长、升发、条达、敷和与体阴用阳之性用。

（3）肝藏魂

说到肝藏魂，想起几年前的一宗轶事，《广州日报》在周末一般会有一个版面登载医疗信息，其中有一个医读问答之类的栏目，一天，有一读者问道：常在将醒状态时，意识渐清，但却支配不了身体，想动动不了，几经挣扎才能动，问是什么病？其中一个中医师这样回答："这个病临床很少见，书本没记载，建议住院检查。"少见？这不是梦魇吗？现代称为"睡眠瘫痪症"，有过这种经历的人恐怕还很难说是少数。另一个主任中医师的回答更是令人发噱，答："这是大脑皮层过于兴奋。"仅此一句，再没下文。答了等于没答，更何况，这是中医的说法吗？一个没有学过医的人也可以这样回答啊！面对病人这样忽悠已经不对了，居然敢白纸黑字地在报上回答，不以无知为耻。除了以周星驰的台词"I 服了 YOU"来表达感受，竟再难找到更合适的词语了。

梦魇是哪里出了问题呢？这就是肝所藏的"魂"出了问题。中医教材有一怪现象，"魂魄意志"这几个字不算少见，但解释却常语焉不详，学习者多不得要领，就像以上两位医生，碰到了"魂"的病变却不知道，只不过一个尚老实，知"不知为不知"；一个却拒绝承认"不知"而强解。能将梦魇与"魂"相连的识见者，在现今中医界，恐未过半。问题是，这在业界内本该属浅识、常识。但古之浅识却成今之高见，真令人啼笑皆非，现今中医学术之失神离魂，于此可见一斑。

关于"魂"，《灵枢·本神》的"随神往来者谓之魂"定下了基调。首先，魂是受神支配的，生理上，神动则魂应，魂动则神知；反之，凡神动而魂不应，或魂动而神不知，均属异常。《类经·藏象类》的"精对神而言，则神为阳而精为阴；魄对魂而言，则魂为阳而魄为阴。故魂则随神而往来，魄则并精而出入"说明了神与魂的关系，并进一步发挥为"盖神之为德，如光明爽朗、聪慧灵通之类皆是也。魂之为言，如梦寐恍惚、变幻游行之境皆是也。神藏于心，故心静则神清；魂随乎神，故神昏则魂荡"。

魂的病变我们常用"魂不守舍"来形容，其表现可以用"梦寐恍惚、变幻游行"来概括。这里的"梦寐"指的不是一般的做梦，而是梦中惊骇、噩梦、梦游、梦呓、梦魇等非良性梦境。何以如此？我们以"随神往来者谓之魂"为据来作分析：梦魇是神动而魂不应，故欲动而不能动；梦游是人在梦中游行而神不知、梦呓则是说梦话而神不知，均属魂动而神不知。如此魂不能随神往来，不能与神相互呼应，是"魂"的第一种病态，俗称梦魂颠倒。

"恍惚"是"魂"的第二种病态，此恍惚包括思维不能集中，谋虑功减，甚至思维散乱，谋虑不能。细心的读者可能会发现："谋虑"？这不是"肝者，将军之官，谋虑出焉"的"谋虑"吗？恭喜你，答对了！"谋虑"确实是"魂"的作用。当一个人心烦意乱，六神无主，坐立不安，谋虑不能时，我们最常用的形容词就是"魂不守舍"、"失魂落魄"，更白的说法则是"魂都丢了"，这类说法实际直指中医"魂"之本义。

"变幻"则是"魂"的第三种病态，指的是产生各种幻觉，如幻视、幻闻、幻听等。幻觉以及思维散乱，谋虑不能等是精神疾患的常见症。夏子益《奇疾方》云："凡人自觉本形作两人，并行并卧、不辨真假者，离魂病也。"由是观之，"魂"的病变不纯粹是现代心理学问题，也包括某些精神问题。

然则为何"肝藏魂"？还是由《黄帝内经》作答。《灵枢·本神》曰："肝藏血，血舍魂。"言下之意有二：其一，血是魂活动的物质基础；其二，血是魂之舍。何为"舍"？"舍"（见图14）者，居室也。"魂"就像一个居客，以血为舍，以血为涵，以血为养。在《本神篇》，五神所在，全用一个"舍"字，堪值玩味。

以阴血为涵者，其性多属阳，魂也不例外。《说文解字》注："魂，阳气也。"《人身通考·神》说："神者，阴阳合德之灵也。惟神之义有二，分言之，则阳神曰

图14　舍（小篆）

魂，阴神曰魄，以及意智思虑之类皆神也。"以上梦中惊骇、噩梦、梦游、梦呓、梦魇、恍惚、变幻游行等病理表现也显示出"魂"有兴奋性、主动性的阳性特点。

梦游习称"离魂症"，一个"离"字就是对魂失居所的形容。"离魂症"不乏见于古医著。李时珍的《本草纲目》中有记述："有人卧则有身外有身，一样无别，但不语，盖人卧则魂归于肝，此由肝虚邪袭，魂不归舍，病名离魂。用人参、龙齿、赤茯苓各一钱，水一盏，煎半盏，调飞过朱砂末一钱，睡时服，一夜一服，三夜后，真者气爽，假者即化矣。"现代大抵作为幻觉病症而诊治。清代陈士铎的《辨证录》就专设《离魂门》，所记多为他脏腑之病影响及肝而见离魂之症以及相应的治法。

血与魂之间，就是《素问·阴阳应象大论》所说的"阴在内，阳之守也；阳在外，阴之使也"的关系。"肝藏血，血舍魂"与震☳卦之象颇类，"魂"像在下之一阳爻，血似在上之两阴爻。当肝血充足，则魂有所舍、所涵、所镇而不妄行游离。况且"人静则血归于肝脏"，在睡眠时，血归于肝，则魂得血养而不妄动。《齐物论》说："其寐也，魂交。其觉也，形开。"因此病理上肝之阴血不足，魂失所涵、所镇，则魂不守舍，自浮自动，不受神的支配，不能随神往来而见诸般梦幻病象就不足为奇了。

又因魂属阳，魂动之病，除了肝阴血虚外，亦可因肝火、肝阳之热扰而使之动，此"同气相求"故也，故《血证论·脏腑病机论》云："肝之清阳，即魂气也，血不养肝，火扰其魂，则梦遗不寐。"若虚衰或重病之人见之，亦有阳虚阳浮之虞。

魂之病，从治疗角度，多心肝、神魂并治；若为他脏腑所及，则兼治他脏腑之疾。治其本多滋阴补血，清火潜阳，或导龙入海。治其标则安神定魂。药物则因魂易浮越而多选具镇敛作用如琥珀、龙骨、朱砂等物。

这里可从前人对琥珀、龙骨、朱砂之述，领略一下药物之象如何与"魂"之性相合。

琥珀：《本草问答》说："琥珀乃松脂入地所化，松为阳木，其脂乃阳汁也。性能粘合，久则化为凝吸之性。盖其汁外凝，其阳内敛。擦之使热，则阳气外发而其体黏。停擦使冷，则阳气内返而其性收吸。故遇芥则能黏吸也。人身之魂阳也，而藏于肝血阴分之中，与琥珀之阳气敛藏于阴魄之中，更无以异，是以琥珀有安魂定魄之功。"

龙骨：《本草求真》载："龙骨专入肝、肾、大肠，兼入心，阴中之阳，鳞虫之长。甘涩微寒。功能入肝敛魂，不令浮越之气游散于外，故书载能镇惊辟邪，止汗定喘。"

丹砂：《医学衷中参西录》有："丹砂，则取其质与气与色为用者也。质之刚是阳，内含汞则阴；气之寒是阴，色纯赤则阳，故其义为阳抱阴，阴承阳，禀自先天，不假作为。人之有生以前，两精相搏即有神，神依于精乃有气，有气而后有生，有生而后知识具以成其魂，鉴别昭以成其魄，故凡精气失其所养，则魂魄遂不安，欲养之安之，则舍阴阳紧相抱持，密相承接之丹砂又奚取乎？"

魂魄之说，是否带有某种迷信成分，或仍余巫韵，这是很受关注的问题，这里暂不评述，留待肺藏魄内容一并讨论。

2. 肝的生理特性

（1）肝体阴而用阳

"体"是指实体或实质；"用"则是指作用和机能。肝之本体内藏阴血，故肝体为阴，但肝主疏泄，内寄相火，主升主动，故其用为阳。肝"体阴而用阳"揭示的是肝脏本体与功能之间的关系是以藏血为本，疏泄为用。

肝为少阳之脏，少阳 ☳ 之象正是体阴而用阳，其象下阴爻、上阳爻，以《易》之爻位从下向上的推演方式，下为基础、为体；上为发展方向，为用。则 ☳ 上阳爻出于下阴爻，为从阴出阳，从体生用，即肝主疏泄的功能以肝所藏之血为物质基础。肝藏血，血养肝，肝气得阴血之柔养，则升而不腾，动而不亢，冲和条达，得施阳用；而肝气敷和，能曲能直，曲则血归于肝，肝体得养，直则疏血外达，充筋、养目，滋养脏腑以尽阴柔之性。《素问阴阳应象大论》的"阴在内，阳之守也；阳在外，阴之使也"正是肝体阴与用阳互根互用的最佳写照。

从五行角度看，肝属木，在太极图中居下水上火之间，其下为水，应少阳 ☳ 在下之阴爻，其上为火，应在上之阳爻。四象与五行相互发明，于此再证。见图15。

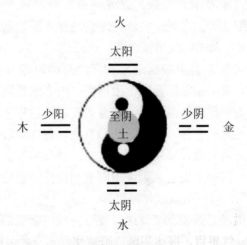

图15　五行四象图

与"体阴而用阳"经常同时出现的一句"肝为刚脏"指的是肝气主升主动，具刚强勇猛之性。既蕴肝主升、主动，阳刚之生理特性，更含风木之脏，内寄相火，刚猛躁急，易化火生风、亢阳难制的病理特质。

为何肝之性易显于刚？我们先看看少阳的发展趋向，少阳像旭日东升，太阳则是日在中天，从少阳到太阳，有着较大的上升空间。当旭日一离地平线，瞬间的视象是一弹而上，人们往往用"喷薄而出"来形容，一个"喷"字，真得其要，少阳升动之性因此而传神。

我们再看自然界的风、雨、雷、电，肝系占了几样？八卦巽为风，震为雷，离为火又为电，肝四占其三。可能有读者会感觉到奇怪：不是只有巽、震两卦吗？何来的离卦？别忘了，在肝系统一开始的介绍有这么一句："先天八卦在东方为离卦☲，离的本意为火，可作肝阴阳特性的背景参考。"离卦潜伏了这么久，终于派上用场了。

想想看，一个脏，具风、火、雷、电之性会有什么样的表现？自然易雷起风发，雷迅风骤，电闪雷鸣，风助火势，火添风威，表现出相应的病象则为面红目赤，眩晕头胀，烦躁易怒，震颤，抽搐，甚至卒倒昏厥等。故有"肝气肝阳常有余"之肝用太过的病理概括。

阳用是以阴体为物质基础的，阳用太过，阴体必耗。因此，就有了对应的一句，"肝阴肝血常不足"。自然界风、雨、雷、电中，肝独缺雨，亦算有验。同时，肝气肝阳既常有余，则肝气肝阳之虚自然就较为少见了。

治之之法，以柔制刚。叶天士在《临证指南医案·中风》指出："肝为刚脏，非柔润不能调和也。"于用药经验，则言"肝为刚脏，参入白芍乌梅，以柔之也"。

肝性刚猛暴烈还有另一表现，就是容易侵犯其他脏腑，如肝气犯脾、肝气犯胃、肝火犯肺、肝火引动心火、肝火下劫肾阴等，故有"肝为五脏之贼"之说。《知医必辨·论肝气》亦言："人之五脏，惟肝易动难静。其他脏有病，不过自病，抑或延及别脏，乃病久而生克失常所致。惟肝一病，即延及他脏……五脏之病，肝气居多，而妇人尤甚。治病能治肝气，则思过半矣。"

究其实，"肝为刚脏"的特性是七分显在病理，三分现于生理，病理特征多于生理特性，模糊说是肝的特性或可，清晰地说是生理特性则未必全妥。

既说"体阴而用阳"，则其生理特性为柔中显刚方能与之相配。肝之性，《内经博议》云："以木为德，故其体柔和而升，以象应春，以条达为性。"肝正应于震卦，震属阳木，兼应于巽卦，巽为阴木，则肝当柔中显刚，刚柔并济方为正理。据此，就"疏泄"与《黄帝内经》"敷和"两词相较，个人较欣赏"敷和"。"疏泄"者，疏通发泄气机，其使气行之意象较直、较硬、较刚、较具冲击性。"敷"者，广度、均匀、柔性布散，"和"者，阳和之气。"敷和"，则气行之意象直中蕴曲、较柔、较和、较具渗透性，当如和风徐来，身心微醺之感。

与"肝为刚脏"常同时出现并每被拿来相互证明的一句话是《素问·灵兰秘典论》的"肝者，将军之官"。以将军之勇悍来形容肝性之刚猛乍看似无不妥，但认真推敲原文整句为："肝者，将军之官，谋虑出焉。"显见这种互证有误解成分。此句强调的是"谋虑"之将，而不是勇猛之将。《三国志》中曹操曾告诫夏侯渊道："将当以勇为本，行之以智计；但知任勇，一匹夫敌耳。"诚然，冲锋陷阵，百万军中取上将首级，如探囊取物是将军之勇，但冲锋陷阵仅是将军的小用，将军真正的大用是运筹帷幄，决胜千里之外，韩信手无缚鸡之力，也可拜大将军，就因于此。将军应是三军的灵魂，因此，"将军之官"句实是对肝藏魂，魂主谋虑功能的概括。当然，有勇有谋，刚柔并济，文能安邦，武能定国，如岳武穆者，方是为将之楷模。同样，有勇有谋，刚柔并济才是肝家之真性情，这亦是另一意义的"体阴而用阳"。过往"将军"之解，有过于简慢肝的"谋虑"或柔济之功的倾向。

（2）肝性生升

木气主升发，少阳为旭日东升，震中一阳亦升，巽风之象上扬。升之象在肝的功能体现就是肝气疏泄以升为主要方向。肝气升，木气冲和条达，则心情随之而畅，血津随之而布，诸气随之而升。《类证治裁》云："凡上升之气，自肝而出。"但肝之性升，也决定了"肝气肝阳常有余"，其气易于升动太过的病理趋向。

不可忽略的是，肝不但主"升"，而且主"生"，其气生升互用。少阳即朝阳，朝阳生升不但象征上升，也象征新的开始，其气以蓬勃见谓；木气即春气，春天树木条达舒畅，不但上扬、外展，而且充满生机，其气以出新为征。《素问·四气调神大论》有谓："春三月，此谓发陈。天地俱生，万物以荣。"《张氏医通·卷十二》云："肝藏升发之气，生气旺则五脏环周，生气阻则五脏留著。"五脏之气，皆赖此气生升，心脉得此气而畅，心神得此气而振，脾运得此气而升，肾元得此气而熏，肺肃得此气而转。肝脏是全身唯一一个切除部分后可以再生的器官，且供者越年轻，肝脏的生长就越快，是否结构之肝也是中医所言的"生"气？是巧合，还是自然而然之事？不也值得思量吗？

张锡纯在《医学衷中参西录》谓："盖肝主疏泄，原为风木之脏，于时应春，实为发生之始。肝膈之下垂者，又与气海相连，故能宣通先天之元气，以敷布于周身，而周身之气化，遂无处不流通也。"则肝气"敷和"不但为各脏之气生升之由，同时亦能启迪诸脏之气化，而使生机勃勃。周学海在《读医随笔》谓："凡脏腑十二经之气化，皆必藉肝胆之气化以鼓舞之，始能调畅而不病。""敷和"与"疏泄"在此可再作比较，"敷和"二字蕴含生机，"疏泄"则无此意，"敷和"意胜"疏泄"，在此再证。

肝之生升，生理上应如太极之左圆升，曲直互用，方有生意，若为直升，则近病理。就如肝脉为弦，但弦有程度之别，平人脉弦谓"轻虚以滑，端直以长"，直中仍显柔性，意含"敷和"。病理之脉，随病情轻重其弦硬程度就有所不同，"端直以长"是其基调，病轻者"如按琴弦"，病重者"如张弓弦"。若病至无胃气的真脏脉显，则是"如循刀刃"的坚劲而有割手指之感。因此，刚中见柔，是生理，刚多柔少趋病理，纯刚无柔，则为病重。

与疏肝有关的名方中，柴胡是现身最多的一味药，以效力论，柴胡行气之力并不较他药强，其胜在于与肝生升之性相投。《本草经疏》曰："柴胡禀仲春之气以生，兼得地之辛味。春气生而升，故味苦平，微寒而无毒，为少阳经表药。"《本草经解要》云："春气一至，万物俱生，柴胡得天地春升之性，入少阳以生血气，故主推陈致新也。"《本草思辨录》谓："人身生发之气，全赖少阳，少阳属春，其时草木句萌以至菶茂，不少停驻……柴胡乃从阴出阳之药，香气彻霄，轻清疏达。"

而柴胡配白芍，既疏肝柔肝，深合肝"体阴而用阳"之性。《本草新编》曰："滋肝平木之药，舍芍药之酸收，又何济乎？"逍遥散、四逆散、柴胡疏肝散均以柴胡配白芍：柴胡疏肝、升肝，顺肝条达之性以体肝之用阳，为君；白芍滋肝阴、养肝血，柔肝以现肝之体阴，为臣。正是《易》爻位柔承刚之意显。

（3）喜条达而恶抑郁

《素问·藏气法时论》云："肝欲散，急食辛以散之。"肝配巽卦，巽为风。《周易·说卦》云"风以散之"，则肝性喜散不喜郁无疑。但须注意，好风应是和风而不是刚风，和风的特征是柔和、匀散，如太极图中S形而行。

木之本性为条达，大凡植物之属，其生长之势喜舒展、顺畅而不喜阻抑。虽云"木曰曲直"，但此"曲"并非抑郁，而是回转，柔顺。木性总以上扬、外展为主要方向，曲而后直，是其过程，亦寓意直中也柔、也韧、也和，于条达舒畅中蕴含生机。于肝亦如是，"疏泄"也好，"敷和"也好，"伸"是肝气的自然之性，"曲"则是此气的理想状态是冲和、柔畅而行。因此，生理情况下，肝气应是升发、柔和、舒畅，冲和条达，既不抑郁，也不过亢。《内经博议》论之曰："以木为德，故其体柔和而升，以象应春，以条达为性……其性疏泄而不能屈抑。"

若肝失条达之性，则成肝气郁结之证，肝气一郁，或横逆脾胃，或化热、聚痰、生湿、成瘀，诸症由生。因此《医碥·郁》说："郁而不舒，则皆肝木之病矣。"对治之法，则有《肝胆源流论》之论："所以善治郁者必善调肝，肝气一和则气枢得畅，诸郁未有不解之理。"因此，疏肝就成了肝病治疗的最常法。再进一步，从肝入手理气调血，成为不少疾病的重要治疗辅助。正如《医碥·郁》所言："百病皆生于郁。人若气血流通，病安从作？"

虽说疏肝是治肝病之常法，但在临床过程中，当用未用，出现思维疏漏者亦不少见。如肝肾阴虚，肝阳上亢一证，以浅理视之，滋阴潜阳已标本兼治，足矣！若如是操作，实是顾此失彼，已忘"肝喜条达而恶抑郁"之性。如何处方方得真意？可参张锡纯的镇肝熄风汤。

方中重用牛膝，牛膝根直而长，下行入土甚深，能引上逆之血、上逆之火下行，并能益肝肾以补下虚；代赭石色红入血，质重能降，平肝潜阳，降其上行之血，与牛膝并为君药；龙骨、牡蛎、龟板潜阳降逆，柔肝熄风；玄参、天冬、白芍滋养肝肾，柔润熄风，共同协助君药行太极以柔克刚，制约阳亢意，均为臣药。

然方中茵陈、生麦芽究为何用，问之医生或学生，十之七八回答是"清湿热、消食滞"。然肝阳上亢，何来湿热与食滞？这不过是据药物的常用功能而答，实未真悟"肝喜条达而恶抑郁"之意。

看看茵陈与麦芽之象吧！《本草崇原》说："《经》云：春三月，此为发陈，茵陈因旧苗而春生，盖因冬令水寒之气，而具阳春生发之机。"《医学衷中参西录》谓："（麦芽）实善舒肝气。盖肝于时为春，于五行为木，原为人身气化之萌芽，麦芽与肝为同气相求，故善舒之。夫肝主疏泄为肾行气，为其力能舒肝，善助肝木疏泄以行肾气。"绵茵陈是春生之物；生麦芽是芽，芽具生发之性，蕴生、升之机。因此两药在此方中的作用不是"清湿热、消食滞"，而是使镇潜之中不致让肝气郁遏太过，委屈太过，以致生气被戕，从而遂"肝喜条达而恶抑郁"之性。这就是说，把肝当作了有灵性、有感受的拟人化脏器。就像是人面对善意、技巧的批评往往能心悦诚服地对批评者说一声："谢谢！"什么是人性化的治疗？这才是上境界的人性化的治疗，不但考虑到人的感受，也考虑到脏器的感受，学中医能学到自觉应用这种思维，才算真正入门。可能有人会问，既云镇肝中舒肝，为何不用柴胡？皆因柴胡升力较大，易助亢阳，而茵陈、麦芽之舒肝仅是意思意思，以适为度，点到即止。

方中的川楝子也具疏畅肝气之用，兼能清泄肝阳之有余，三药同为佐药。甘草调和诸药，与生麦芽合尚能和胃安中，以防金石、甲介类药物碍胃以为使。全方重用潜镇，伍以滋阴、舒肝之品，共成标本兼治名方。

又：方中茵陈，张锡纯谓："茵陈为青蒿之嫩者。"为此，亦有医家改用青蒿。我们也可分析一下青蒿，《本草纲目》言："青蒿得春木少阳之气最早，故所主之证，皆少阳、厥阴血分之病也。"《本草乘雅半偈》曰："蒿青而高，织柔整密，望春便发，少阳胆药，发陈致新之宣剂也。"其意象与茵陈近，亦具舒肝生发之用。

3. 肝的联属功能

肝的联属功能为：在体合筋，其华在爪，在志为怒，在窍为目，在液为泪，与胆相表里。

（1）在体合筋，其华在爪

筋即筋膜，类似于现今所说的肌腱韧带一类的组织。《素问·五藏生成》说："诸筋者，皆属于节。"筋的功能主要是连接和约束骨节，协调运动。

《素问·宣明五气》曰："肝主筋。"肝之所以主筋，从功能言，是肝的阴血对筋具濡养之功。肝所藏之阴血充盈，人动则气疏血调，血运于筋，筋得其养，舒缩得宜，关节才能灵活有力。

从生理象言，筋是典型的木象，"木曰曲直"，筋之收缩与舒展，即曲直为用，木之性韧，筋性更韧。

从病理象言，动作失灵，抖动震颤，抽搐拘挛，颈项强直，角弓反张，牙关紧闭等牵涉到关节舒缩问题者，皆属筋病。这些不自主动作的产生，犹如风吹树动而不自主，中医均用一个字来形容——"风"。所谓"诸暴强直，皆属于风"（《素问·至真要大论》）、"风性主动"，此之谓也。肝阳化风是"雷风相薄"，震巽相搏之风雷动；热极生风则是巽离互助之风火相煽；而阴虚风动、血虚生风，当算树缺滋养而枝枯自颤了。

从药象言，藤类植物几乎都有舒筋活络之功，为什么呢？我们看看藤的外形特点：弯曲伸直，再弯曲伸直，其质柔韧，曲直为用，这不就是木之象吗？曲直之病以曲直之药治之，不是很自然的事吗？有人肯定会想：这是偶然或巧合的吧？但藤类植物，几乎都具此效，概率如此之高，若用偶然、巧合之类的词来解释，不嫌轻飘吗？避实就虚也难说是一种认真的科学态度吧？

筋，其实不独附于关节。不少人治阳痿时，往往忘了这个热门病与筋相关。《素问·厥论》说："前阴者，宗筋之所聚。"宗者总也，可以说它是筋之宗，不排除亦有传宗之"宗"意。阴茎海绵体韧而曲直为用，于中医为筋之属。《灵枢·经脉》有"肝者，筋之合也；筋者聚于阴器"之说。故阳痿在《素问·痿论》中称为"宗筋弛纵"和"筋痿"。阳痿的病因病机大抵以阳虚居多，宗筋失其激发鼓动，或邪阻阳气不达宗筋而致，因此，补阳或通经是其常法。但别忘了，筋之用在肝，阴茎萎软不举，终与宗筋弛纵，曲直不能为用有关。且《景岳全书·阳痿》说"阴痿者，阳不举也。"不举者，阳不升也，阳之升，其源在肾，其径在肝。临床一般也以患者是否有晨勃来判断阳痿之轻重，晨勃正是少阳初升之象，其应在肝。因此，一味地补肾壮阳，而不舒筋活络与疏肝升阳，效未必佳。笔者治阳痿多在辨证论治的常法外先潜其阳，待阳足再加柴胡、鸡血藤两味。前者疏肝升阳，以敷布阳和之气；后者补血活血，舒筋活络，亦可引药到"筋"。加与不加，效果判若云泥。至于为何要先潜其阳，这里先卖个关子，待我们讲到"龙火"时再议。

爪，即爪甲，其质韧而略呈弧形，仍具"曲直"之征，乃筋之延续，长于肢端，犹树之枝末，故称"爪为筋之余"。肝血的盛衰及敷布，可影响爪甲的荣枯。《素问·五藏生成》说："肝之合筋也，其荣爪也。"肝血充足而布，则爪甲坚韧明亮，红润光泽。若肝血不足，或血不达末，则爪甲软薄，枯而色夭，甚至变形脆裂；若血瘀不行，则爪甲色暗。爪之病，辨证之余，若加桂枝、桑枝等枝以引，其效可增。

（2）在志为怒

一些人对五志的发生之处时存误解，以为五志发于五脏。其实不然，五志均发于心，应于五脏而已。《类经·疾病类》云："忧动于心则肺应，思动于心则脾应，怒动于心则肝应，恐动于心则肾应，此所以五志惟心所使也。"《素问·阴阳应象大论》曰："在藏为肝……在志为怒。"即言怒从心发出，对肝系统的生理、病理影响较大。

五志影响五脏有个特点，该脏怕什么，就来什么。肝为刚脏，病理特点是"肝气肝阳常有余"，易升泄太过。怒伤人的特点，《素问·举痛论》概括为："怒则气上。"成语更有"怒发冲冠"之形容。即大怒，多怒易使本易升泄之肝气一下升动太过，致肝气上逆，此即"怒伤肝"。反过来，若肝气升发太过，又易致急躁易怒。究其因，肝易升、易动，怒则气升，同气相求，同象相应而已。

以卦象言，怒属震卦。震为雷，为霹雳，为怒，雷霆震怒是常见的比喻。易怒的火爆性格常被形容为霹雳火或霹雷火，肝火又称作雷火，即源于震卦。

时有学生问到：生气发怒，常被称为发脾气，为什么不叫发肝气呢？同样，火爆性格常被形容为脾气大，为何不称肝气大？现以清代吴趼人《俏皮话》中一则"肝脾涉讼"作答：

心为君主之官，凡五脏六腑，均归其掌管。一日，脾来告状，曰："脾土所以司元气，不期近日肝木恃其势力，横来侵扰，亦不敢与之计较。惟有内加培养，外加防卫而已。讵肝又发泄于外，成为怒气，此明明为肝气也，而世人偏指为脾气。凡肝气发作时，人莫不指称之曰说：'某也脾气不好。'蒙此不白之冤，复败坏名誉，伏望伸雪！"云云。心乃传肝来质讯，肝曰："我用尽气力，发为怒气，彼乃盗袭虚声，坐享名誉，我不与之计较，彼乃反告我耶？

民间之语，习陈相因，只为表意，不需严谨，不与医协，不足为怪。

怒之治以柔肝平肝为主。柔肝者，肝之阴血充足，肝气得涵，则平和而不逆，即遇引怒之境，亦能表现为怒而不过，有所节制。平肝者，直接制约是也。

又，"肝喜条达而恶抑郁"，肝郁之证，若适度发怒，可使郁气升泄而解。唯"适度"二字，知易行难。治疗此疾，常在"疏"与"柔"二字上做文章。

（3）开窍于目

肝开窍于目，一与肝的经脉连接目系（见图16），肝藏血，目赖肝血濡养才能发挥视觉功能有关，《素问·五藏生成》说："肝受血而能视。"二与木气条达，升泄阳和之气于目有关，故《灵枢·脉度》说："肝气通于目，肝和则目能辨五色矣。"在病理情况下，肝病往往反映于目，如肝之阴血不足，不能濡养于目，则两目干涩，视物不清；肝经风热，则目赤痒痛；肝火上炎，则目赤肿痛；肝阳上亢，则头晕目眩；肝风内动，则两目斜视等。

但须注意，并非所有的目病皆源于肝。《灵枢·大惑论》云："五藏六府之精气，皆上注于目而为之精。精之窠为眼，骨之精为瞳子，筋之精为黑眼，血之精为络，其窠气之精为白眼，肌肉之精为约束。"这是在目为肝之窍的前提下，发展起来的五轮学说与五行互藏的雏形，亦意味着全目之病，其责在肝，但目内更精细的局部问题，则应找相应的五脏。

那么问题就来了，从逻辑上既然"五藏六府之精气，皆上注于目而为之精"，则因"肝的经脉连接目系"而说"肝开窍于目"，在特异性上就显得说服力不太足。是以笔者思疑"肝开窍于目"之说很可能是源于《黄帝内经》之前的治疗反证，即目有病，从心、肝、脾、肺、肾均治疗过，最后总结出从肝治疗，疗效最好，或治好的概率最高，由此将肝与目作初步联系。而五轮之分，则是在此基础上的进一步细化。将治疗效果与脏器作关系的相联，这就是前述的反证之象，也似乎可说是现代循证医学的雏形了。

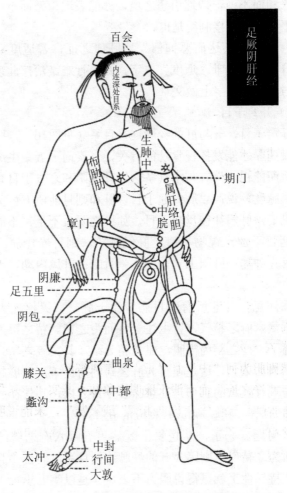

图16　足厥阴肝经循行图

目，还是肝所藏的"魂"状态正常与否的观测之窗。这是肝与目之间一种易被忽略的联系。《叔苴子》云："人之魂，宅于心而游于目，故觉境皆所造也。"这里虽言魂由心所藏，有别于医学的肝所藏，但非医之著对精神意识分类不及医学之细是可以理解的，但其说魂游于目，是视觉对外界事物作出的反应，对医学则有提示。这其实不难观察，当一个人魂定神清时，必定目光清澈，神采奕奕，顾盼自如。反之，当"六神无主"、"失魂落魄"、思维散乱、谋虑不能时，他的眼睛通常是以下几种状态：眼球发定、目光发飘、视而不见，甚至目光散乱。因此，"眼睛是灵魂的窗户"这句俗话，并非不具医学意义。

（4）在液为泪

肝在液为泪，是说肝开窍于目，泪自目出，以泪为征，可测目态而已。这里没有比教材更多的发挥处，略而不论。

（5）肝与胆相表里

胆的贮藏、排泄胆汁功能源于结构之胆。相关内容在肝主疏泄中已述，此不赘言。

笔者比较感兴趣的是为何"胆主决断"？为何"凡十一藏取决于胆"？这是两个很好的话题。

①中正与决断：胆主决断，亦包括主勇怯。决断，即决定判断，主要表现为在精神意识方面具有不偏不倚地判断事物，作出决断的能力。胆气足，功能正常，则人之决断力强；胆气虚，则言行准确失度，处事优柔，决断不能。

《素问·灵兰秘典论》曰："胆者，中正之官，决断出焉。"然则胆为何"中"且"正"？常见解释为：胆为"中精之府"、"清净之府"而有清正廉明之象故。其实"中精"也好，"清净"也罢，仅能喻意其"清廉"或"贤"，未能说明其不偏不倚的"中正"之性。因此，"中正"两字当另有渊源。

还记得我们在《易之篇》中讲到的"得正"与"得中"的观念吗？

得正：爻分阴阳，位亦分阴阳，当阳爻居阳位（初、三、五爻位）、阴爻居阴位（二、四、上爻位）为当位、得位、在位、正位，即为"得正"。"得正"与否的实质就是不同背景的个人与其所处的地位或岗位是否相符。当位之爻，象征人尽其才，事物循正道发展，符合规律。故爻位"得正"，多吉词。

得中："中"为中位，指六爻卦中的二、五爻的爻位。卦分上下，各具三个爻，其中第二爻为下卦之"中"位，第五爻为上卦之"中"位。中位又是易卦天地人位中的人位，既然中位就是人位，而人处天地之"中"，因此，"中"，既指人与天道相合而持恒不偏，亦说明事物行至此处既无太过亦无不及的恰好状态。因此，"中和"就是一种最佳状态及理想境界。故《易》尚中和，二五为中，相应为和。因此，"中"在决断吉凶中有着较大的权重，《周易·系辞下》就有："二多誉"、"五多功"之说。当然，若卦之九五（阳爻居五位）、六二（阴爻居二位），则是既得"中"又得"正"，如乾卦之九五："飞龙在天，利见大人。"明夷卦之六二："六二之吉，顺以则也。"称为"中正"。这样，守中、持正、合道，三位一体，在《易》中就尤得美誉了。"中正"之卦位见图17。

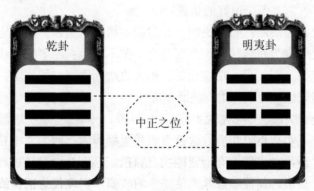

图17 中正之位示例

基于"得正"，尤其是"得中"在决断吉凶中的作用，"决断"一词由之而生。

然则胆是如何既"得中"又"得正"的呢？首先，胆是六腑之一，属腑之一系；其次，由于形态中空象腑，内藏"精汁"，又具藏精气之脏性，功类于脏，游走于脏与腑之间，故又属奇恒之腑。五脏六腑中既属腑，又属奇恒之腑的脏器，仅此一家。更由于胆藏"精汁"，具脏之藏性，则与脏的相亲性较高。六腑撇开"有名无形"的"三焦"不论，胆之外的其余四腑，功能均源于解剖结构，均与水谷接触。而胆不与水谷直接接触，身份较干净，又在贮藏、排泄胆汁这个源于结构的功能外，多了一个主决断与勇怯的意象功能，这与脏的构象方法一致，因此，其与脏实是款曲暗通。

中正之官之称，当自秦末始。《史记·陈涉世家》谓"陈王以朱房为中正，胡武为司过，主司群臣。"可见，"中正"和"司过"是分工合作的关系。若作比喻，"中正之官"功近脏腑体系内的法官，处事必须中正不偏，因此身份须各方认可，方具权威与公信力。人体脏器仅脏、腑、奇恒之腑三方，胆本属腑与奇恒之腑，又与脏暗通，实具三方认可的身份优势。具此条件者，在所有脏腑中仅胆一家。因此，身份认同就是胆的"得位"，得位即"得正"；诸方认可，也说明其立场居中，处事当能不偏不倚，无太过不及，中而和之。由它而出的"决断"各方均可信服，这就是"得中"。如此，守中、持正合一，既体现出儒家"执中行、守中道、达中和"的观念，亦是执法者必具的素质。

决断属思维、精神、气质范畴，与心神关系密切。而惊恐、不能独处、失眠、多梦等精神情志症状，临床诊断虽以胆气虚命名，治疗上实是心胆并治，这说明胆与主神明的"君主之官"关系密切。有这样一个既得"君主"信任，又得诸方认可，"得中"、"得正"兼备，更兼形象清廉的脏器，用现代的话说就是德才兼备，他不做大法官，谁能做？则"中正之官"，舍"胆"其谁？

至于胆主勇怯的观念，则来源复杂。对于勇敢之人，习称胆大，对于怯懦之人，则谓胆小。当一个人下决断时，常说胆子一横。传统医学之所以"传统"，有时表现在与自古以来的一些习俗有着某种脉动的关联。而《灵枢·论勇》中描述勇士与懦夫之别，在目光神气、心位、三焦纹理纵横、肝的坚缓、气的盛衰之外，"胆满"和"胆横"与否也是判断依据之一。这里"胆满"与"胆横"之述，似不能完全看作解剖之胆，更多的应是顺从习俗的推导，仍是习俗意义大于结构意义。就如人们常说，"胆大包天"、"胆小如鼠"，这一大一小似乎可以用"天"与"鼠"作形态或尺寸参考，但任何人用这两个词都知道这是以"天"来形容胆之大，胆气之壮；以"鼠胆"来形容胆之小，胆气之弱，意会而已。

胆之决断功能的确定，更影响到对人之勇怯的判断。决断果敢、准确，常谓有胆识、有胆量，其人故曰勇。以"决断"所组的词最常用的是"杀伐决断"，决断与杀伐有关，这需要多大的勇气啊！反之，若谋而不决、犹豫、迟疑，是为无胆识、无胆量，其人故曰怯。在医学上，胆气豪强之人，对不良精神因素刺激的抵御力较强，恢复也快；胆气怯弱的人，在不良精神因素刺激下，往往易形成疾病。可见，胆主决断与勇怯，对于防御和消除某些不良精神因素影响，维持气血的正常运行，确保脏器功能正常以及互相协调有着重要意义。《医述》引《医参》语谓："气以胆壮，邪不能干，故曰十一脏皆取决于胆。"

综上所得，胆主决断与勇怯，应是一个以胆的形态与功能特征作为关系定位参考，由此推演出其"得中"、"得正"身份，并与习俗之"胆"作某种程度的揉合，逐渐移形换位而成的意象大于实体的功能。此功能的正常与否不以胆腑论，而以胆气言。胆气的足否或郁否则以决断能力与勇怯来判断。

胆气为病的常见证为胆郁痰扰与胆气虚，两者均具优柔寡断，惊悸不寐，心虚胆怯见症。前者还有心情抑郁，胁胀，苔腻等表现；后者多见神疲，乏力，脉弱。

胆郁痰扰者治以温胆汤或黄连温胆汤加减，胆气虚者多以温胆汤加补心气如人参、桂枝加炙甘草之类。证名虽云胆，治多心胆并疗。《济生方·惊悸怔忡健忘门》中的"夫惊悸者，心虚胆怯之所致也。且心者君主之官，神明出焉，胆者中正之官，决断出焉。心气安逸，胆气不怯，决断思虑得其所矣。或因事有所大惊，或闻虚响，或见异相，登高陟险，惊忤心神，气与涩郁，遂使惊悸"将心与胆在精神情志方面的配合说得非常清楚。心虚胆怯之治，重镇安神药必不可少，此"十剂"中"重可去怯"之意。

最常用于疗胆疾的是一味感觉中功力不甚强的药物——竹茹。《本草思辨录》云："竹青而中空，与胆为清净之府、无出无入相似。竹茹甘而微寒，又与胆喜温和相宜。故黄芩为少阳经热之药，竹茹为少阳腑热之药。古方疗胆热多用竹茹，而后人无知其为胆药者。哕逆之因不一，胃虚而胆热乘之，亦作哕逆。橘皮竹茹汤，以参枣甘草补胃养阴，橘皮生姜和胃散逆，竹茹除胆火则为清哕之源。"可见，用药之道，功力有时未必比得上合"意"。

因此，肝与胆相表里，除肝胆疏泄互用外，还有一个肝为将军之官，主谋虑；胆为中正之官，主决断，虑决相成的关系。《素问·奇病论》说："夫肝者，中之将也，取决于胆。"肝与胆的关系，若以木分阴阳喻之，不乏趣味。肝为脏，属阴，故当配阴木；胆为腑，属阳，当配阳木，纳音五行的阴木代表是杨柳木，杨柳木枝条柔韧，能随风摇摆而不折，可适应环境变化，意象为有智。《灵枢·阴阳二十五人》对木形之人的描述有："劳心少力多忧"之语，劳心者，主谋虑也。阳木的代表是松柏木，松柏木刚强硬朗，有气节，宁折不弯，折者断也，有决断气象。合起来看则阴木主谋，阳木主断，再将句意缩略则为阴谋，阳断。从来只有"阴谋"之论，您见过"阳谋"之说吗？笔者不能说肝谋胆断是取象于木之分阴阳，但作为一种联想锻炼，则不违肝胆原意，亦不违意象之思。

肝与胆的虑决功能相辅相成，胆之决断以肝之谋虑为前提，则能决而无误；肝之谋虑又赖胆之决断，则谋而有决。如此方能知行合一，行而有果。若肝强胆弱，则表现为多谋而寡断。《素问·奇病论》说："此人者，数谋虑不决，故胆虚气上溢，而口为之苦。"反之，若胆强肝弱，则不谋而断，谓之武断。但病机虽有此论，临床则少见这类人来看病，皆因这是个人气质问题，人一般多少有点自恋，都感觉自己挺可爱的，他们本身并不感觉到痛苦，痛苦的是他们身边的人。

②凡十一脏取决于胆也："凡十一藏，取决于胆也"出自《素问·六节藏象论》，自古至今，对其注释可谓众说纷纭，见仁见智。

所争之处，一在于为何"取决"？二在于"取决"两字，可能不同于"决断"，因此存有想象空间，并在此空间作出自己的发挥。

本来决断与取决两个词词义相近，是很容易让人产生相关联想的，但一些注家认为两者差异较大，取决者权力更大，有主宰之意，几达动摇"君主之官"的地位，而成君臣相忤。

笔者思忖，认为"取决"不同于"决断"者，可能忽略了《素问·奇病论》中"夫肝者，中之将也，取决于胆"一语。这里用的就是"取决"二字，而其潜台词就是"肝者，将军之官，谋虑出焉"、"胆者，中正之官，决断出焉"。肝之谋虑，有赖胆的决断，在这里，"取决"二字，等同于"决断"。以此为推，《六节藏象论》中的"取决"两字，不会过于远离"决断"之意。

然则何为"取决"？它的权力到底有多大？仍参"夫肝者，中之将也，取决于胆"一句，则其意为肝之谋虑，有赖于胆的决断。无非就是脏腑之间的功能协调，多一重步骤，多一个把关而已。因此，实无必要把"取决"二字放大到决定生死存亡的程度或怀疑胆对心有抢班夺权之欲。

立法为治国之本，国泰民安，取决于法纪的中正严明，使有法可依，依法而治，亦赖国有中正之官，方可正法纲以束上下。在参照古代政官架构的脏腑体系中，心为君主，雄才大略，统治国家；肺是宰相，协助心君，治理调节；肝是将军，运筹帷幄，出谋划策；胆是法官，依律监职，依法治国……各司其职而已。"五藏六府之大主"是心，胆只是众官之一，不可能凌驾于心之上而作出总的"取决"，它与其他脏腑的关系就和它与肝的关系相类，功能协调而已。只是胆的职位是司法、监督，地位有点超然，对其他脏腑的功能是监控、把关，甚至核定或审批工作。核定与审批可以是通过，也可以不通过，这就是"决断"，换一种表达就是"取决"。王冰注《素问·六节藏象论》说："上从心藏，下至于胆，为十一也。然胆者，中正刚断无私偏，故十一脏取决于胆也。"这是"中正之官"的本职工作而已。

至于监控什么，如何监控，笔者认为监控的是"神"与"气"。《素问·举痛论》说："余知百病生于气也。怒则气上，喜则气缓，悲则气消，恐则气下，寒则气收，炅则气泄，惊则气乱，劳则气耗，思则气结。"可见喜、怒、思、悲、恐是通过气缓、气上、气结、气消、气下等气的不同病理态来分别损伤对应的心、肝、脾、肺、肾的。而"百病生于气"后，还可有进一步影响及血与津液等后续。

由于神能御气，气可御脏。胆主决断与勇怯，是通过监控作用以助"君主之官"调控"神"与"气"，从而防御和消除不良精神因素影响，防止由气病开始的病理蔓延，以达到维持气、血、津液的正常运行，确保脏器功能处于不偏不倚的"中和"状态而起到"取决"作用。胆气豪者，即使遇不良精神因素刺激，其抵御力也强，情志难起大波澜，情志定则气和，气和则五脏六腑皆和；胆气弱者，遇不良精神因素刺激，其抵御力也弱，情志大起波澜，情志起伏则气难和，气不和则五脏六腑皆摇。故《素问·经脉别论》云："勇者气行则已，怯者则着而为病也。"

以人喻之，若能监控文武大臣的"情绪"与"气"，通过"取而决之"，不使过，不使蔓延，不是一种保证心君统治下政官体系高效运作的有效手段吗？

除王冰所言"然胆者，中正刚断无私偏，故十一脏取决于胆也"外，明代马莳在《黄帝内经·素问注证发微》亦道："《灵兰秘典论》云：胆者中正之官，决断出焉。故凡十一脏皆取决于胆耳。盖肝之志为怒，心之志为喜，脾之志为思，肺之志为忧，肾之志为恐。其余六脏，孰非由胆以决断之者乎？"清代高士宗《黄帝内经素问直解》云："胆为中正之官，决断所出，胆气升则脏腑之气皆升，故凡十一脏取决于胆也。"均持胆为中正之官取决论。

《六节藏象论》的作者似乎很有点前瞻意识，如果认真考究，"凡十一脏"中的十一脏，不但有各级大臣，也包括君主。这种监控、把关，很有点司法独立的味道呢。有道是："心动则五脏六腑皆摇。"如果有胆的提点，君主则神而明之，神闲则气定，而达"主明则下安"之境。这可能是当时作者心目中的理想化政官构架吧？但这个"胆"一定得像包拯一样，有胆气，够"中正"才行。

《杂病源流犀烛·胆病源流》对"凡十一脏取决于胆"的注解是"十一脏皆赖胆气以为和"，这个"和"字，笔者认为可以两解互补。

其一，据"决断"与"取决"的互用关系，理解为：胆可"监控，进而调控神与气，防御和消除不良精神因素影响，防止气病及其蔓延，以达到维持气、血、津液的正常运行，确保脏器功能处于不偏不倚的中和状态"。此解的意义在于，胆正则神安，神安则魂魄定，意志坚，从而气和脏调。若病，则治以壮胆、定胆为法。

其二，以胆具生、升之气为"和"。此解的意义在于，治胆当以助其生、升之气为法。这个观念的展开，有偏甲子论，有偏春气解，当然亦有合而释之者。

甲、以甲子论论"取决"：《素问·六节藏象论》开篇即见："黄帝问曰：余闻天以六六之节，以成一岁，人以九九制会，计人亦有三百六十五节以为天地……天有十日，日六竟而周甲；甲六复而终岁，三百六十日法也。"这是"凡十一脏，取决

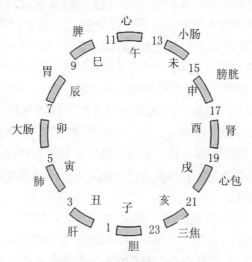

于胆也"之句出处的天人背景。天地以节论，则其计量单位就是干支。脏腑与干支对应见表3和图18。

表3　脏腑五行天干对应表

类别	胆	肝	小肠	心	胃	脾	大肠	肺	膀胱	肾
五行	木	木	火	火	土	土	金	金	水	水
天干	甲	乙	丙	丁	戊	己	庚	辛	壬	癸

图18　经络流注配地支时辰图

十天干中甲乙属木，其中甲为阳木，配阳腑——胆，乙为阴木，配阴脏——肝。张志聪的《黄帝内经素问集注·卷二》说："五脏六腑，共为十一脏。胆主甲子，为五运六气之首。胆气升，则十一脏腑之气皆升，故取决于胆也。所谓求其至也。皆归始春。"即言脏腑中胆配天干甲，经络中则胆经配十二地支之子时，甲是十天干之首，子是十二地支之始，胆由是而蕴藏升气，是以"胆气升，则十一脏腑之气皆升"。笔者补充，甲子为天干地支之首，首为起始，为生发，则岂止蕴藏升气，更应蕴藏生气，若将"胆气升，则十一脏腑之气皆升"易之为"胆气生，则十一脏腑之气皆生"或许更妙。此即前述的木气启迪诸脏之气化，而使生机勃勃之意。此胆气生、升即为"和"。

又凡事皆当有序，甲子既为天干地支之首，则决定着万事万物发展之序，使不失序，有序即为"和"。再者，甲为天干，属阳；子为地支，属阴，甲子相合，又具阴阳贯通而和之意了。

若将甲子与卦相配，就更有意思了，其中甲属木，位东方，在后天八卦中配震卦☳；子在十二消息卦中配复卦䷗，见图19。如果认真观察，我们会发现，☳与䷗其实是同象，均是一阳爻在下，诸阴爻在上，只不过震卦☳是三爻卦，复卦䷗是六爻卦而已，复卦可看作是放大了的震卦。

震卦☳与复卦䷗的共同意义均是一阳初生，而其上的阴爻形象中空，形成了一个上升通道，一阳就是少阳，蕴无穷生机。

分而言之，震卦：《周易·说卦》曰："帝出乎震。"震位东方，东方是旭日初升之位，充满勃勃生气，宇宙据此生气而演化万物。同时，震为雷，东方作时空转换于时则应春，惊蛰雷响，"雷以动之"，春气盎然，万物复苏，于人体生命活动有着鼓动激发作用。

复卦：人们常说的"一阳来复，万象更新"、"冬至一阳生"、"子时一阳生"（参图19）即源于复卦的卦象及所处之时位，因此震、复两卦均有生而升之象，且生之意蕴尤为明显。

乙、以春生之气论"取决"：李东垣在《脾胃论·脾胃虚实传变论》言："胆者，少阳春生之气，春气升则万化安，故胆气春升，则余脏从之。"李中梓在《内经知要》亦云："五脏六腑，其为十一脏，何以皆取决于胆乎？胆为奇恒之府，通全体之阴阳，况胆为春升之令，万物之生长化收藏，皆于此托初禀命也。"即言有春气之生，方有"万物之生长化收藏"。由于《六节藏象论》论脏腑而及季节的天人背景，因此，以春生之气论"取决"其意实与甲子之论相近。

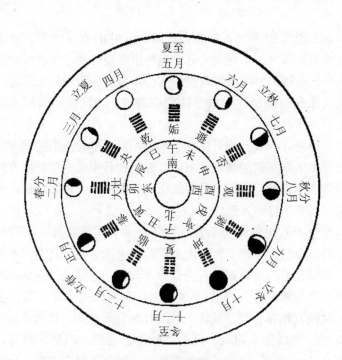

图19　十二消息卦配时空图[1]

　　该观念的临床实施，或可从李东垣《内外伤辨惑论·辨内伤饮食用药所宜所禁》对荷叶之论而体会："当是之时，未悟用荷叶烧饭为丸之理，老年味之始得，可谓神奇矣。荷叶之一物，中央空虚，象震卦之体。震者，动也，人感之生足少阳甲胆也，甲胆者风也，生化万物之根蒂也。《左传》云'履端于始'，序则不愆。人之饮食入胃，营气上行，即少阳甲胆之气也；其手少阳三焦经，人之元气也，手足经同法，便是少阳元气生发也。胃气、谷气、元气，甲胆上升之气，一也，异名虽多，止是胃气上升者也。荷叶之体，生于水土之下，出于秽污之中，而不为秽污所染，挺然独立。其色青，形乃空，青而象风木者也，食药感此气之化，胃气何由不上升乎？其主意用此一味为引用，可谓远

[1] 欧阳红. 易图新辨［M］. 长沙：湖南文艺出版社，2006：130.

识深虑，合于道者也。"此段大妙！荷叶的取象比类、少阳甲胆、震卦、风气、生化、上升、道等诸多观念和意象合而论之，《易》、《道》、《象》内蕴均具，本书目前所写的三篇是否有意义？东垣这段论述不就是活的广告吗？在此特别鸣谢东垣先生！

东垣据"春气升则万化安"观念，发展出升清阳的理念并在实践中不断开拓运用领域，不但以肝胆行春生之令使脾能升清，升清则阳能得助，更用于升阳散火、升阳祛湿、升阳解郁、升阳举陷、引药上行等方面。

早于李东垣的张元素在《医学启源·用药备旨》以四时之气与升降浮沉理论结合，让人们用药时遵循"四时之变，五行化生，各顺其道"的原则，将药分为风升生、热浮长、湿化成、燥降收、寒沉藏等类。其中"风升生"意谓风为春之主气，主升发，风药气得春之温，其性上行，有如春气之升，有利于人体诸气升发，并详论了防风、升麻、柴胡、葛根、白芷、川芎、羌活、独活等风药，这些药物均为味之薄者，为阴中之阳，因"味薄则通"，故易升。东垣在《脾胃论》指出"以诸风药升发阳气，以滋肝胆之用，是令阳气生"。其用药可说得张元素启发良多。

以上就"和"字两解的互补意义在于：心理之胆偏"神"之"取决"，胆正则神安，神安则魂魄定，意志坚，气和脏调，如病则治以壮、定并举；生机之胆偏"气"之"取决"，"春气生则万化安。"于人体就是胆气生则万化安。若病则治以生、升为调。

"神"与"气"，本就气能生神，神能御气的关系，两者相互为用，相互影响，密不可分，两种见解，自可并行不悖，互为补充，相为奥援。临床当视具体情境，择宜而调，或综合而治。

医家们在"取决"两个字上还有其他发挥，在此不一一详论，窃以为，理论有时就是在争论中逐渐丰满，互为补充，不断发展的，中医是一门实用科学，不论是正解、别解，只要对临床有启发，就有探究意义。

　　肝与胆相表里的关系主要体现在经脉相互络属及疏泄相关、虑决相成的功能配合上。

　　4. 肝的外应

　　肝与春气、晨气、少阳之气、生气、风气、青色、酸味、东方相通应。

　　木有生、升之意。日出东方，有升发之意，故属木；朝阳为一日之少阳，春天则为一年之少阳；少阳生、升，也类木；春天万物生长、生发，故春天属木，五化中的"生"也属木；春天多风，东方沿海地区也多风，和风煦物，生机勃勃，故风属木；草木本植物颜色多青，青色生意盎然，故青色属木，而植物的叶、根其味多酸涩，故酸味属木。

　　据此，五脏之肝、五季之春、一天之晨、四象之少阳、五化之生、五气之风、五色之青、五味之酸、五方之东，或以四象为凭，或以五行为据，四象与五行又相通，在太极图均居于左（东）而属同格局、象类的内容。象类则比，因此可以互相通应，本质是"同气相求"。东垣荷叶之论，象象互通，象象相应，出神入化，可为楷模。

　　前述肝胆内容，或借春天、朝阳、东方喻事，或以风气、生气、升气说理。象同则理同、象近则理近。

　　譬如春季为一年之始，阳气始生，气候温暖多风，自然界生机勃发，万物以荣。天人相应，则与人体肝疏泄，性生升，喜条达而恶抑郁，阴中之少阳属性相通应。《素问·诊要经终论》曰："正月二月，天气始方，地气始发，人气在肝。"因此春季养生，在精神、饮食、运动、起居等方面，均须顺应春气与肝气相和应的生发、畅达之性。夜卧早起，保持心情舒畅，力戒郁怒，广步闲庭，松缓衣带，舒展形体，以助阳气的生发与布达。

　　春天肝气畅达，肝郁者易缓，但亦见部分肝郁较重者，肝气欲振而乏力，欲升不得升，其郁反增；春气助肝气升发，则肝火偏旺、肝阳偏亢者在春季易于发病，而见眩晕头胀，烦躁易怒，中风昏厥；春天肝气旺，木盛易乘土，则脾胃本弱者易病，因此食味宜辛甘，因辛可疏肝，甘可助脾。

以上春天与肝的关系推论，置于一天之晨也同样成立。这就是医之有道的好处了，道同则理同，"五藏之象，可以类推"。万物之象，当然更可类推了。

后天八卦顺序中"帝出乎震，齐乎巽"论说完毕，该"相见乎离"了。离属火，代表心系统，见图20。

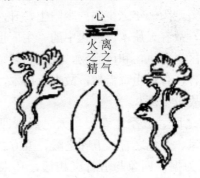

心
离之气
火之精

图20　黄庭内景·心

（三）离火太阳心系象

心象基调：心五行属火，于时配夏天与正午，为阳中之太阳，参图21；后天八卦配离卦☲，离之本意为火，方位应南，见图22。

而先天八卦的南方为乾卦☰，乾的本意为天，可作其阴阳特性的背景参考。

图21是以天地为参的动态太极图，以顺时针旋转为正，图中间的横线代表地平线，太阳为日到中天，故悬于顶上，纯白无黑，代表阳气最旺，正应太阳☰两爻均阳的纯阳之象。

图22是从图9后天八卦图裁下的心配卦部分，其内的太极图中阴阳代表心系统的阴阳量。

两图一动一静，互补互参。

1. 主要生理功能
心的主要功能是主血脉、藏神。

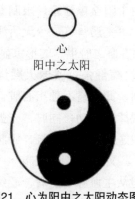

心
阳中之太阳

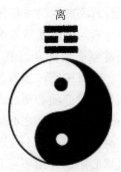

离

图21　心为阳中之太阳动态图　　图22　心配八卦图

（1）心主血脉

心主血脉是指心气推动血液在脉中运行，流注全身，发挥营养和滋润作用。心和脉直接相连，互相沟通，血液在心和脉中不停地流动，周而复始，循环往复。心、血、脉三者相互联属贯通，构成一个相对密闭的系统。正如《素问·五脏生成》所说："心之合脉也……诸血者皆属于心。"

心主血脉的功能源于解剖观察应无疑义。其形态和位置古代医家早有描述。《难经·四十二难》说："心重十二两，中有七孔三毛，盛精汁三合。"《类经图翼·经络》云："心居肺管之下，隔膜之上，附着脊之第五椎……心像尖圆，形如莲蕊……心外有赤黄裹脂，是为心包络。"

在心、血、脉三者中，心占主导地位，因心脏的搏动是血液运行的根本动力，起决定作用。《医学入门·脏腑》曰："人心动，则血行于诸经……是心主血也。"

然心之所以五行属火，即意味着结构之象与五行象、阴阳象，甚至卦象有一定的相通性。

五脏中唯心之形态像泵而中空，火燃烧时外明而内暗，有中空之象；离卦 ☲ 卦象中空，取象歌括为"离中虚"，其形像心；如果将离卦卦形拉长，成 ▇▇▇，则像血行脉中，血属阴，离中阴爻似流动之血，外围两个阳爻像脉管，限制着血液在脉中运行，不就像《灵枢·决气》"壅遏营气，令无所避，是谓脉"及《素问·脉要精微论》"脉者血之府也"的形象显示吗？

心脏泵血而搏动，有节奏地收缩舒张，就像火燃烧时的一鼓一翕，离卦中空，正有鼓翕空间，此鼓翕不独指心脏，也指血脉，因为脉管亦随心搏而产生有规律的搏动。同时，一鼓一翕亦即一阳一阴，此离外之心阳与离中之心阴协调共济，则脉管舒缩有度，血流顺畅，既不过速而妄行，又不过迟而瘀滞。

虽然心阴的作用不可忽略，但从主血脉功能看，心终究以阳气为用占优，心搏以阳气为动力，血在脉中运行，亦主要靠阳气推动，心为阳中之太阳，属火，正是阳气来源的保障。

可见，中医某脏的五行、阴阳归属确实有据，所据者，老生常谈了："象类则比。"

血液在脉中正常运行，必须具备三个条件，即：心的阳气充沛，血液充盈和脉道弹性通利。

其中，心的阳气充沛，才能维持心脏搏动正常的心力、心率和心律，推动血液在脉内正常运行，营养全身。这里，心之火性、太阳之性的主导作用亦因而突显。太阳之性不独见于四象，别忘了，南方心位在先天八卦是乾卦☰，先天八卦主论阴阳，这是心的先天阴阳背景，乾卦三个爻皆阳，阳气极盛，这不仅是应四象的太阳，而是应八卦的太阳了。且乾为天，其象"天行健，君子以自强不息"喻天体是运行不息的，君子当效法这种精神。想想看，心不真的像君子，像劳模吗？人体诸脏器中除了心，应该都有歇息之机。但看看心，若以每分钟平均心率75次算，一小时是60分钟，一天是24小时，一年是365天，一辈子以平均80岁算，则人之一生一刻不停的心跳次数就是上述数字的乘积，这是一个天文数字，当真是"天行健"与"自强不息"啊！

当然，血液的正常运行，亦有赖于血液本身的充盈和脉道的滑利通畅，则离中阴血不可缺，离外之阳须通达。

若上述三个条件满足，则呈心主血脉功能正常的生理象，可见面色红润，舌色淡红，脉象和缓有力而节律整齐。

若三个条件有缺，则呈病理象，所缺不同，则病象不一。

心气不足：则见面色淡白，乏力少气，心悸，心慌，胸闷，脉弱无力等；

心血亏少：则见面色苍白，头晕眼花，舌淡，心悸，脉细等；

心血瘀阻：则见面色青紫晦暗，心悸，心前区刺痛，舌暗，脉涩或结、代等。

心阳亏虚：因气属阳，但阳更强调温煦之功，则心阳亏虚在心气不足基础上又可见形寒肢冷，脉迟，更由于阳气不足，运血无力，寒性凝滞，血行易阻，又易见心血瘀阻之征。

上述病象还可叠加，如心气不足+心血亏少见证则为心气血两虚；心气不足+心血瘀阻见证则为心气虚兼心血瘀阻。

大家不妨一想，当我们想知道是否阳气充沛、血液充盈、脉道通利时，是不是一定要将人体剖开来看呢？从生理象完全可证这三个条件已满足，而从不同的病理象则可确认是哪一项条件，或哪几项条件缺失异常，这就是以外在的生理、病理现象反推内脏功能状态与结构情况的"司外揣内"法。张景岳说得好："象，形象也，脏居于内，形见于外，故曰藏象。"

心主血脉尚有一说，即"心生血"，此观点源于《素问·阴阳应象大论》，通常的解释是心阳对血的化赤作用，这应与古人从解剖初步观察到当血液上输到肺，并经肺吸清呼浊，吐故纳新后，贯注心脉变化而赤的现象有关，即所谓的"奉心化赤"。再联想到心五行属火，火色赤，则此赤色与心火（阳）相关。《血证论·阴阳水火气血论》说得到位："何以言火即化血哉？血色，火赤之色也。火者心之所主，化生血液，以濡周身。火为阳，而生血之阴。即赖阴血以养火，故火不上炎。"好一个唐容川，不但把"心生血"之理说清楚了，连带着把离卦中的阴爻的意义——"即赖阴血以养火，故火不上炎"也讲明白了。这又是一个结构与五行、阴阳象有机结合的功能。这个观念的临床应用是：当心血虚时，在通常补血的基础上，加上补心气或心阳的药物，如人参、桂枝加炙甘草等。炙甘草汤可视作这一观点的代表方。后因"脾胃为气血生化之源"、"精血互生"的观念影响日深，致使"心生血"的观念影响日淡，以致知者渐少。

又由于《素问·阴阳应象大论》原文在"心生血"后紧跟一句"血生脾"，因此，又衍生出心协助脾生血的观点。其理是火能生土，心之阳气温煦，助脾运化，生血化赤。周学海"前贤谓气能生血者……人身有一种气，其性情功力能鼓动人身之血，由一丝一缕化至十百千万，气之力止而后血之数亦止焉。常见人之少气者，及因病伤气者，面色络色必淡，未尝有失血之症也，以其气力已怯，不能鼓化血汁耳。此一种气，即荣气也，发源于心，取资于脾胃，故曰心生血，脾统血，非心脾之体能生血统血也，以其藏气之化力能如此也"（《读医随笔·气能生血血能藏气》）之论是这一观点的代表。治疗上多心脾并补，代表方为归脾汤。

此外，在心主血脉、行血的功能基础上，再将"心生血"与之联系，就有了"瘀血不去，新血不生"之论。唐容川在《血证论·吐血》中谓："旧血不去，则新血断然不生。"祛瘀血以生新血至今仍然是很有生命力的治法。常见的方有生化汤、大黄䗪虫丸等。

（2）心藏神

神是中国传统文化的一个大概念。外可指天地宇宙之规律，如"阴阳不测之谓神"（《周易·系辞上》）、"神也者，妙万物而为言者也"（《周易·说卦》）。在内则其义有三：一是指人体内一切生命活动的主宰；二是指精神意识，思维活动；三为人体生命活动的外在表现。

心藏神即是指心具有主宰人体五脏六腑及精神意识思维活动的作用。故《灵枢·邪客》说："心者，五藏六府之大主也，精神之所舍也。"而其功能正常与否，则通过生命活动的外在表现诸如目光、语言、表情、动作、形态、神色等来体现。心藏神又可称心主神明。

欲弄明白"心藏神"的内涵，则"心、脑孰主神明"及"心如何主神明"这两个问题是要说清楚的。

①心、脑孰主神明？中医为何以心藏神，而不是以脑藏神为主流之说？这是个近现代的论争热门话题，至今争论仍未平息，而要弄清这个问题，就有必要追溯到心藏神的理论起源。

任何观念的形成都有一个文化历史沿革，心藏神是从我国古代"心灵"观念脱胎而来。灵或灵性是无形的，当心与灵相合并称时，若谓完全指代解剖之心是不太说得通的。用"心"来代表人的精神意识、思维活动泛见于古代哲学、文学、艺术、文字以及习俗等方面。老子曰："不见可欲，使民心不乱。"（《道德经·第三章》）孔子曰："七十而从心所欲，不逾矩。"（《论语·为政》）庄子曰："至人之用心若镜，不将不迎，应而不藏，故能胜物而不伤。"（《庄子·应帝王》）方士庶言："山川草木，造化自然，此实境也。因心造境，以手运心，此虚境也。虚而为实，是在笔墨有无间。"（《天慵庵随笔》）

再来看看我们的文字，凡与精神、思维、情感有关的字，大多有个竖心旁或心字底。在汉语中以心来表达精神、情感、思维的话语也一直习惯沿用，如"心有灵犀"、"独具匠心"、"心驰神往"、"惊心动魄"、"心情舒畅"、"眼不见，心不烦"等。因此，作为思考所出处的命名，循古例而用"心"就成了一种惯性，但血肉之心也是自古知之，亦循古例。

所以，"心"这个符号在中华文化中一直就是双肩挑的，既可为心脏，又可是无形的人体主宰及思维发生处的代称。由于一直扮演着双重角色，日久就如庄周梦蝶般，不知我之为蝶，还是蝶之为我，产生了角色混融。

而"司外揣内"的研究方法又为这种角色混融提供了便利。首先，血肉之心主血脉，其所运营的血，为神明之心的功能活动提供物质基础。故《灵枢·营卫生会》曰："血者，神气也。"其次，神志、精神的一些改变，在外象上是心脑共见。如精神一紧张，心跳加快（血肉之心），脉率加快（心，在体合脉），面色改变（心，其华在面），出汗（心，在液为汗），中风心神不清可见舌謇语涩（心，开窍于舌）。"象类则比"，因此，将神明之心与血肉之心作一定的联系就很自然了。《灵枢·本神》就说："心藏脉，脉舍神。"由于这种相连，因此，一般言及心（神明与血肉）之位置，往往大而化之，多以血肉之心所处为参。

在这里，五行之象先来凑上一份热闹。前述血肉之心及血脉均具火象，神明之心亦如是。神是无形的，五行中只有火最不具形质，近似无形；神思是最活跃的，易动难静，停下几秒都难度很大，而火性又热烈飞扬。《血证论·脏腑病机论》就有"心者，君主之官，神明出焉，盖心为火脏，烛照事物，故司神明。神有名而无物，即心中之火气也"之说。以五行为构架的藏象体系，所有的功能都得归属五行，在这种前提下，神除了归火这一行外还能归到哪一行？这下好玩了，名字一样，五行归属也一样，关系太暧昧了，这时"心"的符号面貌就更模糊了。

卦象也不甘寂寞，有热闹大家一起来凑。《医碥·五脏配五行八卦说》云："阳气上升至心而盛，阳盛则为火，故心属火。于卦为离。离，南方之卦也。圣人向明而治，心居肺下，乾卦之九五也，实为君主，神明出焉。"这里所谓的"圣人向明而治"，是因离卦居南方，南方属火，火性明亮，心主神明，为君主之官，君主要心明眼亮，英明神武，方能谓之明君。"向明而治"就是"面南而治"，所以自古以来帝王的坐向都是坐北向南，以喻意自己是明君，能明察秋毫，对天下变化了如指掌，一切都在把握之中。"心居肺下，乾卦之九五也"是以乾卦☰之六爻说事。肺在五脏中位置最高，对应的是乾卦的上九爻，心居肺下（这里，神明之心寄位于血肉之心），则对应其下的第五爻，五爻是阳爻，阳爻以"九"代称，则乾卦的第五爻全称为"九五"，国人都知道，"九五之尊"这个词只有君主可以用。则离卦，通过另一个角度再次代表"君主之官"——神明之心了。郑钦安《医理真传·卷一》亦云："离为火，属阳，气也，而真阴寄焉……一点真阴，藏于二阳之中，居于正南之位，有人君之象，为十二官之尊，万神之宰，人身之主也。故曰：'心藏神'。"其实要证明心是君主，在卦上还有一个更简单直接的方法，别忘了还有一个先天八卦，先天八卦的南方为乾卦☰，为心的先天阴阳背景，乾的本意为天，天演化万物，统御万物，人君御群臣而统万民，其象与天同，故乾又可代表君主。连卦象也投了赞成票，至此，两"心"的心心相印已近水到渠成。

按小说情节，通常好事将近，总会有人跳出来棒打鸳鸯。中医发展不是小说，但情节竟然相近。血肉之心与神明之心的关系毕竟只是联邦或邦联，还不是真正的合二为一，故其内部关系还是要厘清一下为好。

明代李梴是第一个将两者关系清晰化的，其在《医学入门·脏腑》中说："心者，一身之主，君主之官。有血肉之心，形如未开的莲花，居肺下肝上是也。有神明之心，神者，气血所化，生之本也。万物由之盛长，不著色象，谓有何有？谓无复存，主宰万事万物，虚灵不昧者是也。"这里，他所说的"血肉之心"是指解剖学上的心脏，"神明之心"是指主宰人体五脏六腑及精神意识思维活动之君主，不著色象，为（精）气血所化。

神既无形，为精气血所化所养，而血肉之心主血脉，营运气血，则《黄帝内经》"心藏脉，脉舍神"之意即为心与脉为神之居，其中气血为神提供生化及功能活动的物质基础就得以顺理而解。且神以脉为舍，脉通行全身，气血随之内而脏腑，外而四肢百骸无处不达，则神亦无处不应、无处不统，而为一身之主宰就顺理成章了。故《灵枢·平人绝谷》说："血脉和利，精神乃居。"反过来，神既有主宰人体五脏六腑的功能，当然也包括主宰调控"血肉之心"的功能，这就是心主血脉与心藏神的关系所在。

但能不能据此认为，在李梴之前古人一直不知主神明之"心"并非"血肉之心"，或将脑功能糊里糊涂地当作血肉之心的功能呢？不能！就好像笔者现在对大家说我们平时所说的"用心想，用心思考"的那个"心"不是"血肉之心"，而是脑的代称。听者肯定觉得这是废话，谁不知此"心"非彼"心"，习称而已，还用你来多嘴。在古代，形式逻辑并不发达，很多事情，心中明白，但形式上并不一定非要把它疏理得一清二楚。李梴可能是中医界第一个觉悟到"名正才能言顺"，有些事情还是说清楚为好的人。

这又带出另一个问题，古人是否不知道结构脑的功能？应该说，大体是知道的，但没有现在透彻。

这里不以《素问·脉要精微论》中"头者，精明之府，头倾视深，精神将夺矣"为铁证，因为对这句话的解释存有歧见：有认为"精明"指的是精气神明，且后带"精神"两字，则脑主神明，古已知之，但也有人认为"精明"两字指的是眼睛，则此句的意思就变为"头是眼睛所处之处"而已。因此，此句仅可为软证，未能算硬证。

如果暂时撇开有争议的"头者，精明之府"不论。东汉张仲景《金匮玉函经·证治总则上》（注：《伤寒论》的古传本，同体而异名）说："头者，身之元首，人神所注。"隋代杨上善《太素·厥头痛》曰："头为心神所聚。"唐代孙思邈《千金方·灸法门》说："头者，人神所注，气血精明三百六十五络皆上归头。头者，诸阳之会也。"均以"头"作脑的代称，并将脑与神联，则脑与神的关系问题古医家大致清楚应可确定，而"头为心神所聚"一句尤有意义，因为它从逻辑上明确了"心神"之"心"不是"血肉之心"。明代李时珍在《本草纲目》中提出的"脑为元神之府"是医家第一个将与神相连者不以"头"称，而以"脑"谓者。"头"与"脑"同义词互换而已。因此，绝不能说李时珍是中医学中第一个明确脑与神的关系者。

况且医家之外，尚有百家。西汉《春秋纬元命苞》中有"脑之为言在也，人精在脑"及"头者，神之居"之说，明确将"神"与"脑"联系在一起。东汉许慎的《说文解字》对"思"

字之解为："容也。从心囟声。凡思之属皆从思。"见图23。段玉裁注："思，从囟从心。自囟至心，如思相贯不绝。"（《说文解字注》）这里的"囟"应指脑吧？"心囟"并称，岂非心脑相通而成思？道家在魏晋时期就有了"泥丸"、"泥丸宫"的概念。"泥丸"时指脑神、时指脑，"泥丸宫"则指脑。泥丸

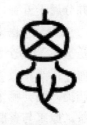

图23　思（小篆）

或泥丸宫的功能是主神、藏神。《黄庭内景经·至道章》说："脑神精根字泥丸……泥丸百节皆有神。"宋代张君房的《云笈七签·元气论》说得直接："脑实则神全，神全则气全，气全则形全，形全则百节调于内，八邪消于外。"道家著作中提到泥丸—脑—神关系的不在少数，不仅认识到脑是神汇聚之处，且气血、经络皆上奉于脑；脑中之神能通过七窍的感受来认知事物，并可进一步进行思考、分析。

　　百家之见，医家不可能不知，尤其是医与道相通之处甚多，李时珍的"元神"一说即源于道家。据此可知，医家实明脑与神的关系。但中医为何仍以"心"这个符号代脑呢？笔者认为，一是因于文化习惯，既然大家都心中有数，"用心想，用心思考"的"心"是神明之心而非血肉之心，习惯沿用并没有出现理解上的偏差，就像现代专门研究精神思维意识活动的学科，称之为"心理学"，没叫"脑理学"也不会造成理解上的偏差一样。二是基于生理病理之象，神变之象多与心系有关，而"以象测脏"始终是中医藏象构象的主要方法。三是心、肝、脾、肺、肾五脏或五个符号已占据了五行，成为五行的代言人，若再有一个比五脏更重要的脑，却没有第六可容，藏象架构必乱，既然五行火象可以沟通神明之心与血肉之心，何不借壳上市，心脑同用一个符号？就像藏象构建到五脏系统与五行相配时，放弃了重结构的古文经学之配不用，而用重功能、重象的今文经学之配一样，更说明了中医藏象的取向，着重以功能、以象为凭。

　　简而言之，中医藏象学说将脑的功能与"心"之符号相系，

并分属于五脏，故其作为独立的奇恒之腑就未作过多的探究了。

如今中医若据解剖还神于脑，则未见其利先见其弊。首先是五行架构全乱，五之外，多一个脑系统，是为六，则生克乘侮，母子相及等通通不用谈；而天人合一，五脏与自然应象也无法提，脑与哪个时空相应？这个问题就能难死华佗、扁鹊、张仲景。原来与各脏相配且经临床验证行之有效的形、窍、志、液、华等大部分都得还之于脑，临床经验须重新摸索印证，这要花多少人力物力与时间？这还不是最麻烦的，更麻烦的是观念问题，此例一开，纷相效仿，中医所有不以解剖为主要依据的内容通通要改为以解剖为凭，则五脏重整、三焦去掉、经络取消……就势成必然。既然还神于脑，照此思路，则现代医学的神经系统是要加上去的，要不，如何体现解剖脑的完整功能呢？说到完整，则内分泌系统恐怕也是必不可少的，而免疫系统、血液循环系统等也应提到议事日程上吧？这样，以象为据的中医框架不轰然倒塌就是怪事了。然后会很"科学"地重整出一个什么样的"新"中医呢？这回不用脑也可以想得出来，以人体为材料，以结构为模型，永远只能得出一个结果，就是整出一个跟在西医后面亦步亦趋，却永远达不到当时西医水平的山寨西医。这是我们要的"新"中医吗？

既然研究精神思维意识活动的学科，称为"心理学"，没称"脑理学"；由心理原因导致的躯体和精神症状称为心因性疾病，没称为脑因性疾病也没人提出质疑，没有在其是否科学上大做文章，更没因此而引起临床操作的困难与混乱，为什么独对同样道理的"心主神明"之说大加挞伐呢？这不是双重判断标准吗？临床上中医也不会碰到一个精神心理有问题的病人却把主攻方向放在血肉之心而置脑（神明之心）不理吧？术科更不会病在脑，而开刀在心吧？心中明白，临床自然可以不乱。

况且心、脑孰主神明之争的焦点是建立在中医一直是以"血肉之心"来主神明这个逻辑前提上的，但中医一直是以"血肉之心"来主神明的吗？前已论证，"神明之心"的主流表达有二：

其一，精气血所化，精气血所养，无形的灵明之神，或称灵明神气；其二，脑，即以符号之"心"代脑。这两种内涵不管是哪一种，都不应理解为"血肉之心"。当然，中医发展史那么漫长，不能完全排除有些医家在形式逻辑不发达的古代，在行文时并不在乎两心是否有分，或真把彼"心"当此"心"，而将两心混融了，但终难说是主流之见。

以非主流观点当作争论的焦点，是否属伪命题？

"心理学"可以不换成"脑理学"，同理"心主神明"当然也可以不改作"脑主神明"。除非能提出充分的证据，此改利大于弊。当然还须以先解决好上面提出的各种问题而不产生副作用为前提。

清代注重解剖的医家王清任在《医林改错·脑髓说》就感慨道："灵机记性，不在心在脑一段，本不当说，纵然能说，必不能行。"可谓深明此理。"象"始终是中医的主流，舍此则特色全无，只能沦为山寨。某版《中医基础理论》将"藏象"章名改为"脏腑"，即受到医界口诛笔伐，原因就在于此。

②心如何主神明？自李时珍"脑为元神之府"之说始，医家常借道家元神与识神观念对人体之神进行分类解释，大有简约之功。

甲、元神之功：元神为先天之神，与生俱来，是生命活动自存的内在机制及规律，不以人的意志为转移，是主宰人体生命活动之神，是神的高级层次。《玉清金笥青华秘文金宝内炼·丹诀》中指出："元神者，乃先天以来一点灵光也。"

心主宰五脏系统乃至全身的功能活动实际就是元神的作用。人体的五脏六腑，四肢百骸，五官九窍，各具不同功能，但它们都在元神的主宰和调节下，分工合作，彼此协调，共同完成整体生命活动，《素问·灵兰秘典论》所言的"心者，君主之官也，神明出焉"实可看作后世元神之谓。

关于心（元神）是如何主宰五脏六腑乃至全身功能活动，包括教材在内的大多数中医书籍多语焉不详，给人的感觉是只有结论，没有原理，但中医是讲理的，以下试释之。

张锡纯将元神的调节特点概括为："无思无虑，自然虚灵。"（《医学衷中参西录·人身神明诠》）元神之性类水，水性清净，它是在无思无虑，自然虚灵状态下主宰和调节人体生命活动。譬如体内、体外影响体温与血压的因素均至少有几十种，但我们不需要对任何部位或系统有意识地发出调节体温与血压的指令，正常人体就会自然而然地协调这多种因素，使我们的体温与血压保持在相当稳定的正常状态，这就是元神的自然而然调节作用。

往细里说，元神的具体功用可分为三大类。

其一，主宰和调节生理活动：元神主宰人体活动之理要从精、气、神学说谈起。元之本意为元始、本原。《灵枢·本神》说："生之来谓之精，两精相搏谓之神。"即言从父母媾精的那一刻起，人的"元始"之"神"就出现了，即神由精气所生，元精化元气、元气化元神。清代石芾南《医原·内伤大要论》所说的"精也，气也，人身之一阴一阳也；神者，又贯乎阴阳之中，相为交纽者也"对精、气、神的关系作了进一步的说明，即精与气，一阴一阳，两者互根互用，有形与无形相互化生，神植根于精气，故而精充则气足，气足则神旺。而这生命的本原之神又可反过来调控精气，尤其是调控散则为气、聚则成形，可交流潜通于有形无形间的气，更以气为中介，进而协调一身之生理与心理机能，主宰人一生的生命活动。由是人的生、长、壮、老及生命活动在元神"无思无虑，自然虚灵"的本源状态下通过统御精气，而起到主宰协调五脏六腑、四肢百骸、皮毛孔窍的一切生理活动作用，几如固有的生物程序运作。

具体而言，元神下统五脏之精气，进而调控五脏功能就有了五脏的自主运动：元神下统心之精气，心才能有自主节律而不受后天人为的意志支配；元神下统肺之精气，肺才能有自主呼吸，进而主一身之气，宣发肃降，通调水道；元神下统肝之精气，肝才能自主疏泄，调畅气机，调畅情志；元神下统脾之精气，脾才能自主运化，升清，统血；元神下统肾之精气，肾才能自主纳气、藏精及主体内津液的输布与排泄。在五脏系统各行其职的基础上，更使彼此协调配合，而使生命活动正常有序。

其二，主宰调控五脏神：元神，是与生俱来的神，因此，元神之"元"亦可理解为"源"，元神，是人身诸神之源，有此神才有五脏所藏之神。《春秋繁露·重政》曰："故元者为万物之本。"五脏所藏之神是在元神形成之后，在人体的孕养、生长、发育过程中在元神支派下逐渐产生和成熟的。元神调控精气并合于五脏，五脏自主运动的功能正常，才能"心藏脉，脉舍神"、"肺藏气，气舍魄"、"肝藏血，血舍魂"、"脾藏营，营舍意"、"肾藏精，精舍志"，五脏神由之而有所"舍"，而五脏神产生后皆在元神统领下各司其职。

在元神"自然虚灵"的统领调控下，心识神因之而能"任物"、"处物"，主精神意识思维活动；肝之"魂"因之而能守舍谋虑，疏泄、藏血得以建功；肺之"魄"因之而能主气，知痛痒冷热，并行宣发、肃降、通调水道、治理调节之权；脾之"意"因之而能思虑，意动神行，运化得之以转，脾气得之以升，游溢精气，内则洒陈于五脏六腑，外则润养于四肢百骸；肾之"志"因之而有记存，真元则得志而统，肾能封藏而出伎巧，有作强之功。张景岳在《类经·疾病类》中说："心为脏腑之主，而总统魂魄，并赅意志。"而《类经·藏象类》则进一步肯定了君主之官即元神，并阐述了其作用机制："心者君主之官，神明出焉。此即吾身之元神也。外如魂魄志意五神五志之类，孰匪元神所化而统乎一心？是以心正则万神俱正，心邪则万神俱邪，迨其变态，莫可名状。"

其三，感通天地：元神源自先天，包含着人类在进化过程中所获得的某些重要基本属性，如与宇宙规律的一致性、与自然环境的协调性等。元神统御人体精气，是气变化的调控本源，通过元神，人体之气可与化育天地万物之气相感相通，使机体适应内外环境的不断变化，从而具有适应环境、自我调和的能力。

因此，元神旺盛，精气得驭，则五脏六腑安和，所辖脏神及形体官窍功能就正常，此即"主明则下安"（《素问·灵兰秘典论》），亦《云笈七签·元气论》所言的"脑实则神全，神全则气全，气全则形全，形全则百节调于内，八邪消于外"之境。

若元神失常，精气失驭，则脏神失控、脏腑失调、功能失序。试以癫痫病为例观之：痫病大发作时可见突然昏倒，不省人事，此痰迷神窍，元神被蒙，主宰失职，可进一步致他脏见证：其中牙关紧闭，四肢抽搐为肝系功能失常，因肝主筋，司运动，此运动失灵之征；口中如作猪羊叫为肺系功能失常，因肺主声音，此发音异常不能自控；口吐涎沫为脾系功能失常，因脾在液为涎，此涎沫失控；二便失禁，此肾系功能失常，因肾司二便。正是"心动则五藏六府皆摇"（《灵枢·口问》）、"主不明则十二官危"（《素问·灵兰秘典论》）的典型表现。

乙、识神之用：识神之"识"是认识、识见、知识之谓。与后天所受教育及社会经验有关，其为后天之神。识神借助于元神之灵知以为用，有思有虑，为后天对客观事物有所知、有所识，表现为由"任物"到"处物"的意识思维感应认知过程，是以自我意识为主体的思虑神，即教科书常说的主精神意识思维活动之神。

张锡纯将其特点概括为"有思有虑，灵而不虚。"（《医学衷中参西录·人身神明诠》）其性类火，火性飞扬，故识神易动难静、难收、难制。由于识神以自我意识为主体，七情六欲生于兹，故其用常以耗损体内物质为代价。

心藏神的功能，除表现在元神之功外，亦表现为识神的作用。而识神之用有二：

其一，主精神意识思维活动。或问：心是如何进行意识思维活动的？在此将《灵枢·本神》之论逐句浅释以明其过程，参图24。

"所以任物者谓之心"：这句是对心识神整体作用的简括，即心是通过感官接受外界信息，从而作出思考、判断、反应之处。

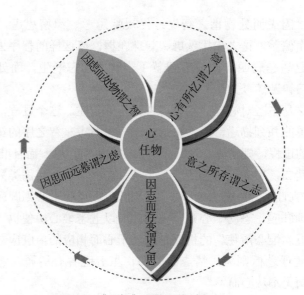

图24 《灵枢》所述思维过程

"心有所忆谓之意"："意"是心神对"感乃谓之象"的意念反映，形成初步意象。此"一念之生，心有所向而未定者，曰意"（《类经·藏象类》）。此一念之生可保留下来形成可忆的印象，从而成为心思维活动过程的起步。

"意之所存谓之志"：心神把反复接受的"象"信息或由"意"所得的初成意象，通过实践检验不断修正，使接近客观真实，并作出保留记贮，此"意已决而卓有所立者，曰志"（《类经·藏象类》），可为进一步的思考提供素材。

"因志而存变谓之思"：心神对贮存的材料进行反复综合处理，思维加工，形成概括性认知，或通过抽象概括，形成概念。此"意志虽定，而复有反复计度者，曰思"（《类经·藏象类》）。

"因思而远慕谓之虑"：心神利用已形成的概括性认知或概念，有目的地对客观事物的发展态势进行推理，此"深思远慕，必生忧疑，故曰虑"（《类经·藏象类》）。这是在"思"基础上作出的逻辑延伸判断。

"因虑而处物谓之智"：经反复思考、缜密思虑，确保行事不出偏差，谓之深思熟虑、智珠在握，以这样的程序去理事处物，已超越聪明，而成为智慧了。此"疑虑既生，而处得其善者，曰智"（《类经·藏象类》）。

这是中医对心理活动、思考过程的表述，这个过程，不应看作简单的并列描述，而是按意→志→思→虑→智之序的符合思考逻辑的过程，则这段心理、思考描述，不但详尽，而且准确。

其二，主人的情志活动。张景岳在《类经·疾病类》中说："心为脏腑之主……故忧动于心则肺应，思动于心则脾应，怒动于心则肝应，恐动于心则肾应，此所以五志惟心所使也。"指出了"五志惟心所使"的机制是志动于心而相应的内脏应之，而相应的病理之枢则为"情志之所伤，虽五脏各有所属，然求其所由，则无不从心而发"。

因此，心主识神功能正常，则精神振奋，神识清晰，五志不过，反应迅捷，思维敏锐、有逻辑。反之，心主识神的功能异常，既可出现心烦失眠，多梦，甚至谵狂等神志兴奋病象，也可出现神疲，嗜睡，反应迟钝，恍惚，健忘，思维逻辑混乱，甚至昏睡，昏迷等神志抑制病象。而心神是兴奋还是抑制端视病机而定。如心火旺、心阴虚，阳热扰心，则表现为兴奋；心阳虚、心气虚，心神失去鼓动振奋，则表现为抑制；而心血虚则较为复杂，血属阴，阴血不足，则易生内热，热扰心神，则晚间易表现为心烦失眠，多梦之兴奋象，但白天人站立起来，由于血不上养于心（脑），则又易见恍惚，健忘，反应迟钝等抑制象。

丙、元神与识神的关系：元神与识神，虽功用各具，但都以"神"为名，则两者的功能必有协调。至于两者是如何协调的，得先从与心相配的离卦☲说起。既然元神属水而识神属火，则属火的离卦☲是否只能说明识神，而不能说明元神？其实不然。卦由爻组成，爻本身就有其独立性，卦可以整体看，也可以拆开来看。离卦整体属火确实代表识神更合适。但拆开看则有两说，其外的阳爻代表火，为识神；其内的阴爻代表水，古称离☲中之坎☵，为元神。此即卦中含卦，因阴阳可互藏，则卦亦可互藏，《素问·阴阳应象大论》谓："水火者，阴阳之征兆也。"故卦之互藏、互见又以代表水火的坎离两卦最为常见。

离卦☲本象是符合两者关系的。元神"无思无虑，自然虚灵"，不显山不露水地发挥自然调节人体生命活动的作用，并借其灵知给识神以为用，主要表现为神之"清"，为识神的内在根基，有内涵而低调，故深藏于内，为离中之阴。识神则"有思有虑，灵而不虚"，其精神意识思维活动主要表现为神之"明"，且其易动难静、难收、难制，七情六欲生于兹，故显于外，为离外之阳。但别忘了，离卦☲的卦主是当中之阴爻，元神虽隐，因其主宰全身，故其用更重。《医理真传》谓："离为火，属阳，气也，而真阴寄焉……在人为心，一点真阴，藏于二阳之中，居于正南之位，有人君之象，为十二官之尊，万神之宰，人身之主也。故曰：'心藏神'。"

元神内涵颇类西方心理学家荣格所言的"集体无意识"。若以形象比喻，人的整个精神活动就像一座海岛，意识仅是露出水面的一小部分。个人无意识则是隐藏于水下的绝大部分，然而个人无意识后面还有更深层的东西，即如"深海下的海床"的"集体无意识"。集体无意识的内容如元神般原始，包括本能和原型。大抵为人类在进化过程中代代相传的无数经验在其族类成员心灵深处的积淀，是人心理结构中最本质的部分。集体无意识与精神活动显意识的关系大抵就类似于东方的元神与识神关系。

心为君主之官，国人心目中理想的明君是双重标准合一的。其一是作为儒家之君，这是"治国、平天下"的有为之君，其象应火；其二是作为"治大国如烹小鲜"，游刃有余，无为而治的道家之君，其象应水。此即内圣外王之道。内圣即潜心于道德人格的自我修养，完善自己，达到内在圣人境界；外王则是将自我内在的人格美德与力量外化于社会价值创造的抱负之中。简而言之就是内有圣人之德，外施王者之政，为人格理想及政治理想两者的有机结合。内圣外王者，内阴外阳，离卦☲象之，君主效之。孙思邈在《备急千金要方·心藏脉论》云："心主神。神者，五脏专精之本也。为帝王监领四方，夏旺七十二日，位在南方，离宫火也。"

药物以离卦或离中含坎为说者时亦有见，如朱砂，《本草纲目》谓："丹砂生于炎方，禀离火之气而成，体阳而性阴，故外显丹色而内含真汞。其气不热而寒，离中有阴也。"《本草乘雅半偈》云："惟丹砂色味性情，靡不吻合。色赤，离也；气寒，坎；伏汞，水也。"《本草备要》说："重，镇心，定惊泻热。体阳性阴（内含阴汞）。味甘而凉，色赤属火（性反凉者，离中虚有阴也）。"

值得注意的是，由于识神属火，其性易动难静，与元神属水，本性清净相反，因此，当识神过用就会干扰元神对生命活动的主宰和调节作用，而造成各种功能的失调。两者的关系或如日月，识神火性，如日；元神水性，如月。自然界是日显则月隐，月显则日隐，元神、识神亦如是。知识分子身体好的不多，且聪明程度多与身体健康成反比，为什么？识神过用，日显则月隐！聪明反被聪明误了！

如果留心，我们也许会注意到，一些小灾小病，有时不需吃药，睡一觉就好了。为什么呢？因为睡觉除了让身体得到休息外，这一时段基本是元神主事，其自我修复功能优于识神主事的白天。临证者一般都有经验，小儿的病如果辨证论治正确的话一般痊愈快于成人。为什么？一般谓："脏气清灵，随拨随应。"此解虽有理，但未及根本，脏气为何清灵？其根本是神清则气清，小儿所受教育不多，社会经验亦不丰富，识神未全启，仍以元神主事为常，一般而言，其自我调控复常能力较强。顺此理而推就很容易明白，元神在养生学上具有重要意义，养神的重心不是养识神，而是养元神。

如何养？"恬惔虚无，真气从之，精神内守，病安从来？"（《素问·上古天真论》）很熟悉的一段条文吧？恬惔虚无，精神内守的状态本质上就是元神主事状态。传统的养生方法到了较高阶段，都以入静、养神为主。老子有"致虚极，守静笃"，庄子有"坐忘"，孔子有"心斋"，道家有"炼神还虚"、"炼虚合道"，佛家有"禅定"。这些虽不一定以元神为说，但实质都是在调心与松静中排除识神杂念的干扰，日隐则月显，元神（真意）由是主事，从而发挥其对人体身心的自主调控作用。即使是动态的太极拳、八段锦也要求凝神定志。《太平经》养生歌诀云："子欲养老，守一最寿。"《摄生三要·存神》谓："聚精在于养气，养气在于存神。"元神于养生之用，由是可观。

或问：睡觉不是元神主事吗？为何还要入静？皆因睡觉还会做梦，还有识神的残留，而入静则可以以一念代万念，甚至可以一念不起，此时元神完全主事，人处在最放松、最自然，最协调状态，其自我调节能力就最佳。这种放之又放、松之又松、虚之又虚、静之又静、空之又空的状态我们体会过吗？如果没有，何妨现在就放下书本仿《庄子·在宥》所言一试，此篇借广成子之言云："至道之精，窈窈冥冥，至道之极，昏昏默默，无视无听，抱神以静，形将自正。必静必清，无劳汝形，无摇汝精，乃可以长生，目无所见，耳无所闻，心无所知，汝神将守形，形乃长生。"如嫌此段过深，可再看以下一段："无受想行识，无眼耳口鼻舌身意，无色声香味触法，无眼界，乃至无意识界。"（《般若波罗密多心经》）这里暂不论其佛学义蕴，仅借以指导入静，最易使人明白。

当您由"恬"到"惔"，再由"虚"到"无"时，就达体"道"的境界了。因为天地无为，当人也完全无为时，则与天地之道合一，此时不知有天地，不知有我，这是真正的"天人合一"。元神无为，却在无为状态中最显自主调节的"无为而无所不为"之用而达"道"的至境。

所以"心者，五藏六府之大主也"、"心者，君主之官也"本质皆主言元神。一些中医书甚至教科书在论"心主神明"、"心藏神"时常以"心主神志"为代，此举不妥，因"神志"有一志字，志属识神，有复词偏义之嫌，同时亦见重识神、轻元神的倾向。试问：识神不管五脏六腑，如何能为"五藏六府之大主"而成"君主之官"？莫把冯京当马凉，错把识神当主角。

元神是人最本底的存在，含人类祖祖辈辈为适应自然、适应社会、调适自身的进化而遗下的精神印记，深广若海。那么，中医最本底、最内蕴、最原味的东西现今在学医者、为医者心中还存多少？大家可扪心自问。在现行的中医教育中又能反映几成？亦不妨一问。把中医当作一个纯粹的知识系来学习、操作，而轻忽其《易》、《道》、《象》、《数》、《时》、《和》等内涵，就如同得其形而失其神，或知其形而忘其神。能得中医之真吗？

宋代袁文《瓮牖闲评》曰："作画形易而神难，形者其形体也，神者其神采也。凡人之形体，学画者往往皆能，至于神采，自非胸中过人，有不能为者。"此段或可应景改为"为医形易而神难，形者其知识也，神者其内蕴也。凡医之知识，学医者往往皆能，至于内蕴，自非胸中过人，有不能为者。"《淮南子·原道训》又曰："以神为主者，形从而利；以形为制者，神从而害。"本书《寻回中医失落的元神》之名即缘于此感。

2. 心的生理特性

（1）心为阳脏

心五行属火，为阳中之太阳，太阳者，日正中天之谓也，配后天八卦离火，又具先天八卦之乾天背景。火热特重，故称阳脏，又称"火脏"。阳脏、火脏之喻均强调心以阳气为用。《医学实在易》称："盖人与天地相合，天有日，人亦有日，君父之阳，日也。"火性鼓动，心之阳气可推动心脏搏动，温通血脉；火性光明，心阳可使神明志醒；离日高悬，光照万物，更可暖水煦土，以使生机旺盛。

凡事一分为二，优点讲完了，就轮到了缺点：心既为火脏，就有阳易偏盛之弊，故其病理特性为"恶热"，就如人之体质，热底之人特别怕热，且易招热，此"同气相求"、"同类相招"故也。火脏，即具热质之脏，当然特别怕热而易招热了，故《素问·宣明五气篇》云："五藏所恶，心恶热。"看看外感六淫中的火、暑两邪的致病特性："火热易扰心神。""暑气通心。"而内生之火，不管是实火、虚火，肝火、肺热、胃火、大肠火、肾火均易扰心。心神被扰，轻者心烦，失眠，多梦，重者狂躁不安，或神昏谵语。故《素问·至真要大论》曰："诸热瞀瘛，皆属于火……诸禁鼓慄，如丧神守，皆属于火……诸燥狂越，皆属于火。"心火旺还常以疮疡为征，所以还有一条"诸痛痒疮，皆属于心"。

心既易热而恶热，则清心火是治之常法。古人常用的清心之品饶有趣味，即"以心清心"，凭"象类"为用。吴鞠通《温病条辨》的清宫汤可为代表。

吴鞠通自解谓："谓之清宫者，以膻中为心之宫城也。俱用心者，凡心有生生不已之意，心能入心，即以清秽浊之品，便补心中生生不已之生气，救性命于微芒也，火能令人昏，水能令人清，神昏谵语，水不足，火有余，又有秽浊也。且离以坎为体，玄参味苦属水，补离中之虚；犀角灵异味咸，辟秽解毒，所谓灵犀一点通，善通心气，色黑补水，亦属补离中之虚，故以两物为君；莲心甘苦咸，倒生根，由心走肾，能使心火下通于肾，又回环上升，能使肾水上潮于心，故为使；连翘象心，心能退心热，竹叶心锐而中空，能通窍清心，故以为佐；麦冬之所以用心者……一本横生，根颗连络，有十二枚者，有十四五枚者……此物性合人身自然之妙也……用麦冬以通续络脉……其妙处全在一心之用……此方独取其心，以散心中秽浊之结气，故以为臣。"句中"离以坎为体"即离卦以其中的阴爻为内藏之小坎卦为体，亦含离卦体阴用阳之意；"补离中之虚"，即补心阴。

（2）其性通明

其性通明，是指心脉以通畅为本，心神以清明为要。如果说肝阳以生、升为主，则心阳以释放为用，此阳气春生夏长之理。

这仍是离卦☲之象，心脉畅通，首需心阳释放的温煦、推动，心阴为之协。离火鼓翕，则心脏有节奏地舒缩搏动，脉管因之而律动。一舒一缩亦即一阳一阴，此离外心阳与离中心阴协调共济之果。

心阳释放，如日光明，则人精神振奋，神采奕奕，思维敏捷，主要表现为神之"明"；心阴之协，在于宁神，主要维持神之"清"。粤语常用"心水很清"来形容人的头脑清醒，大合此意。心阳、心阴作用协调，心神则既"清"也"明"，儒道之君合而为一，内圣外王见也。

（3）欲耎宜降

《素问·藏气法时论》云："心欲耎，急食咸以耎之，以咸补之。"张景岳注之曰："心火太过则为躁越，故急宜食咸以软之，盖咸从水化，能相济也。心欲耎，故以咸耎为补。"（《类经·五脏病气法时》张元素为之选药，咸以软之为芒硝，咸软为补则泽泻。笔者认为，芒硝咸软之力固强，但毕竟不属常用。玄参、牡蛎或更合心性，两药均咸而能软，玄参色黑属水可入肾、入阴、入血，功补肾水为主，吴鞠通还谓其可"补离中之虚"，则心阴亦补，味兼苦，可清血中之火，因心主血脉，若火盛，则血热多见。故此药不但"咸以耎之"，逢"心火太过则为躁越"亦可清之。牡蛎咸软之外，尚有他功，心火易升，牡蛎降之；心火易散，牡蛎敛之；心神躁越，牡蛎安之，均与心之性投。

心为阳脏、火脏，以神易躁为其征。现代社会，竞争环境，心神不安几成常态。养生上如何耎之？如何平衡？很简单，"恬惔虚无"，以清和之神入温温之气，以柔克刚，可得中和。

宜降者，不是言其本性降。火行炎上，是其本性，但心为火脏，火本易盛，若再炎上，则为心火亢盛之病态，因此才言其阳宜降。据阴阳交感原理，五脏位在上者，其性宜降，位在下者，其性宜升，如此才能阴阳相交，互济为用。离日虽高悬，阳光下照即为降，降则脾土得暖，生机可蕴；肾水得温，既济可成。

离火若降，则自身不病，此喜降也。然所喜者往往不易得，性本升之心阳又如何能降？这要到心肾相交，水火既济之处才易解说分明。正是"欲知后事，且听下回分解"。

3. 联属功能

心的联属功能为：在体合脉，其华在面，在窍为舌，在志为喜，在液为汗，与小肠相表里。

（1）在体合脉，其华在面

心在体合脉，是指全身的血脉统属于心，心与血脉系统源于解剖，自不待言。心与脉均中空，亦与离☲中虚之象吻合。

中医可以脉之象测心之态：如心气虚则脉弱，心血虚则脉细，心血瘀阻则脉涩等。又由于心为"五脏六腑之大主"，则五脏六腑之变，心之体—脉亦当有所反映，这是寸口脉三部九候可候一身的缘由之一。心藏神，则脉亦有神，其神以应指柔和有力、节律整齐为主要特点，正常人当见，若病中见此，为病情轻浅，预后良好。

其华在面，是指心系气血盛衰，神之状态，均可从面部的色泽表现出来。面居上部，后天八卦离居于上，先天八卦乾居于上，均合之。

"色泽"二字中，"色"指血色，心主血脉，面部的血脉极为丰富，全身血气皆上注于面，"有诸内，必形诸外"。故心的气血盛衰可以显现为于面部之色的变化。《灵枢·邪气藏府病形》说："十二经脉，三百六十五络，其血气皆上于面而走空窍。"心之气血旺盛，血脉充盈，面部则见黄红隐隐、明润含蓄；心气不足，见面色淡白；心血亏虚，则见面色无华；心脉痹阻，则见面色青紫；心火亢盛，则见面色红赤等。故《素问·五藏生成》说："心之合脉也，其荣色也。"

"泽"指润泽，面色润泽者谓之"得气"或"得神"，这是神气状态的反映。心主神明，"泽"可反映神气状态。

"气"与"色"相较，则气重于色。不论何色，只要光明润泽，则预后良好；反之，晦暗枯槁，则预后不良。望面之华，亦反映出中医"形而上者谓之道，形而下者谓之器"重神轻形的价值取向。

面为心之华只是整体而言，再细分，则左颊候肝、右颊候肺、额上候心、颌下候肾、鼻准候脾，见图25。这在《道之篇》五行互藏内容中已有讨论。

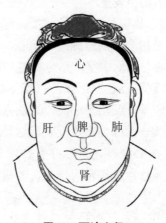

图25　面诊之候

（2）在志为喜

喜为心志，是指心的状态与喜志有关。喜，一般来说属于心神对外界信息的良性反应。

"人逢喜事精神爽"，本就是心气舒缓和达，神情愉快的表现，故《素问·举痛论》曰："喜则气缓。"神愉则血畅，可助心主血脉的功能，故《举痛论》再曰："喜则气和志达，营卫通利。"但凡事过犹不及，狂喜暴乐，则心气弛缓而涣散，而致精神浮荡，神不守舍，语无伦次，举止失常。此即"喜则气缓"的病理解，故又有"喜伤心"之说。《医碥·气》对其生理病理括之曰："喜则气缓，志气通畅和缓本无病。然过于喜则心神散荡不藏，为笑不休，为气不收，甚则为狂。"

喜之色为红，喜之为事，火红热闹，均属火象，又一意也。

（3）在窍为舌

心在窍为舌，是指观察舌的形态与功能变化可了解心主血脉及藏神功能，进而通过"君主之官"的状态，了解群臣的工作质量。

舌为心之窍，其据于下：

①心主血脉，舌体血管丰富，外无表皮覆盖，故舌色能灵敏地反映心的气血状态。

②舌与言语、声音有关。舌体运动及语言表达功能均赖心神统领。

③舌为心之感官，具有感受味觉的功能。心与舌体通过经脉相联系，《灵枢·经脉》说："手少阴之别……循经入于心中，系舌本。"心之气血通过经脉上荣于舌，使之发挥鉴别五味的作用。故《灵枢·脉度》说："心气通于舌，心和则舌能知五味矣。"

然舌为心之窍一直存有争议，对其议，古注家或现今医书多持下见：舌为口中的实体感觉器官，与耳、目、鼻、口等孔窍性器官不同，因此，不是真正的"孔窍"。由于心无实窍，故《素问·金匮真言论》曾言："南方赤色，入通于心，开窍于耳，藏精于心。"王冰在解释这一问题时说："舌为心之官，当言于舌。然，舌用非窍，故言耳也。""肾开窍于二阴，盖心寄窍于耳也。"《素问·解精微论》亦有："夫心者，五藏之专精也。目者，其窍也。"换言之，耳与目都曾是心之窍的备选者是因为心无实窍。

笔者认为，此解未必确，皆因其"窍"之解过分执著于"形窍"之见，而忽略了"神窍"之识。我们看看《灵枢·脉度》五窍功能及其机理之说："肺气通于鼻，肺和则鼻能知臭香矣；心气通于舌，心和则舌能知五味矣；肝气通于目，肝和则目能辨五色矣；脾气通于口，脾和则口能知五谷矣；肾气通于耳，肾和则耳能闻五音矣。"五窍的功能分别是"知臭香"、"知五味"、"辨五色"、"知五谷"、"闻五音"，则"窍"是机体感应外界信息的感官，与外界相通的窗口之本质明矣。孔是窍之形，感官、窗口才是窍之神。心的作用是"任物"，需要的是感官，而不一定是"孔"。舌是感官，以窍之神来判断，属窍无疑。

但是，为什么是舌而不是其他感官成为心之窍呢？我们可逐一排除：鼻经息道与肺通，口经食道与脾连，此为结构之通，无可争议，故从未进入心之窍的候选名单。其他舌、耳、目都曾是一时之选，皆因三者与内脏均不直接相连。心的作用是"任物"，耳、目两者是感应外界信息的主要感官，心借之为窍，免得君主耳目不明，也说得通。既存竞争，就需细辨，从感官角度，视觉客观，不需费心，故"夫心者，五藏之专精也。目者，其窍也"之说影响不大。但听觉是需用"心"听、用"心"辨的，所谓"弹虽在指声在意，听不以耳而以心。"（欧阳修《赠无为军李道士》）因此，"心寄窍于耳"之说有一定影响。但最需用"心"去辨的是味觉，当代对感官分辨力要求最高的职业是品酒师就很好地说明了这一点。有此意蕴，才有了"品味"之说，味是需要用"心"去慢品、细品才能分辨细微的，故此"品味"就成了一个人高素质、具丰神的注脚。据此，舌就成了心之窍的最有力竞争者。

但中医毕竟是实践医学，所有的猜想或臆度都须以临床诊疗之证实为准，肝开窍于目，肾开窍于耳个人认为主要是从临床反证而得。心开窍于舌虽不是全来自于临床反证，但反证的权重也应颇高，其证如下：

窍又称苗窍，故有"舌为心之苗"之称。"苗"者，苗头，征兆也。征兆者，象也，可以之为诊，据诊而治则可为验。

心所主的神，本含生命现象外在表现之神。舌之诊，也以神为统。凡舌质红活、鲜明、润泽，舌体运动灵敏自如，称荣舌，为舌有神，表明气血充盈，津液充足，神能驭舌，则正气未伤，虽病却轻，病属善候；凡舌质暗滞、枯涩，运动失灵，缺乏血色生气，称为枯舌，是舌失神，表明气血大亏，津液匮乏，精神衰败，病情危重，病属恶候。舌神所候正是生命的本质性表现。

狭义的心神失常可见舌强、语謇，甚或失语等症。开神窍之治可获效。

心主血脉，主要表现在舌的色、形、态、质之变，心血不足，则舌淡瘦薄；心火上炎，则舌红生疮；心血瘀阻，则舌质紫暗，或有瘀斑。据机而治可见功。

心为"五藏六府之大主"。五脏六腑之变，心之窍当有所反映，因此，五行互藏现象在心之窍再度出现：舌之体，舌尖候心肺、舌边候肝胆、舌根候肾、舌中候脾胃。见图26。所据是人体躯干在上为心肺、在边为肝胆、在下为肾、在中为脾胃。虽非全然太极图之印，但仍与之近。这也是中医学重视舌诊的依据之一。

虽然窍可称苗窍，但历来只有"舌为心之苗"之说，而没有"目为肝之苗"、"口为脾之苗"、"鼻为肺之苗"以及"耳及二阴为肾之苗"之称，为什么呢？就是因为木、火、土、金、水五行中只有火可与"苗"合称，谓之火苗。舌可称苗，则舌蕴火象，其意甚明。且看，火色红，舌色淡红，其色类；火性动，舌性也动，合纵连横，教化天下，挑拨是非，鼓噪起哄，滔滔不绝，口沫横飞，全是舌头在搬弄，此官太忙了，目的只有一个，传心之令，传令者，定是心腹之属。如此，它不属火，谁属？它不归心，谁归？

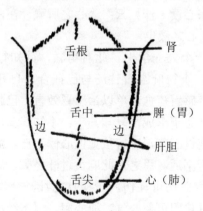

图26　舌上脏腑分布图

以上述理由为据，意象为参，诊疗为验，心之窍还能不是舌吗？至此，舌竟选成功。

此外，不知读者是否注意到，有两个现象在心系统特别常见，一是五行互藏之诊，计有面、舌、脉等部位，多于任何一个脏系。这符合"五藏六府之大主"的地位，诊断利用的就是见其君处境，则知其臣状态的人世基本判断法。二是生命活动外在表现的神之诊，仍是面之有神、舌之有神、脉之有神。道理不言而喻，心主神明，主宰生命活动，最能反映整体状态。

（4）在液为汗

汗液，是体内津液通过阳气的蒸腾气化，从皮肤汗孔（玄府）排出的液体。心之液为汗，一是由于汗为津液所化生，而津液与血液同出一源，故有"血汗同源"的说法；二是《素问·阴阳别论》说："阳加于阴谓之汗。"心为阳脏、火脏，能"加于阴"之阳正旺，离卦☲之象，正是外阳加于内阴，蒸之为汗；三是心主神明，精神情志之变亦可致汗，《素问·经脉别论》所说的"惊而夺精，汗出于心"即指人在紧张或受惊时出汗。

心在液为汗并不以各种汗出异常如自汗、盗汗、大汗等与心的关联性为主，皆因汗出异常可由心致，他脏亦可致，并非心所独致。当多以汗出过多，易耗心之气血，每见心悸怔忡等心系病象而定。《医宗必读·汗》云："心之所藏，在内者为血，在外者为汗。汗者，心之液也。"

笔者曾治一个大一学生。此君勇猛，欲知行合一，自患感冒，按图索骥，查得麻杏石甘汤与己证合，自开自服，辨证果对，服药一天，感冒痊愈，单以治感冒效言，已强于不少医师。可惜初学乍练，急于求成，只知其一，不知其二，其服麻杏石甘汤是一天之内连进三剂，感冒虽愈但心悸不已。症除心悸外，脉略虚而数，余无不适。思之，此麻黄过汗之弊，汗为心之液，过汗则心之阴阳气血均可耗伤，予桂甘龙牡汤合生脉饮。方中桂枝、炙甘草辛甘化阳可益心气，通心阳。《本经疏证》云："桂枝色赤，条理纵横，宛如经脉系络，色赤属心，纵横通脉络，故能利关节，温经通脉。"党参、麦冬、五味子补心之气阴。《本草新编》云："夫人参非止汗之药，何以能救麻黄之过汗？盖汗生于血，而血生于气也，汗出于外，而血消于内，非用人参以急固其气，则内无津液之以养心，少则烦躁，重则发狂矣。此时而欲用补血之药，则血不易生；此时而欲用止汗之药，则汗又难止。惟有人参补气，生气于无何有之乡，庶几气生血，而血生汗，可以救性命于垂绝，否则，汗出不已，阳亡而阴亦亡矣。"考虑学生经济不宽裕，且其体不甚虚，故以党参代人参。《温病条辨》云："麦冬之所以用心，一本横生，根颗连络，有十二枚者，有十四五枚……此物合人身自然之妙也，用麦冬以通续络脉。"生脉散之生脉之意或与此有关。龙骨、牡蛎定悸安神，合五味子敛汗和营。方开两剂，但翌日即见该生到笔者班上听课，问之，答曰：以一剂，翻渣再服，已无不适。

（5）心与小肠相表里

《素问·灵兰秘典论》说："小肠者，受盛之官，化物出焉。"其受盛、化物、泌别清浊及小肠主液之功源于解剖观察显而易见，这些功能无特别于他书处，故不赘述。

稍需提醒处有三：其一，中医理论习惯将其功能纳入脾胃升清降浊作用之内，其中受盛和别浊为胃的受纳和通降的延续，化物和泌清则是脾的运化升清的组成部分。因此这些功能失常，多归入脾胃治疗，临床少见以小肠定位命名的相关证名。

其二，小肠在吸收水谷精微的同时，也吸收了大量的水液，故又称"小肠主液"。其与泌别清浊功能结合之用，主要体现在临床"利小便以实大便"治法上，该法源自《伤寒杂病论》，后世多用于湿泄。《景岳全书·杂证谟》释之曰："泄泻之病，多见小水不利，水谷分则泻自止。"五苓散、六一散，以及《石室秘录》由车前子、白术两味组成的分水丹为常用方。

其三，临床以小肠定位命名的证名是小肠实热，因心与小肠相表里（见图27），心有实火，可下移于小肠，影响"小肠主液"及泌别清浊功能，引起尿少，尿赤，尿道灼痛等症；反之，小肠有热，亦可循经上炎于心，可见心烦，舌赤，甚至口舌生疮等症。治以导赤散加减。赤者，心之色，小肠之色，火之色。导赤，即导心与小肠之火，此以色象命方名。亦蕴脏有邪自腑导出，使邪有出路之意。

心与小肠相表里的关系主要体现在经脉相互络属及心气循经下及小肠，与小肠之气相合，则小肠能履行其受盛、化物和泌别清浊功能；小肠吸收的水谷精微，以滋血液化生之源，有助心血化生，从而使心有所主，神有所归的功能相互协调上。

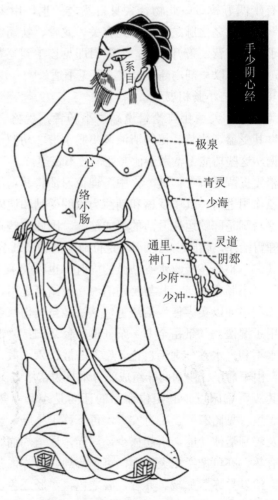

手少阴心经

系目

心

络小肠

极泉
青灵
少海
灵道
通里　阴郄
神门
少府
少冲

图27　手少阴心经络小肠

4. 心之外应

心与夏气、午气、太阳之气、长气、火气、赤色、苦味、南方相通应。

太阳即正午之阳，夏暑之阳；夏盛万物俱荣，故曰长；南方炎热，通于火气；火之色赤；火味本难尝，但火燃物则焦，焦味苦，故为火之味。

据此，五脏之心、五季之夏、一天之午、四象之太阳、五化之长、五气之暑、五色之赤、五味之苦、五方之南，在太极图均居于上（南）属同格局、象类的内容，象象可应。

前述心之功，多以太阳、火气、赤色喻理，象近则理近。

譬如夏暑阳盛，则人体阳气亦隆。心为阳中之太阳，为火脏，故心之阳气在夏季最旺盛。一般人在夏天也常易有烦躁之感，此暑热之气通心；心之阴虚或火旺者，逢夏多证加，此《素问·阴阳应象大论》所说的"阳胜则身热……能冬不能夏"。心阳虚衰患者，得夏阳之助，病情往往缓解。

夏季调养，当以自然为法："夏三月，此谓蕃秀。天地气交，万物华实，夜卧早起，无厌于日，使志勿怒，使华英成秀，使气得泄，若所爱在外，此夏气之应，养长之道也。"（《素

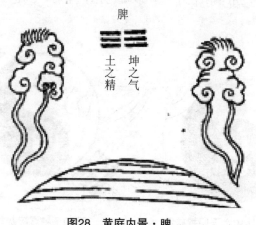

脾

坤之气
土之精

图28　黄庭内景·脾

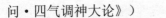

问·四气调神大论》）

以上夏天与心的关系推论，置于一天之午，五方之南也同样成立，这是同格局之应。

后天八卦顺序"相见乎离"之后，是"致役于坤"，坤为地，属土，代表脾系统，见图28。

（四）坤土至阴脾系象

脾象基调：脾五行属土，土之时有两种配法，一配长夏，二配辰、未、戌、丑月与时辰。脾为阴中之至阴，参图29；后天八卦脾配坤卦 （阴土），方位在西南；胃配艮卦 （阳土），方位在东北，坤之本意为地，艮之本意为山，五行均属土，参图30。此外，土之方位更多的是配中央（后天八卦图的中央方位有一约定俗成的坤卦隐而未显）。

先天八卦的西南为巽卦☴，巽的本意为风；东北为震卦☳，震的本意是雷。巽、震五行均属木，其中巽为阴木，震为阳木。可作其阴阳五行特性背景参考。

图29是以天地为参的太极图，图中央位置不足，仅能标一脾字示阴中之至阴位置。设大太极图不动，则中央的小太极图正以顺时针旋转，示至阴位于中，以旋为用，至者，到也。至阴者，

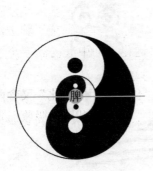

图29　脾为阴中之至阴枢转图

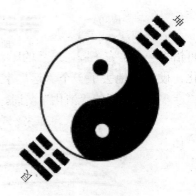

图30　脾胃配八卦图

从阳到阴，复可从阴出阳，以行阴阳枢转之功。

图30是从图9后天八卦图裁下的脾胃配卦部分，坤居西南，为从阳入阴位；艮居东北，是从阴出阳位，正与中央至阴之意相呼应。

两图可四象—八卦动静互补互参而看。

中医功能之脾位于中焦，腹腔上部，膈之下。解剖之脾则位于腹腔，膈膜下面，左季胁的深部。

中医文献对脾的形态描述有二，其一是"脾重二斤三两，扁广三寸，长五寸"（《难经·四十二难》）、"扁似马蹄"（《医学入门》），当指结构之脾。其二是"其色如马肝紫赤，其形如刀镰"（《医贯》）、"形如犬舌，状如鸡冠"（《医纲总枢》），当指胰脏而言。

从文献对脾的位置及形态描述看，藏象学说中的"脾"的解剖基础是现代解剖学中的脾和胰。但其生理病理内容之广泛又远非解剖之脾和胰所能涵盖，其意象性较他脏更为浓郁。

1. 主要生理功能

脾的主要生理功能是主运化、主统血、藏意。

（1）脾主运化

运，即转运，输送；化，即变化，消化吸收，化生气血之意。脾主运化是指脾具有把水谷化为精微并转输至全身的生理功能，包括运化水谷和运化水液两个方面。

这里须注意，"运化"是两个动词—"运"—"化"之并。可惜不少人学完了脾，最后的印象不是脾主运化，而成了脾主消化，硬生生地丢了一个"运"字，"运化"的中医内涵完全被"活剥"成西医的"消化"名词。

"运化"的功能从何而来？先看"化"字，此"化"又含两"化"，一"化"是饮食水谷的消化吸收，二"化"是吸收而化生气血津液精。

脾主"化"，尤其是消化吸收功能应有解剖胰的功能印记。中医所言的饮食水谷是必须经分解后才能为人所吸收利用。胰是人体的第二大消化腺，胰液中含有多种消化酶，如胰蛋白酶、淀粉酶、脂肪酶、核糖核酸酶等是分解食物中的蛋白质、脂肪、核糖核酸及碳水化合物等必不可少的酶。而胰腺分泌的胰岛素、胰高血糖素等是人体利用水谷所不可或缺者。但这并不等于中医的脾主"化"的功能均源于胰。因为中医脾系的"化"实际也含小肠受盛化物，泌别清浊功能，几乎包括了饮食物消化吸收的全过程，而胰腺仅参与了消化吸收的部分过程。

更重要的是，此"化"具五行土之受纳、承载、生化义蕴。万物归土，土生万物是以农业立国的中国先民们烙印最深的意象。《说文解字》对脾的注解是："脾，土藏也。从肉卑声。"见图31。再看坤卦之意。坤 ☷ 为地，为土，象曰："至哉坤元，万物资生，乃顺承天。坤厚载物，德合无疆。含弘光大，品物

图31 脾（小篆）

咸亨。" "坤厚载物"是为受纳、承载，"万物资生"是为生化。因此，土脏的代表——脾系统必能纳物、载物、化物是显而易见的。

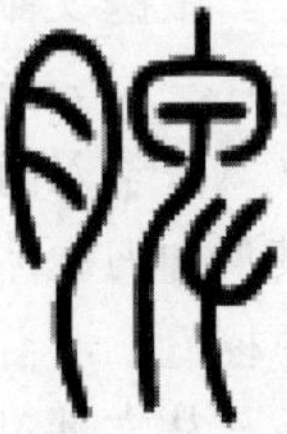

其中受纳由胃承担，承载受盛主要由实际已被脾涵盖了其功能的小肠承担，腐熟化物表面上是胃与小肠的具体功能，但从中医角度看，胃与小肠的功能都是在脾（土）气的激发或催化作用下完成的，即脾作为土象符号，在消化过程中起着一个能量巨大的背景作用。源于解剖胃与小肠的实际功能，只是土象的某种表达，几乎被土的意象完全消融。因此"化"是一个意象比重大于结构比重的功能。

而"运"则完全与解剖之脾、胰无关，是一个地地道道源于土的意象功能。或问：土象静谧，何以能运？究其实，土象静谧仅是外象，其真性是静显而动隐，其动如下：

①土载四行：中国是农业大国，土地是人们赖以生息之所，所谓皇天后土。万物生于斯又归于斯，五行也不例外。《素问·天元纪大论》曰："神在天为风，在地为木，在天为热，在

地为火，在天为湿，在地为土，在天为燥，在地为金，在天为寒，在地为水。故在天为气，在地成形，形气相感而化生万物矣。"即在天为六气，在地成形为五行。故地之五行均含土性，土性遍渗五行，行于五行。其最明显的形式显示是时间配属。

土与时间相配有两种配法，一配长夏，二配辰、未、戌、丑月与时辰。见图32。辰、未、戌、丑月分别是春、夏、秋、冬季的最后一个月，即农历三、六、九、十二月，称为季月，属土。季月之配，还有一变，因辰、未、戌、丑月属土，则一年中有四个土月，其余四行每行才两个月，易生五行不平衡的感觉。因此，又有以季月最后十八天属土之配，则四季，共七十二天属土，与其他四脏相同，每脏各主七十二日，以合一年三百六十日。《素问·太阴阳明论》的"脾者，土也，治中央，常以四时长四藏，各以十八日寄治"即为此配。时辰之配按季月而推，辰、未、戌、丑时属土。

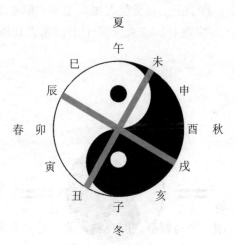

图32 土配四时图

然辰、未、戌、丑月本分属春（木）、夏（火）、秋（金）、冬（水），今又归土，则四行含土，土渗四行，土载四行之象现，五行以土为大之意亦由此而彰。土渗四行，土载四行即土气可运达四行，"运"之意由是派生。坤卦☷之象曰："地势坤，君子以厚德载物。"载，是土德之一，承载虽为其要意，却又不限于静态的承而载，载字部首从"车"，见图33，其意自明。因此《素问·玉机真藏论》谓："脾为孤藏，中央土以灌四傍。"

古人论药，亦重此意。《本草乘雅半偈》谓甘草："甘具生成，路通能所，草从柔化，和协众情。和具四义，一合，二纯，三分明，四接续，甘草四德备焉。青苗紫花，白毛槐叶，咸出于黄中通理之茎，土具四行，不言而喻矣。土贯四旁，通身该治，是以土生万物，而为万物所归。"

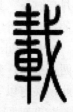

图33 载（小篆）

②为阴阳五行升降之枢纽：阴阳五行的升降是以土为中心运转的。以位置言，可参照五行在太极图中之位，土（地平）居中。木生地面，高于土，视觉位置虽与土平，但木主升，实高于土；木生火，火性炎上，故火又高于木；木火均居土之上，故

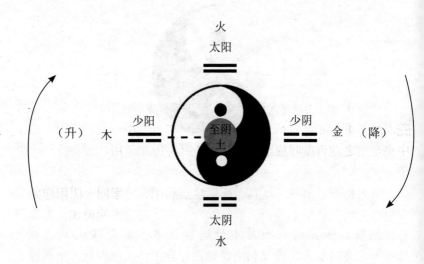

图34 五行四象太极图

木、火性阳。金埋土中，金从土出，低于土，视觉位置虽与土平，但金主降，实低于土；水渗地中，其深无尽，故水位最低；金、水均居土之下，故金、水性阴。阴阳升降出入以土为枢，五行升降亦以土为枢。枢纽者，转动之轴也。见图34。

我们再参详一下图13及图32，太极如轮，脾胃属土居中央，一升一降，为升降之枢纽；辰、未、戌、丑四时土像轮辐，中轴一转，带动轮辐，整个太极因而运转。

而"脾为阴中之至阴"更进一步强调了脾土这种阴阳升降出入之枢的特性。此句第一个"阴"字，是据心肺在上属阳，肝脾肾在下属阴而定。至者，非"最"之意，而是作"到"解。有些人容易误读"至"字，以为是阴之最，其实，阴之最是太阴而不是至阴。至阴者，从阳到阴处，有时也可引申为从阴出阳处。讲白了，就是阴阳交接之位。原因何在？仍从土说，土（地平）居中，木火均居土之上，故分别为木少阳、火太阳；金、水均居土之下，故分别为金少阴、水太阴。土居中则为阴阳升降出入之枢，此"至"也。或问：土既居中，立场应该中立，阴阳之性应该不分明才对，然为何要在"至"之后将之定性为阴？皆因万事万物都须分阴阳，木火金水之阴阳以土为参照，容易分，唯五行中处中立位的土要分阴阳就需另寻参照物。土即地，地的参照物自然是天，而"清阳为天，浊阴为地"早有定论，因此土之属阴，是以天地阴阳为参，而不是以五行本身而定。

再看图30中坤 ☷ 卦位西南，正是太极图从阳入阴之处；艮 ☶ 卦位东北，正是太极图从阴出阳处。从阳入阴，从阴出阳，与中央至阴之意再度呼应，且其出入是从外围起作用，旋转之功更著。

③天地交感显气运：在天地交感运动中，《素问·阴阳应象大论篇》的"地气上为云，天气下为雨"是最基本的模式，万事万物都是在天地气交中生、长、壮、老、已。地气上升，即言土气，尤其是阴土之气当升，即云天地之气运转的动力之一是土气之升。

④坤卦之象：坤卦☷形象，当中全空，意为疏松之土，土疏松则水易渗，气易流而无碍升降，农耕要犁地松土就是这个道理。坤文言曰："坤，至柔而动也刚，至静而德方……坤道其顺乎，承天而时行。"亦显示出坤具承天而行，柔中有动之性。同时，坤居太极之中，《丹溪心法·鼓胀》云："脾具坤静之德，而有乾健之运，故能使心肺之阳降，肾肝之阴升，而成天地交之泰。"则显坤卦升降之能。

对于脾土之"运"性，何梦瑶归纳为："脾脏居中，为上下升降之枢纽，饮食入胃，脾为行运其气于上下内外，犹土之布化于四时，故属土，于卦为坤、为艮。"（《医碥·五脏配五行八卦说》）

因此，脾主运化的功能是既化且运，化而运、运而化，运化相协。首先，饮食水谷经脾之化而成精微，化而运的途径则有二：其一，脾自散精，运达全身。此土渗四行，土载四行，为阴阳五行升降之枢纽意，枢纽旋转则精气四散，而应《素问·玉机真藏论》的"脾为孤藏，中央土以灌四傍"。其二，脾气散精，上输至心肺，经心脉运载，尤其是肺之宣发、肃降，布达全身上下内外，营养滋润人体脏腑经络组织器官，此"地（脾）气上为云"后再"天（肺）气下为雨"。肺位最高，为五脏之天，天的作用是兴云布雨，精微经肺则如甘霖遍洒，通体可受益。《医权初编·治病当以脾胃为先》云："饮食先入于胃，俟脾胃运化，其精微上输于肺，肺气传布各所当入之脏，浊气下入大小肠，是脾胃为分金炉也。"

可见，机体将摄入的饮食化为营养物质，须依脾"化"之功才能完成，同时，又赖脾"运"之输以布散全身。一化一运，配合无间。

水谷精微是气血生成的主要物质基础。就气的生化来源看，《素问·痹论》说："荣者水谷之精气也。""卫者水谷之悍气也。"表明营卫之气均直接源于水谷精微；宗气是水谷精气与自然界清气相合而成，与脾胃功能也密切相关；元气虽主要由先天精气化生，但亦须后天水谷精气的充养。则营、卫、宗、元四气化生，无不与脾胃相关。血之组成，主要是营气与津液，此两者均源于水谷精气。故云脾胃为"气血生化之源"，是以补气血必补脾胃，几成临床守则。

脾的运化功能强健，称为"脾气健运"。脾气健运，则机体气血生化有源，机体得到充足营养，则功能正常，表现为食欲正常，全身营养状况良好，面色润泽，形体健壮。若脾失健运，则可出现纳呆，食后腹胀，便溏等饮食消化吸收运转障碍的症状，日久，则全身气血不足，可见面色无华，形体消瘦，神疲倦怠，气短乏力，营养障碍等。

脾胃运化的水谷精微是人体出生后生长、发育和维持生命活动所必需的营养物质的主要来源。李中梓在《医宗必读·脾为后天之本论》中说："后天之本在脾，脾应中宫之土，土为万物之母。"所以"脾胃为后天之本"之论在养生、防病、治病等方面，均具重要意义。

人每天离不开饮食，现代脾胃病多半是吃出来的：一是食量无节。过饥则气血生化无源；过饱则如坤☷土壅塞，土松不再，枢轴不转，升降无由。二是食时无节。土合四时，枢轴运转因时有节，若时早时迟，时快时慢，什么样的枢轴可以承受？三是饮食偏嗜。嗜热积热，嗜寒伤阳。四是减肥伤脾。当今不少减肥方法，急功近利，多以伤脾为能事。节食太过者，不单气血生化无源，更有脾胃空转，自磨而损。服泄下药者，气液定亏，所谓"吐下之余，定无完气"此之谓也。坤厚才能载物，内荣方显外华，此美容正道。泄则土薄，土薄安能生物，求瘦为美多成羸，久之，水土流失，地将不毛，化育之功亦丧。更讽刺的是，土虚不运，水泛为痰，则成"肥人多痰"，世事无常，求瘦反胖，能怪谁呢？

故李东垣在《脾胃论》有"百病皆由脾胃衰而生"之论，如要保持身体健康，却病延年，就须时时顾护脾胃，注意饮食营养及饮食有节，以使"后天之本"健旺。临床治病用药时，也须处处顾及脾胃，免伤中气。

饮食水谷包括水液，因此，脾运化水液不过是对水谷中的水液部分如何被脾吸收、输布的强调，其"化"与"运"的机理除"小肠主液"、"大肠主津"的功能配合外，与运化水谷并无大异。脾与肺、肾、三焦、膀胱等脏腑的配合则属整个水液代谢过程，不仅是脾的作用。《素问·经脉别论》括之曰："饮入于胃，游溢精气，上输于脾，脾气散精，上归于肺，通调水道，下输膀胱，水精四布，五经并行。"津液由此输布到全身各组织器官，而起滋润和濡养作用。

脾运化水液更是纯粹的土象，与解剖之脾、胰无关。

水之为用离不开土：土既需水、渗水、吸水、散水，更可制水；地有高低则水流，土成方圆则水就。垒土为坝成库可蓄水、放水、调水；筑土为堤而成河、成渠，可运水、引水、分水、疏水。水之生物，虽可甘霖普降，当更多的是以土为媒，润物无声。《血证论·脏腑病机论》云："脾为水之堤防，堤防利，则水道利。"土能治水，天经地义。

脾气健运则津液输布正常，此水得土治。若脾失健运，就会导致水液在体内发生不正常停滞，形成水、湿、痰、饮等病理产物，此水失土治。故《素问·至真要大论》说："诸湿肿满，皆属于脾。"这是"脾虚生湿"、"脾为生痰之源"和"脾虚水肿"的发生机制。治之大要，调土制水；更细之法，运之、分之、利之、引之、疏之、填之、限之、燥之、温之、渗之、化之，因宜而用。苓桂术甘汤、五苓散、胃苓汤、参苓白术散、陈夏六君汤、分水丹等可为择。

运化水谷与水液是同时进行的，是同一过程的两方面体现，既相互联系，也相互影响。

（2）脾统血

统，有统摄、控制之意。所谓脾统血，是指脾有统摄血液在脉中运行而不致溢出脉外的功能。《难经·四十二难》所说的"脾……主裹血"即指这一功能。

解剖之脾脏虽有一定藏血作用，但其对出血的控制似恰与中医之脾相反，脾功能亢进病人有出血倾向，而脾切除术后须防止的却是凝血倾向，则结构之脾不具中医所言的统血作用。由是而推，脾统血功能与解剖脾的关系应较为疏淡。

　　离开结构，回到功能，脾主统血的实质是脾气对血液的固摄作用，此功实渊源于脾的运化功能。机制为脾主运化，为气血生化之源，在生理情况下，脾气健运，则气充力足，气之与血，实互融而行，血中含气，气足则气密而聚，气聚则凝吸之性强，故能固摄血液循行于血脉之内而不致外溢。何梦瑶云："脾统血者，则血随脾气流行之义也。"（《医碥·血》）若脾气虚衰，化气无源，气虚则气疏而散，气散则何能凝吸？故气不摄血，血液就会溢出脉外而出现各种出血，如便血、尿血、崩漏等。

　　从象言，血为液体，脾统血仍是土制水之意，此筑土为堤成河渠则可运血、引血、分血，尤其是限其在通道内运行而不外溢。再者，摄血之气为土气，土气本有摄纳意，气之摄血，尤土之纳物。有些教材引古代一家之言，谓肝气不摄，亦致出血，实难苟同，皆因肝气是木气，木气主散，肝气不足，即木气不散，木气不散，血亦当不散，如何引起出血？只有肝气太过，木气过散，才易动血出血。肝气过散者，肝火炎、肝阳亢也，因此，肝不藏血，多为血热出血；脾不统血，则为气不摄血。此木气、土气，气性不同也。

　　因脾气主升，若气虚不升而反下陷，血每随之而下，故脾不统血常见下部出血，如便血，尿血，崩漏等。又由于脾主肌肉，故肌衄亦以气虚不能摄血之机多见。

　　脾气虚不摄血的代表方是归脾汤。归脾汤治本则可，治标则未足，还需加些止血药。

　　脾阳虚不摄血的代表方是黄土汤。此方源至《金匮要略·惊悸吐衄下血胸满瘀血病脉证治第十六》"下血，先便后血，此远血也，黄土汤主之。"其组成是甘草、干地黄、白术、附子（炮）、阿胶、黄芩、灶心黄土。

方中用得精彩的是灶心黄土。《本经疏证》云："夫以土为血本者，如兴云致雨，必由于地，以土而制治血者，如江河之行，必循于地，苟地蔽其气，则生长无源，若失其防则溃决四出，下则为崩为泄，上则为咳为吐，则灶中黄土之用，乃脾不能制治夫血也。"脾统血类土制水之象于此可证。

但该方却是经方中一个笔者不能完全理解的方，在此就教于同道。

我们先看该方的现代之解。功用：温阳健脾，养血止血。主治：阳虚便血。大便下血，先便后血，或吐血、衄血，及妇人崩漏，血色暗淡，四肢不温，面色萎黄，舌淡苔白，脉沉细无力者。

方解如下。君：灶心土，辛温而涩，温中、收敛、止血。臣：附子、白术，温阳健脾，以复脾胃统摄之权。佐：生地、阿胶，滋阴养血止血，既可补益阴血之不足，又可制术、附之温燥伤血；生地、阿胶得术、附可避滋腻呆滞碍脾之弊。黄芩，止血，又佐制温热以免动血之弊。使：甘草，和药并益气调中。诸药合用，寒温并用，标本兼治，刚柔相济，使温阳不伤阴，滋阴不碍阳。

笔者不解之处在于佐药中的生地与黄芩之用。众所周知，生地与黄芩均能止血，然其止血之理是凉血止血，黄土汤所治是阳虚出血，其血本太寒，还要凉血，不正与病机相反？此其一。生地与黄芩之寒也是众所周知的，尤其是黄芩，其寒在清热药中是排得上字号的，苦寒最伤阳。反佐之药，性如此寒，几乎可以抵消灶心土、附子、白术之热，则灶心土、附子、白术的温热之性又如何发挥？寒证用如此寒的药就没有雪上加霜之嫌？此其二。何况，"附子无干姜不热"，此方无干姜，则性热有限。反佐不是不可以，然性太过则如爻位柔乘刚之逆比，易成反制而不是反佐了。

如果见白虎汤四大证，在白虎汤中加一个附子作反佐可不可以？大家可能都会感觉到荒谬，就像格斗一样，你右拳打出去，左手却去拉右拳，那如何能打得着对手？但如果这是一个先贤的方，那又当如何看？恐怕各种加附子合理的解释一样会出来，诸如防寒凉伤阳；附子味辛可帮助散热于外；壮火食气，附子是补将损或已损之气等，唯独不会质疑反佐为何用得如此之热，几乎可以抵消膏、知之寒了。

一个对药性熟悉的医生，在用黄土汤的时候，往往会对生地、黄芩之用有点心中忐忑，既有忐忑，就说明心中并非没有疑虑。只是中医界有一通病，即使对某一问题有怀疑，都会因其先贤、名人身份而打消怀疑。在理、法、方、药上先假定古人是不会出错，甚至没有纰漏的前提下尽量将之解释得完满、圆通。为贤者讳、为先人讳，先人可能的疏漏，帮他擦得一干二净。如此，泥古不化，陈陈相因，无有终时。中医的发展速度客观来说并不算快，或与此积习有关。

回到方的讨论上，每个方都有一个基调。黄土汤的基调是温阳健脾，养血止血，则在土、附、术基础上，阿胶可滋阴养血止血，既可补益阴血之不足，又可制术、附之温燥伤血，用之为佐足矣。生地与黄芩一投下，则温阳健脾之基调大变。既云怕土、附、术过温，为何不减土、附、术之量？或云：土、附、术之量一减，则功效立降。然则生地、黄芩之用，制约了土、附、术之温，其功就不减了？

笔者也喜用经方，无意诋毁先贤，本着学术探讨的诚意，反是对先贤的致敬。笔者认为，仲景用黄芩、生地之意不一定是以寒制热的反佐，而是看中这两味药的止血功效，在当时止血药之选远没现在丰富的情况下，这实是缺少选择下的无奈选择。换一种说法或会令人更易接受：如果仲景现在再组黄土汤，还是如此组法吗？如果存在不是的可能，我们为什么不能揣其意而充实之呢？我们不是要怀疑一切，但学会怀疑才会有进步，科学不就是这样发展过来的吗？先贤难道不愿意看到后人对他们的超越？如果看低先贤胸怀，那才真正是对先贤的不敬。"执死方不能治活病"不也是先人的教诲吗？勤于思考，以古为鉴，自出机杼，以达圆机活法之境不是为医者所追求的吗？

笔者在不同场合，因应不同需要，教过不少课程，方剂是其中一门。笔者教方剂时，从来不先灌教材解法，而是先要学生自解，归纳出方意，然后讨论古方有没有疏漏之处？如果有，如何补救？如果某药，或某一药对不一定是最佳选择时，那您认为的最佳选择是什么？然后再给出笔者的看法作参考，再回看教材之解为佐。笔者认为，这不但能调动学生的学习主动性与积极性，学会一种更容易进步的学习方法，而且在潜移默化下，体会到科学的精神是不断求索，而不是简单的搬字入脑，被动接受。

（3）脾藏意

《素问·宣明五气篇》："五藏所藏……脾藏意。"脾为何会藏意？《灵枢·本神》曰："脾藏营，营舍意。"张景岳在《类经·藏象类》注："营出中焦，受气取汁，变化而赤是谓血，故曰脾藏营。营舍意，即脾藏意也。"即"意"与脾相关在于脾为"意"的功能活动提供物质基础——营血，以营养"意"，即为脾藏意，而不能将之理解为"意"从脾出。

"意"既然不从脾出，则从何来？《灵枢·本神》曰"心有所忆谓之意"，即意出于心而宅于脾。"意"是心神对"感乃谓之象"的意念反映，形成初步意象。此"一念之生，心有所向而未定者，曰意"（《类经·藏象类》），即一念之生或可形成可忆的初印，从而成为心思维活动过程的起步。

"意"仅是"一念之生"的初步意象，过程短暂，因而在医学中较少独立讨论。因脾"在志为思"，因此，意的生理学及病理学意义多在"心有所忆谓之意"、"意之所存谓之志"、"因志而存变谓之思"的过程中作为其中一环而显现。

归纳起来，脾与"意"的关系有二：一是为"意"的功能活动提供物质基础。脾气健运，化源充足，营血充盈，心神得养，即表现为思路清晰，意念丰富。二是脾以其志"思"在功能上将"意"连缀在一起。《三因极一病证方论·健忘证治》谓："脾主意与思，意者，记所往事，思则兼心之所为也。"《类经·运气类》的描述更详尽："脾为谏议之官，知周出焉，脾藏意，神志未定，意能通之，故为谏议之官。虑周万事，皆由乎意，故知周出焉。若意有所着，思有所伤，劳倦过度，则脾神散失矣。"脾之所以称为谏议之官，就在于脾藏意，意可虑周万事而后谏议。

据此可推，临床上"思有所伤"也包含"意有所着"这个前提。这个不难体会，想想看，我们平时难道不是"意有所着"太过，然后才会"思虑过度"或"所思不遂"吗？因此，防止思伤脾的最佳方法就是不执著，不钻牛角尖。其次，劳倦过度，则脾之神——"意"亦会散失。这也属日常体会，当一个人神疲乏力时，还能集中精神来"意有所着"吗？据此，当"意难所着"，注意力难以集中，甚至健忘时，当补益心脾，生升清阳以提神奋意。

至于医家常说的"医者，意也"之"意"应有更深内蕴。这是心神感象的意念触动了既往深厚医学累积素材而产生的灵光一闪、灵机一动、灵犀一照，所谓"几处觅不得，有时还自来"、"无意之中是真意"。是否善于捕捉此意，再按志→思→虑→智之序展开临床逻辑思考，是衡量一个中医师临证思维水平高低的标志之一。

2. 脾的生理特性

（1）脾气主升

升，即上升、升举。脾性主升，是指脾的气机运动形式以升为要。脾升则脾气健旺，生理功能正常，故曰："脾宜升则健。"（《临证指南医案·脾胃》）脾升之意，源于天地交感气象模式中的"地气上为云"。脾属土，应坤地，地气上升，于人体则应脾气当升。脾气升，则生化、承载之功显。

脾之升主要体现在两个方面：

①升清：清，指水谷精微。脾主升清是指脾主运化，将水谷精微与津液向上输送至心肺、头目，并通过心肺的作用化生气血，经心脉运载，尤其是肺之宣肃、布达全身上下内外。此为脾

与肺协调，在"地气上为云"之后再接"天气下为雨"，而形成一个精微物质与津液如"雾露之溉"云蒸霞蔚于全身而起营养滋润作用的过程。升清，实是对脾"运"方向的概括。

生理上，脾健则升，运化水谷与水液功能就能发挥正常，水精四布，自无脏腑失养及水湿痰饮停聚，故脾以升而彰其健。若脾气虚衰或气被湿遏，则升动转输失常，上不得精气之养可见头目眩晕，精神疲惫；中有浊气停滞而见腹胀满闷；下有精气或水气下流而见便溏，泄泻，下利清谷，甚至人体精微随小便而出等。

②升举内脏：脾气之升，还具有维系人体脏器位置的相对恒定，防止内脏下垂的作用。

或有疑，肝气亦升，为何没有升举内脏之功？此木、土之气性不同也，木气生而散，则肝升在生散；土气生而承，则土升在生承。升举内脏无非就是土气"承"的另一种显现方式。土气能承，有赖土气充足，方能升托有力，此亦坤土"厚德载物"之意。土厚能载则人体脏器位置相对恒定；土薄力衰，承载不力，则可致内脏下垂，如胃下垂、肾下垂、子宫脱垂、脱肛等。

然脾气升亦需助力，其助有三：其一，阳气暖土，地气自升。其阳源于心肾，肾阳为一身阳气之根，其位在下，犹如地心之热，自下而温，占地利之优，为暖土主力；心阳也不可忽略，离日下照，一样可以蒸土气而升。脾气不升以补中益气汤为常用，但若升而未果，加附子温心肾以暖脾土每易见功。其二，肝升助脾升。木可疏土，土松则其气易升，自不待言。后天八卦的土位是西南、东北及正中，而先天八卦的西南为巽卦☴，东北为震☳，先天八卦是后天八卦的背景，巽、震两者均属木，则土对木之疏的依赖可以想象。补中益气汤中柴胡、黄芪、升麻之用即木土之升相协的范例。其三，脾燥则升。脾为阴土，其性湿，湿性重浊而黏滞，湿遏则气难升，故而，脾气升运的条件之一就是脾燥而不被水湿痰饮所困，清代吴达《医学求是》言之为"脾燥则升"，此言又带出了脾的另一个生理特点：喜燥恶湿。

（2）喜燥恶湿

脏属阴，腑属阳，脾为太阴湿土之脏，胃为阳明燥土之腑。阴土者，潮湿低洼之地，土太湿就不是生万物而是淹万物了。是以"太阴湿土，得阳始运；阳明燥土，得阴自安，此脾喜刚燥.胃喜柔润也"（《临证指南医案·脾胃》）之说应之而生。

脾能运化水湿，以调节体内水液代谢的平衡。脾虚不运则最易生湿，但土气本湿，湿喜归脾，是因同气相感之故，再兼阴土低洼，又易聚湿。所以，脾恶湿是指其对水湿类邪气有着特殊的易感性。

因脾气虚弱，健运无权而水湿停聚者，称"脾虚生湿"，可见乏力肢倦，纳呆，脘腹胀满，痰饮，泄泻，水肿等。因湿邪伤脾，脾失健运而水湿为患者，称为"湿困脾土"，可见头重如裹，脘腹胀闷，口黏不渴，排泄物黏滞等症。

恶湿者自然喜燥，于是，燥湿就成了治脾的常法。燥湿之药以苍、白两术最为常用，但两术所擅不一。

白术：生长环境以地势干燥稍有倾斜的坡地，土层深厚、疏松肥沃、排水良好的砂质壤土最宜。其宜土（脾）之性初显。脾脏之喜，正是白术之喜，这是真正的同喜！同喜！《本经逢原》曰："入健脾药，土炒。"此言白术之炮制。然白术之制何以要用土炒？窃土气以补土也！至其用，《本草求真》云："白术（专入脾）。缘何专补脾气，盖以脾苦湿，急食苦以燥之，脾欲缓，急食甘以缓之（《内经》）。白术味苦而甘，既能燥湿实脾，复能缓脾生津（湿燥则脾实，脾缓则津生）。且其性最温，服则能以健食消谷，为脾脏补气第一要药也。"

苍术：生长环境以忌积水、土层深厚、疏松肥沃、富含腐殖质、排水良好的砂质壤土最宜。其理类白术，又再见同喜！苍术亦有以灶心土炒制者，此不但窃土气，同时也窃火气了。其用，《本经逢原》谓："苍术辛烈，性温而燥，可升可降，能径入诸经。疏泄阳明之湿而安太阴，辟时行恶气。"

两术之同，均味苦性温，苦则燥，温则化，故善燥化水湿。

其所异者，白术味兼甘，故善补，脾虚生湿者适用，参苓白术散、补中益气汤、四君子汤等用之；苍术味见辛，故善散，湿困脾土者宜，平胃散中现。《本草崇原》曰："凡欲补脾，则用白术，凡欲运脾，则用苍术，欲补运相兼，则相兼而用。如补多运少，则白术多而苍术少；运多补少，则苍术多而白术少。"完带汤即两术同用，此双喜临门，更与脾之喜相合，可谓三喜共聚。

土松则水渗，水渗去则土燥，故渗利水湿是治脾的另一法。常用的是茯苓。《雷公炮制药性解》谓之"夫脾最恶湿，而小便利则湿自除，所以补脾"。《本草纲目》曰："茯苓气味淡而渗，其性上行，生津液开腠理，滋水之源而下降，利小便。故张洁古谓其属阳，浮而升，言其性也；东垣谓其为阳中之阴，降而下，言其功也。《素问》云：饮食入胃，游溢精气，上输于肺，通调水道，下输膀胱。观此，则知淡渗之药，俱皆上行而后下降，非直下行也。"

临床上，对脾生湿、湿困脾的病证，一般是健脾与祛湿同治，所谓"治湿不治脾，非其治也"，这句话若倒过来说，"治脾不治湿，非其治也"似乎更能体现理脾之法。

又"太阴湿土，得阳始运"，土暖则湿去，仍需心肾之阳温；土松则水渗，又赖肝木以疏。

但需注意，脾虽喜燥，但不是越燥越好，土太燥亦不能生物，此为常识。《本草崇原》曰："太阴主湿土而属脾，为阴中之至阴，喜燥恶湿，喜温恶寒。然土有湿气，始能灌溉四傍，如地得雨露，始能发生万物。若过于炎燥，则止而不行……此先圣教人之苦心，学者所当体会者也。"

然则何种土最能生物？曰：温润。

3. 联属功能

（1）在体合肌肉，主四肢

脾主四肢，合肌肉，是指人体肌肉的丰满健壮和四肢的正常活动，皆与脾的运化功能密切相关。脾气散精，将水谷精微输送至人体四肢，四肢才能发达、健壮，运动灵活有力。所以说：

"四肢为脾之外候也。"（《体仁汇编》）。

以象言，肌肉软而类土，四肢相对躯干而言，是人体之末，故又称"四末"，与图32之辰、未、戌、丑四时伸展之象似。与坤文言所说的"君子黄中通理，正位居体，美在其中，而畅于四支"亦类。

若脾失健运，四肢肌肉则因缺乏水谷精微的营养而致软弱无力，甚或痿废不用。故《素问·太阴阳明论》说："脾病而四肢不用何也？……今脾病不能为胃行其津液，四肢不得禀水谷气，气日以衰，脉道不利，筋骨肌肉皆无气以生，故不用焉。"说明了四肢、肌肉功能正常与否，与脾胃运化功能有密切关系，故有"治痿独取阳明"的理论。

（2）在志为思

思，为思虑、思考，思具土象，沉定宁谧。

思之义有二：一是人们认识事物进而考虑问题的一种思维活动。《灵枢·本神》曰："因志而存变谓之思。"属于心识神主导下思维过程的一部分；二是情绪五志之一，与喜、怒、忧、恐并举。

思维活动之思，与"脾藏意"相连。《灵枢·本神》的"心有所忆谓之意"、"意之所存谓之志"、"因志而存变谓之思"显示由意而志而思是一个连续过程，并表明"意"出于心而宅于脾。而《三因极—病证方论·健忘证治》亦言："脾主意与思，意者，记所往事，思则兼心之所为也。"同样表明"思"由心脾共运，揭示出神之"意"、"思"的发生皆以脾化生气血为基。

若脾虚气血亏乏不能养神明，其藏意主思的功能就难以正常发挥。《济生方·惊悸怔忡健忘》云："夫健忘者，常常喜忘是也，盖脾主意与思，心亦主思，思虑过度，意舍不精，神宫不职，使人健忘，治之之法当理脾使神志清宁，思则得之矣。"表明意与思相连主要与思维过程的记忆、思考有密切关系。临床治疗健忘，注意力不集中，思维迟钝，常用归脾汤健脾益气，养血安神，或以补中益气汤以健脾升清。

情感五志之思，既是独立的一种情志，又是其余四志发生的基础，当神对外界信息有所感，须经过"意"与"思"的转念才会产生喜、怒、忧、恐。这与脾为土脏，居中央，灌四旁的身份是相符的，五脏中皆有脾气，故其余四志皆以思为基。

　　作为与脾对应的情志，"思虑过度"、"所思不遂"是发于心，伤于脾。其理是脾主运化，以运为健，而"思则气结"，气结聚于脾，则脾欲动不能动，欲运不能运，因此其最常见的表现就是茶不思，饭不想，腹胀。治以健脾行气为主。

　　从其为四志发生的基础考量，则喜、怒、忧、恐引起的情志病治疗除调理相应脏的功能外，不妨以调脾胃为辅助治疗。《金匮要略》的甘麦大枣汤，其机制之一就是甘味入脾，以补脾气，以缓情急。既然情志致病均是引起气病而影响相应之脏，所谓"怒则气上，喜则气缓，悲则气消，恐则气下，思则气结。"则作为"气机之枢"的脾在情志活动中当有调衡作用。

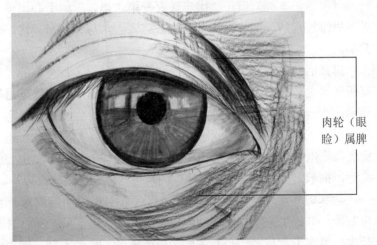

肉轮（眼睑）属脾

图35　肉轮分布图

　　（3）开窍于口，其华在唇

　　口为消化道的开口，为脾之窍，此结构关联。唇口相依，以唇之色泽窥脾化生气血的状态，以饮食口味探脾的功能，均为自然之事，不赘述。

又，眼睑于五轮学说中为肉轮，属脾，见图35。主要源于脾主肌肉功能，但究其形，亦似唇。临床昏睡露睛，属睑收无力，多从脾虚论治；重症肌无力之睑废更需重补脾胃。

（4）在液为涎

涎为口津，从属于脾之窍，功能润泽口腔，保护口腔黏膜，并将咀嚼之食物润软，便于吞咽和消化。病理情况下，若脾胃不和，则导致涎液化生异常增多，涎自口角流出的现象。但须注意，涎清稀才是脾虚，治以补脾摄涎，如益智仁、莲子、芡实、山药等；若涎较黏而带臭味，则是胃热所迫。

（5）脾与胃相表里

胃的主要生理功能是受纳腐熟水谷、主通降，以降为和。大抵为解剖功用，不难理解。

脾与胃的关系一是通过经脉相互络属，二是功能相互联系、互相配合。其功能配合主要体现在三个方面：

①纳运相协：脾主运化，胃司受纳。胃对饮食水谷的受纳和腐熟，是脾"化"而"运"的前提；脾主运化，消化水谷，转输精微，又为胃继续纳食腾出位置，并提供动力。两者密切合作，才能完成消化饮食、输布精微，以供养全身的作用。所以说："脾者脏也，胃者腑也，脾胃二气相为表里，胃受谷而脾磨之，二气平调则谷化而能食。"（《诸病源候论·脾胃诸病候》）胃与脾，纳而运，运而纳，相互配合，充分体现出土的生化、承载、受纳特性。

②燥湿相济：脾胃属土，脏属阴，腑属阳，故脾为太阴湿土之脏，胃为阳明燥土之腑。湿土之脏，自然喜燥而恶湿；燥土之腑，当然喜润而恶燥。《临证指南医案·脾胃》云："太阴湿土，得阳始运。阳明阳土，得阴自安。以脾喜刚燥，胃喜柔润也。"

太阴湿土前论较多，阳明燥土在此补述一二：胃配艮卦☶，艮之本意为山，其象如山之隆起，属阳土。阳土者，向阳、高坡、干燥之土。☷之卦主为最上之阳爻，亦显此意。此外，运气学说认为：风寒热火湿燥六气分主三阴三阳，则燥主阳明。《素问·天元纪大论》说："阳明之上，燥气主之。"土太燥则难以生物，故胃之性喜柔润而恶燥烈。

所谓"恶燥"，恶其太过之谓，亦含胃腑胃经之病易于燥化伤阴之意。所以，胃病之治尤重保护胃阴，即使须用苦寒泻下之品，也应中病即止，不可过施以免伤阴化燥。

其病既易燥化伤阴，则喜水之润，故曰："胃喜柔润。""阳明燥土，得阴自安。"且胃主降，而阴性降，故胃中津液充足，方能消化水谷，使其通降下行之性更易维持。

然柔润燥土之水从何而来？答曰：脾！此《素问·厥论》所言"脾主为胃行其津液者也"。阳明燥土必赖太阴湿土以润之，则胃性得喜，方能受纳，腐熟水谷而降浊。燥与湿也可视作水与火，则《伤寒论浅注补正·卷二》说的"盖天地只是水火二气化生万物，水火相交，则蒸而为湿，湿与燥交，乃水火不变之气也。火不蒸水，则云雨不来，水不济火，则露降不降"可视作对脾胃燥湿相济关系之注。

笔者曾治疗一位65岁的男性患者，患胆汁返流性胃炎三年，近一个月来常见腹冷痛，以暖水袋敷之则舒，进食喜温，微有烧心感，时嗳气，大便略干，苔薄腻，脉稍弱。往医处方多以四逆散加蒲公英、救必应、蒲黄、五灵脂等行气活血，清热解毒，止痛之品，证不能缓解，反渐加重。余辨之为：脾阳虚兼胃阴虚。思之能温中补虚，和里缓急又能兼顾胃阴者，当以小建中汤最为合适。原方药味不增减：桂枝10克、白芍20克、生姜10克、大枣10克、炙甘草6克、饴糖30克（烊化），七剂。一周后患者复诊，除腹冷痛稍减外，余证变化不大。再细思量，辨证当无错，然效未佳者，未完全考虑到脾胃两者病机上的因果关系。此脾阳虚不能为胃行其津液，致胃阴虚也。方中饴糖滋腻，虽能缓急、养阴，却也增湿，有碍脾运，致太阴之液不能润阳明燥土故也。再拟方：上方去饴糖，加白术30克、茯苓30克、石斛15克，七剂。一周后再复诊，诸证悉除，再以此方加减以善后。此方实为桂枝汤（重白芍）与苓桂术甘汤合方之变。以桂枝汤（重白芍）保留小建中汤温中补虚，和里缓急，略顾胃阴之方意；苓桂术甘汤温运脾阳以祛湿，使"脾主为胃行其津液"，再加石斛清养胃阴而不滋腻，胃阴足而能降，则脾之湿自有去路。此效黄元御《长沙药解》中"太阴脾土，升自水分，因从水分而化湿，阳明胃土，降于火位，因从火位而化燥。太阴之湿济阳明之燥，阳明之燥济太阴之湿，燥湿调和，中气轮旋，是以胃纳脾消，吐利不作"之意也。

可见，脾无湿困，才能健运不息，从而保证胃的受纳和腐熟功能正常运作；胃津充足，才能受纳腐熟水谷，为脾之运化吸收水谷精微提供条件。两者燥湿相济，才能保证脾胃功能正常协调，饮食水谷方能消化吸收，则"土具冲和之德而为生物之本。冲和者，不燥不湿，不冷不热，燥土宜润，使归于平也"。（《医学读书记·通一子杂论辨》）

③升降相因：胃主受纳腐熟，以降为和；脾主运化，以升为健。胃将受纳的饮食物初步消化后，向下传送到小肠，小肠进一步化物，分清别浊，浊者下行通过大肠使糟粕浊秽排出体外，从而保持肠胃虚实更替的生理状态，所以说"胃气主降"。清者赖脾的运化升清作用，主要是向上输送到心肺，并借助心肺的输布作用以供养全身，所以说"脾气主升"。故脾胃健旺，升降相因，是胃主受纳、脾主运化的正常生理状态。《临证指南医案·脾胃》说："纳食主胃，运化主脾，脾宜升则健，胃宜降则和。"

脾胃升降又与各自燥湿得宜与否相关，脾阳旺能燥阴土，则脾气上升而主运化；胃阴足能润阳土则胃气下降而主受纳。黄元御在《四圣心源》中说："阴生于上，胃以纯阳而含阴气，有阴则降，浊阴下降，是以清虚而善容纳。阳生于下，脾以纯阴而含阳气，有阳则升，清阳上升，是以温暖而善消磨。"是以脾胃的燥湿相济是其升降协调的保证，而升降协调又促进脾胃燥湿互用，使归于平。李东垣善用辛甘温之黄芪、人参、白术、升麻、柴胡等，着重温土、燥土以助脾气之升；叶天士喜选甘凉之石斛、麦冬、玉竹、生地等，意在润土以助胃气之降，均是以燥湿之宜助脾胃升降的临床应用典范。

至其病理，《临证指南医案·脾胃》谓："总之脾胃之病，虚实寒热，宜燥宜润，固当详辨。其于升降二字，尤为紧要。盖脾气下陷固病，即使不陷，而但不健运，已病矣；胃气上逆病，即不上逆，但不通降，亦病矣。"

脾胃升降失常之证，可表现为升降不及、升降反作两种形式：升降不及是脾气当升而升运无力，胃气当降而和降未能；升降反作是脾气当升不升而反下陷，胃气当降不降而反上逆。升降不及与升降反作可以独见于脾或胃，亦可脾胃共见。

脾升之异多责之脾气虚弱，升运或升举无力，治宜补益脾气再加升托之品，补中益气汤为其代表方；胃降之异则病机复杂，胃阴不足，胃气亏虚，胃阳衰少，寒热犯胃，气滞胃脘，食积、痰饮、瘀血等壅阻胃腑，均可致胃气不得下行通降，治宜随机而变，再加旋覆花、代赭石、柿蒂、竹茹、法半夏等降胃气之品。

脾胃同病者，清气当升而不升，物停于中，则胃浊难降，易为之逆；浊气当降而不降，脾无以运，则清气难升，易为之陷。譬如外感风寒，内伤湿滞之藿香正气散证，时见上吐下泻，则为两土共病之升降反作，故方中有藿香、白芷、紫苏等风药一以疏风散寒祛湿，二合燥湿之白术、陈皮以运脾升清，又有大腹皮、茯苓，半夏曲、厚朴等药的除湿和胃降浊。

既然清升利于浊降，浊降有助清升，则脾胃升降就是一个局部的小太极，太极一转，则清行清道，浊走浊路。老年气虚便秘甚为常见，大便常数日一行，临厕每挣努时久而乏力，便质或软或硬，便后更见虚惫。此《灵枢·口问》之"中气不足，溲便为之变"，清气不升致浊气不降也。便质软者，笔者常以补中益气汤去当归加枳壳；便质硬者则补中益气汤加肉苁蓉、枳壳。方中补中益气汤补脾升清，枳壳微降以助太极运转，如此清升则浊降，大便自调。

我们再看治疗太阳表证未解，热陷阳明的葛根黄连黄芩汤证。方中葛根既能发表解肌，以解在表之邪，又能升清阳，止泻利；因里热已炽，黄芩、黄连之寒，可清化其下陷之热，芩、连之苦更可降、可泻其浊；再以甘草协调诸药。如此则浊降清升，热清利止，表里两解。

脾胃升降相因尚有更大气象。前已论证，天地阴阳五行的升降是以土为中心运转的，坤卦 ☷ 居太极之中，形空则升降自如。五脏之中，心肺居上，在上者宜降，肝肾居下，在下者宜升，此阴阳交感之意，然交感需有阴阳运转之枢。脾胃居中，正可通达上下为升降之枢纽。正如《丹溪心法·鼓胀》所说："脾具坤静之德，而有乾健之运，故能使心肺之阳降，肾肝之阴升，而成天地交之泰。"彭子益的《圆运动的古中医》则从五行角度论证："中气左旋则木火左升，中气右转则金水右降，转者由上而下，旋者由下而上。中气为轴，四维为轮。"即中土脾升胃降为一身太极的枢纽，在此枢纽的升降带动下，肝木、肺金、心火、肾水四维均绕其周而旋转，共同完成人体生命的气化圆运动。可见，肝气升发，肺气肃降，心火下降，肾水上升，五脏六腑气机之升降，皆由中央脾胃枢转，故称"脾胃为气机升降之枢纽"。

枢纽不是空谈，临证可法。譬如心肾不交的失眠，清心益肾同时，亦可旋转脾胃枢机，以促水火既济。《太平惠民和剂局方》妙香散的配伍即见此意，方用茯神、远志交通心肾；辰砂镇心降火；山药固肾涩精；桔梗载药上行；人参、黄芪、炙甘草、木香益气运脾以升清；茯苓渗脾湿以降浊；更用麝香入脾，通经开窍以行药势。如此则中轴枢转，水火阴阳而能上下交通，故志意不定，惊悸恐怖，悲忧惨戚，虚烦少睡，喜怒无常，夜多盗汗，饮食无味，头目昏眩，梦遗失精等症可愈。

《道之篇》中笔者以交泰丸加味（参图36）治心火旺、肾阳虚心肾不交失眠者之例，以黄连清心火，味苦能降，不仅降心火，亦可降胃浊；肉桂温肾阳，引火归源，肾阳暖则脾土得温而自能升。又白术、茯苓一燥一渗，燥者温化而升清，渗者利湿而降浊。则黄连、肉桂、白术、茯苓合而斡旋中州，运转枢轴，使水升火降，交相既济。再加龙骨、牡蛎镇心安神，引浮阳下潜。即取黄元御《四圣心源》"四维之病，悉因于中气，中气者，和济水火之机，升降金木之轴"之意。

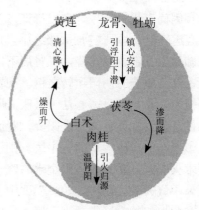

图36　交泰丸加味的方意图

简而言之，脾与胃阴阳相合，纳运协调，升降相因，燥湿相济，相辅相成，方能完成土系生化、承载、受纳的完整过程。

在这里，还有个"胃气"问题值得一谈。

中医学是非常重视"胃气"的，《素问·平人气象论》说"人无胃气曰逆，逆者死"。《脾胃论》强调"人以胃气为本"，均明确了胃气在人体的重要性。然"胃气"一词，较之肾气、肺气等不同，其内涵往往因应语境而变，故需明辨。

其一，指胃的受纳腐熟、通降功能。此与肾气、肺气、肝气、心气、脾气是指各脏功能一样。胃气旺，则胃的受纳腐熟、通降作用强；胃气虚，则胃的收纳腐熟、通降功能减。

其二，指胃之气机。临床见呕吐，嗳气，呃逆，恶心时，习惯称为胃气上逆。胃属腑，其气机以下降为顺，逆则为病。此《临证指南医案·脾胃》所言的"胃宜降则和"。

其三，为脾、胃、小肠消化吸收功能的统称。李东垣在《脾胃论·脾胃虚实传变论》中说："元气之充足，皆由脾胃之气无所伤，而后能滋养元气。若胃气之本弱，饮食自倍，则脾胃之气既伤，而元气亦不能充，而诸病之所由生也。"这里的胃气实包含了脾运化水谷，胃受纳腐熟以及小肠化物、泌别清浊功能。"人以胃气为本"也是这个含义。胃气强，即整个消化吸收功能强，气血生化有源；胃气弱，即整个消化吸收功能弱，气血生化乏源。

其四，指人身各气之别称。包括元气、营气、卫气、谷气、清气等。李东垣的《脾胃论·饮食劳倦所伤始为热中论》曰："悉言人以胃气为本。盖人受水谷之气以生，所谓清气、营气、运气、卫气、春升之气，皆胃气之别称也。"其在《脾胃论·脾胃虚则九窍不通论》再曰："胃气者，谷气也，荣气也，运气也，生气也，清气也，卫气也，阳气也。"

其五，指脉象的特征。即脉来从容和缓、不快不慢为有胃气。张景岳《类经·脉色类》云："胃气之见于脉者，如玉机真藏论曰：脉弱以滑，是有胃气。终始篇曰：邪气来也紧而疾，谷气来也徐而和。是皆胃气之谓。大都脉代时宜无太过无不及，自有一种雍容和缓之状者，便是胃气之脉。"有胃气之脉表示正气足，虽病却易治。至于无胃气之脉，景岳云："若四季相代，而但弦但钩但毛但石，是但代无胃，见真藏也，故曰死。"《素问·平人气象论》曰："所谓无胃气者，但得真藏脉，不得胃气也。"皆言脉失从容和缓之象，真脏脉外现，是胃气已尽，示病情较重，预后不良。脉之胃气又可显示人体正气，故曰："有胃则生，无胃则死。"

其六，为舌苔形成的主要因素。舌苔由胃气熏蒸而成，正常人是薄白苔，由于病人的胃气有强弱，机体有寒热虚实，故可形成各种不同的病理舌苔。比如剥落苔，常与胃气受损有关；有根苔多表明病人有胃气，无根苔多表示胃气已衰等。

其七，指人体正气。《景岳全书·道集脉神章》云："盖胃气者，正气也，病气者，邪气也，夫邪正不两立，一胜则一负，凡邪气胜则正气败，正气至则邪气退矣。若欲察病之进退吉凶者，但当以胃气为主。察之之法，如今日尚和缓，明日更弦急，知邪气之愈进，邪愈进则病愈甚矣；今日甚弦急，明日稍和缓，知胃气之渐至，胃气至则病渐轻矣。"即言胃气即正气，然此正气之候则视脉之变化，则脉象之胃气与正气之胃气，实是互为表里关系。

以上"胃气"内涵虽然一个名词，各自表达，但歧义并不大，仅是胃功能的逐渐外延而已：由胃功能而外展为脾、胃、小肠消化吸收功能的统称；消化吸收功能可化生或充养元气、营气、卫气、谷气、清气；各气旺即正气足；正气盛衰可显于脉象与舌象。

胃气主要表现在食欲、脉象、舌苔和神色等方面。一般以食欲正常，脉象从容和缓、不快不慢，舌苔正常，面色荣润，称之为有胃气。反之，则为胃气伤或胃气败。临床上，往往以胃气之有无或强弱作为判断预后吉凶的重要依据。叶天士在《临证指南医案·不食》中说："有胃气则生，无胃气则死，此百病之大纲也。故诸病若能食者，势虽重而尚可挽救；不能食者，势虽轻而必致延剧。"

由于"脾胃为后天之本"、"气血生化之源"，因此"保养胃气"实质就是强调因应养生、防病、治病的不同目的，通过采取适当措施，保护脾胃的功能，避免败胃药食，以免如《医宗必读》所言的"胃气一败，百药难施"，由此而达到提高正气，防病祛邪，养生延年的目的。

观仲景六经用药最能体现重胃气的观念。

甲、太阳病：桂枝汤以生姜、大枣和营卫。营卫者源于胃气，亦即以姜枣调和胃气也。桂枝配甘草辛甘化阳，且生姜温燥，与脾喜燥之性合；芍药配甘草，酸甘化阴，且大枣柔润，与胃喜润之性投。如此，阴阳表里，燥湿刚柔，靡不相合。再以土性之炙甘草为"中"调和诸药，和协众情，更合生姜、大枣调和胃气。再啜粥以助汗之源,增药力,滋胃气也。

乙、阳明病:白虎汤因石膏、知母之性大寒,恐伤胃气,故用甘草、粳米以和胃气。《伤寒来苏集》云:"甘草皮赤中黄,能土中泻火,为中宫舟楫,寒药得之缓其寒,用此为佐,沉降之性,亦得留连于脾胃之间矣。粳米稼穑作甘,气味温和,禀容平之德,为后天养命之资,得此为佐,阴寒之物,则无伤损脾胃之虑也。煮汤入胃,输脾归肺,水精四布,大烦大渴可除矣。"

调胃承气汤,方中药仅三味,大黄、芒硝、炙甘草。其中炙甘草甘缓和中,益气养胃,以缓硝、黄之苦泄,使药力缓缓下行。由于该方能承顺胃气,使燥热得解,气机相接,胃气自和,故名调胃承气汤。

丙、少阳病:小柴胡汤中的柴胡透解邪热,疏达经气;黄芩清泄邪热;法半夏和胃降逆;人参、炙甘草补正气而和中,以抗病邪;生姜、大枣调和营卫,和胃气。诸药相协可使邪气得解,少阳得和,胃气得养。其中姜、枣、参、草皆养胃气之品。

丁、太阴病:太阴病本就中焦之虚,小建中汤、理中汤之助中焦,强胃气乃为正格。

小建中汤重用甘温质润之饴糖为君,温补中焦,缓急止痛,又可润燥土。臣以辛甘温之桂枝条达肝气,温阳气,祛寒邪;酸甘之白芍养营阴,缓肝急,止腹痛。佐以生姜燥脾湿而散寒,大枣补脾益胃。炙甘草益气和中,调和诸药,是为使药。且饴糖配桂枝,辛甘化阳,温中焦而补脾虚;芍药配甘草,酸甘化阴,缓肝急而止腹痛。诸药合用,温中补虚,柔肝缓急,调和阴阳,用之可使中气强健,阴阳气血生化有源,故以"建中"为名。

理中汤以干姜温运中焦,祛散寒邪,恢复脾阳为君;辅以人参补气健脾,协助干姜以振奋脾阳为臣;佐以白术健脾燥湿,以促脾阳健运;使以炙甘草调和诸药,而兼补脾和中。若以蜜和丸,取其甘缓之气调补脾胃。诸药合用,使中焦重振,脾胃健运,清升浊降机能得以恢复,则吐泻腹痛可愈。

戊、少阴病:四逆汤、通脉四逆汤、四逆加人参汤均有干姜、炙甘草。其中干姜温中散寒，助阳通脉，守而不走，可使气力雄壮走而不守的附子药力流转于体内；炙甘草固护阴液，伍干姜温健脾阳，缓姜、附的燥烈之性，使药力持久，并制附子毒性。姜、草皆温中调中之剂。

已、厥阴病：乌梅丸辛开苦降相伍，寒热相配，则须和胃气，调中焦以斡旋，此人参、干姜之用也；蒸之以五斗米下，更见顾胃气之意。

胃气之义，《景岳全书·杂证谟》括之曰："是可知土为万物之源，胃气为养生之主；胃强则强，胃弱则衰；有胃则生，无胃则死。是以养生家必当以脾胃为先，而凡脾胃受伤之处，所不可不察也。"

4. 脾之外应

脾与长夏或季月，辰、未、戌、丑时，至阴之气，化气，湿气，黄色，甘味，中央相通应。

长夏以时空换算，正居西南坤位，时禀湿热之气，气候炎热，雨水较多，天阳下迫，地湿上腾，酝酿生化，万物华实，合于土生化万物之象，故脾与长夏同气相求而相通应；季月与辰、未、戌、丑四时属土主要应土载四行之意；人体的脾为至阴之土，居中央，主运化，化生精气血津液，以奉生身，与"土爰稼穑"相类；土之色黄，故色黄之药如炙甘草、人参、黄芪等入脾；土之味甘，故甘味之品如炙甘草、大枣、饴糖、蜂蜜等多能补脾。

据此，五脏之脾，时节之长夏或季月，辰、未、戌、丑四时，四象之至阴，五化之化，五气之湿，五色之黄，五味之甘，五方之中，属同格局、象类的内容。

前述脾之功，多以阴土、中央、黄色以喻理，象类则理近。

长夏之湿虽主生化，然脾为阴土、湿土，湿之太过，反困于脾，使脾运不展，可引起胸脘痞满，食少体倦，大便溏薄，口甜多涎，舌苔滑腻等见症。脾本虚者，逢此时易加重。又因时逢炎夏，湿与热兼，更以湿热交相为病多见。长夏调养，当避暑湿，多服薏苡仁、冬瓜、荷叶、扁豆或六一散等祛暑去湿健脾之品。处方遣药，常加入芳香化浊，醒脾燥湿的藿香、佩兰等药。

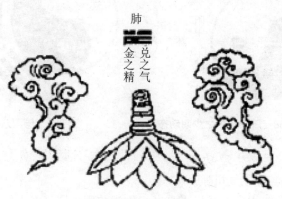

图37 黄庭内景·肺

后天八卦顺序"致役于坤"之后，是"说言乎兑，战乎乾"。兑为泽、乾为天，均属金，代表肺系统，见图37。

（五）兑金少阴肺系象

肺之象，五行属金，时配秋天与黄昏，为阳中之少阴，参图38。后天八卦正配兑卦☱，兼配乾卦☰。兑之本意为泽，乾之本意为天，五行均属金。兑之方位在西，乾之方位在西北，一般以西为金之正方。见图39。

先天八卦的西方为坎卦☵，坎之本意为水，可作其阴阳特性的背景参考。

图38是以天地为参的动态太极图，以顺时针旋转为正，图中间的横线代表地平线，则少阴犹如夕阳西下，沉入地平，故图右侧之阳鱼头已降入地平，图右之黑白球亦阳在阴下，示意日已西沉，地面阴显，以应少阴☱阴爻在上，阳爻在下之象。

图39是从图9后天八卦图裁下的肺配卦部分，其内的太极图中阴阳代表肺系统的阴阳量。

两图一动一静，互补互参。

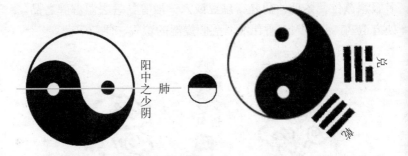

图38 肺为阳中之少阴动态图   图39 肺配八卦图

1. 主要生理功能

（1）肺主气司呼吸

所谓肺主气，是指人身之气均为肺所主持，《素问·五藏生成》谓："诸气者，皆属于肺。"故后人称"肺为气之主"。肺主气包括主呼吸之气和主一身之气两个方面：

①主呼吸之气：是指肺为人体主司呼吸运动的器官，主持机体的呼吸活动，为体内外之气交换的场所。肺通过呼吸吸入自然界的清气，呼出体内的浊气，实现体内外之气的交换。

肺的呼吸功能无可置疑源自大体解剖观察。肺位于胸腔，左右各一，为白色分叶质地疏松含气的器官。在膈膜之上，上连气道，喉为门户。《医贯·内经十二官》谓："喉下为肺，两叶白莹，谓之华盖，以复诸脏，虚如蜂巢，下无透窍，故吸之则满，呼之则虚。"

由于肺下覆诸脏，为五脏之华盖，上连气管，开窍于鼻，与自然界之大气直接相通，故《素问·阴阳应象大论》曰："天气通于肺。"这既是描述肺与自然界清气的客观关系，同时也为肺与覆盖万物，大气流行的乾☰天相配，从解剖之象向更深广的意象过渡提供了依据。

正是由于肺不断地呼浊吸清，吐故纳新，从而促进人体气的生成，调节着气的升降出入运动。基于血随气行，津随气行，则人体内血液的运行、津液的输布和排泄均有赖于肺呼吸运动的和调，人体的新陈代谢由是得以正常进行。

肺主呼吸的功能，实际是肺气宣发与肃降作用在气体交换过程中的具体表现。肺气宣发，浊气得以呼出；肺气肃降，清气得以吸入。肺气的宣发与肃降作用协调有序，则呼吸均匀畅达，表现为气道通畅，呼吸调匀。

若肺的病变影响到肺的宣降作用，临床就会出现呼吸异常表现，而见胸闷，咳嗽，喘促，呼吸不利等症状。若进一步辨其虚实，则喘促，呼吸不利发作较急，胸满声高气粗，出气不爽，以呼出为快者，多为气满有余，失于宣降的实证；而来势较缓，时轻时重，气怯声低，吸少呼多，以吸入为快，气不得续，动则喘甚则为气不足之虚证。

肺之主司呼吸，除本身的功能活动外，还依赖于肾的作用。因肾主纳气，能吸引肺气肃降下达以归根，一出一入，一呼一纳，才能保持呼吸深长，完成气的升降出入运动。质量好的呼吸特点是细、慢、匀、长，此谓内气悠长，呼吸有根。

②主一身之气：是指肺有主司一身之气的生成和运行的作用。故《素问·六节藏象》说："肺者，气之本。"即肺通过呼吸作用参与气的生成和调节全身气机。这一功能既可看作肺司呼吸功能的外延，也可视为乾☰天意象。何梦瑶《医碥·五脏配五行八卦说》云："心肺居膈上，而肺尤高，天之分也，故属乾金。""乾天何为？""天行健"，"云行雨施，品物流行"，其功均于大气流行中体现。乾主通天下一气，肺则主一身之气。

肺主一身之气主要体现在两个方面：

一是气的生成方面，特别是宗气的生成与肺的关系最为密切。肺通过呼吸运动，将自然界的清气吸入，清气在肺中和经脾胃消化吸收而来的水谷精气相结合，积聚于胸中的气海（又称膻中）而生成宗气。宗者，"总"也。宗气生成后，上出喉咙能促进肺的呼吸运动，贯通心脉能促进气血运行，以温养各脏腑组织和维持它们的正常功能活动，还可沿三焦下行丹田以资元气。这样肺通过生成宗气，并发挥其功用这一环节起到了主一身之气的部分作用。

二是对全身气机的调节作用。气机，是指气的运动变化过程，升、降、出、入是其基本运动形式。肺对气机的调节主要通过三种方式进行。

其一，肺有节律地一呼一吸本身就是气升、降、出、入的最佳体现。呼为气的上升与外出，吸是气的进入与下降。这样，肺的一呼一吸的升降出入之气就可成为全身气升降出入的动力，由此带动全身气的升降出入运动，而起到调节全身气机的作用。《辨证奇闻·痹证门》曰："肺为相傅之官，治节出焉。统辖一身之气，无经不达，无脏不转，是气乃肺之充而肺乃气之主也。"

养生家刻意以不同的呼吸方式与节奏来调整体内之气的生成与运行，古谓之吐纳。而宗气可沿三焦下行丹田以资元气之说也带有明显的吐纳表述痕迹。吐纳最常用的腹式呼吸，能够增加膈肌的活动范围，从而增加肺的通气量，肺的通气量增加即意味着肺活量的扩大与心肺功能的改善或增强。由于膈肌活动范围增加，其揉按作用还可改善腹部脏器的功能，如利于舒肝利胆，促进胆汁分泌，增强脾胃功能等，并可通过降腹压而降血压。这些，实是气机升、降、出、入良性调节效应的现代表达。同时，呼吸的深长意味着宗气的生成以及下资元气的量更多，亦使其调节全身之气升降出入的动力更足，效果更佳。

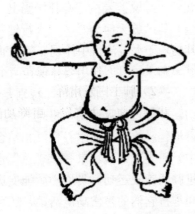

图40　八段锦·左右弯弓似射雕

其二，肝从左升，肺从右降，升降相因，使人体之气太极圆转而气机和调。《素问·阴阳应象大论》曰："左右者，阴阳之道路也。"肝主疏泄，以木气之升发、条达、舒畅、宜升为生理特性，应于方位之东，为少阳之处，故从于左；肺主肃降，以金气之肃降、收敛为生理特性，应于方位之西，为少阴之处，故从于右。善调气机的八段锦在养生文献上首见于南宋曾慥著的《道枢·众妙篇》，其文字就有："左肝右肺如射雕焉。"参图40。在这里还是要再次强调，气机升降并非垂直升降，而是太极圆转的升降。圆，才能升极而降，降极而升，升降相因，相反相成，相互协调。故肺气的肃降与肝气的升发是圆运动的升降相因，相反相成，从而协调人体气机升降于平衡状态。

其三，敷布营卫之气。肺之宣发可布散卫气于全身，外达肌表，起护卫肌表，温养肌腠皮毛，调节和控制腠理开合的作用。营行脉内，其作用是化生血液，而肺朝百脉，助心行血，即为输营气于全身，而起到营养五脏六腑、四肢百骸、肌腠皮毛作用。若再结合前述肺化生宗气，下资元气的功用，则宗、元、营、卫诸气的生成或功能的发挥无不与之相关。《素问·五藏生成》所说的"诸气者，皆属于肺"的确是名副其实，绝非虚言。

肺主呼吸之气和主一身之气是互相联系、不可分割的功能活动过程，其中呼吸功能又起着决定性作用，肺的呼吸匀调通畅是气生成和气机调畅的根本条件。只有肺主呼吸之气正常，才能完成肺主一身之气的功能，使全身各脏腑经络之气旺盛，气的升降出入运动协调通畅，从而保证生命活动正常。如果肺的呼吸功能异常，势必影响宗气的生成、诸气的敷布及气的升降出入运动，肺主一身之气的作用也就减弱了。

（2）肺主宣发肃降

我们先将肺主宣发、肃降功能对比于下，见表4，再来分析其内涵。

肺主宣发、肃降功能本质上是将肺气的运动趋向与相关作用以呼吸为参，以呼气的向上向外，吸气的向下向内为构象基础，再参考乾天、兑泽意象而作的一种人为分类。

表4　宣发、肃降比较表

功能	肺主宣发	肺主肃降
含义	宣布、发散之意，指肺气向上、向外的宣升与发散	清肃、下降之意，指肺气向下、向内的通降
具体作用	排出体内的浊气	吸入自然界的清气
	将脾转输而来的水谷精气和津液向上、向外布散，起充养与濡润作用	将脾转输而来的水谷精气和津液向下、向内通降，起充养与濡润作用，并将代谢后的水液降到肾，促进尿液的生成
	宣发卫气，布散全身，外达肌表，起护卫肌表，温养肌腠皮毛，调节和控制腠理开合的作用	清肃呼吸道异物

呼吸基础反映在功能的第一点：宣发，肺可排出体内的浊气；肃降，肺吸入自然界的清气。

乾天、兑泽意象主要反映在功能的第二点：即脾将水谷精气和津液运化上输于肺，此为"地气上为云"。肺接受脾运来的水谷精气和津液后再兵分两路，宣发将精气和津液向上向外布散，肃降将精气和津液向下向内通降，两者分工合作，则人体所有的脏腑器官、四肢百骸、肌腠皮毛均能得到"若雾露之溉"的充养与濡润。而代谢后的水液则降到肾，促进尿液的生成。整个过程主要体现"天气下为雨"。

或有疑，此功能包括向上向外，并不仅仅是降，何独言"天气下为雨"？应该这样看，由于肺位最高，肺为天，天的对应参照就是其下的地，五脏六腑均在其下，据阴阳交感原理，脏腑在上者，其功能趋向当以向下为主，即其降若甘露遍洒，万物得滋。至于向上向外的布散，一是基于肺之上部、外部尚有头面与肌腠皮毛，二是因为天无边无际也无顶，因此云行雨施，精气流布若雾露之溉的弥漫状态就不可能只下不上。但不论上下，实可以"天气下为雨"为统。

此外，肺还与兑卦☱配，兑为泽，泽即湖泊，其取象歌云"兑上缺"，即兑之象上口开，微有水气宣升之意，但兑毕竟五行属金，总以降为主，《医碥·五脏配五行八卦说》云："兑，乾上画之变也，肺居心上，乾之上画也，上画变而为兑，于时为秋，于象为金，金性沉降，秋气敛肃，阳气升极而降，由肺而降，故肺又属兑金。"故肺之气既宣又降，但以清肃下降为主、为常。《医门法律·肺痈肺痿门》曰："人身之气，禀命于肺，肺气清肃则周身之气莫不服从而顺行。"

至于宣发卫气则是肺将精气和津液向上向外布散功能的某方面强调。《素问·痹论》云："卫者水谷之悍气也。"

而肃清呼吸道异物则是吸气的向下功能延伸。肺为清虚之脏，不容纤芥，肺气的肃降能及时肃清肺和呼吸道内的异物，从而保持其洁净而使肺气运动畅达无阻。

病理上，肺气失于宣散，可出现呼吸不利，尤以呼气不利为主。气憋于胸则胸闷，咳嗽；肺气不通于鼻则见鼻塞。而寒邪犯肺，腠理因收引而闭每致无汗，无汗则又反过来妨碍肺气的宣发。上症之机多为实，其治以辛宣散之，麻黄、薄荷、生姜、辛夷花等为代表。

肺气亦可因虚而失于宣散，常见为肺气虚，不能宣发卫气到体表，卫气失其卫外、温煦、控汗之功而见易感邪，恶风，自汗等症。方选玉屏风散加减，参图41。

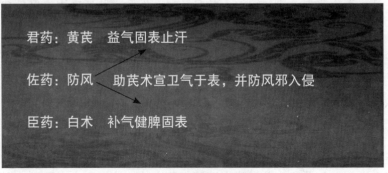

图41 玉屏风散方意图

此方虽常用，但其常解却未尽人意，常解为：方中黄芪益气固表止汗为君；白术补气健脾，亦固表为臣；佐以防风走表而散风邪，合黄芪、白术以益气祛邪。且黄芪得防风，固表而不致留邪；防风得黄芪，祛邪而不伤正，则补中寓疏，散中寓补。

常解之疏主要是把防风当作纯粹的祛邪之品。无疑，防风确有祛风之用，然此方不是用于感冒当下，而是未感邪时固表以防邪，其所用之时是未有邪，故防风之用主要是借风药之辛散，宣卫气于表以固卫，并防风邪之入侵，祛邪仅是顺带而已。且看《医方考》所言："卫气一亏，则不足以固津液，而自渗泄矣，此自汗之由也。白术、黄芪所以益气，然甘者性缓，不能速达于表，故佐之以防风。东垣有言，黄芪得防风而功愈大，乃相畏相使者也。"《古方选注》谓："黄芪畏防风，畏者，受彼之制也。然其气皆柔，皆主乎表，故虽畏而仍可相使。不过黄芪性钝，防风性利，钝者受利者之制耳，惟其受制，乃能随防风以周卫于身而固护表气，故曰玉屏风。"两段皆有防风能助黄芪、白术散卫于表之意。再看《本草新编》之论："同黄芪用之，可以杜邪风之不入于皮毛，非风邪已入而可用之物也。古人名一物，必在深意，顾名而可悟矣。"即防风合黄芪目的在杜邪风之入而不是祛已入之邪风。

单观防风，《本草崇原》谓之："防风茎、叶、花、实，兼备五色，其味甘，其质黄，其臭香，禀土运之专精，治周身之风证。盖土气厚，则风可屏，故名防风。"此言防风之用不仅是祛邪，尚有厚土（脾）而防邪之功。《神农本草经读》云："然温属春和之气，入肝而治风，尤妙在甘以入脾，培土以和木风，其用独神。此理证之《易》象，于剥复二卦，而可悟焉，两土同崩则剥，故大病必顾脾胃，土木无忤则复，故病转必和肝脾，防风驱风之中，大有回生之力。"（注：剥卦 ䷖ 上艮下坤，两卦均属土，剥者，剥落也，故谓"两土同崩"；复卦 ䷗ 上坤下震，上土下木，其象疏朗，居于下之一阳升动无碍，木能疏土，故谓"土木无忤"）此段言防风尚有疏肝健脾之功，痛泻要方中防风之用即可为证。未识防风之能，则防风仅是冲锋陷阵之偏将，但知防风之功，则防风可为攻守兼备的良才。

若肺气失于肃降，则可见呼吸短促、上气、喘、哮等肺气上逆之候。其治多以苦降为主，辛行为佐。常用药如杏仁、白前、前胡、紫菀、枇杷叶、苏子等。

肺之宣发和肃降虽相反却相成，两者既相互制约，又相互配合，自成一个小太极。只有宣发和肃降正常协调，在肺本身的太极运转中维持着升、降、出、入的相对平衡，才能使气道通畅，呼吸匀调，保证人体内外气体交换，使全身上下内外各脏腑组织得到气、血、津液的营养灌溉，并固卫于外，保持清肃于内。换言之，肺的生理功能如肺司呼吸，主一身之气，通调水道，朝百脉，主治节等，都是通过肺的宣降运动来完成的。

病理情况下，一方失常可因肺太极枢转不利而影响另一方，而呈"肺失宣发"与"肺失肃降"同见之局，常合称为"肺失宣肃"。临床之治常宣肃并举。麻黄与杏仁之配就是典型的宣肃互用，两药一宣一降、一燥一润、一刚一柔，麻黄汤、大青龙汤、麻杏甘石汤、麻黄加术汤、麻杏苡甘汤、厚朴麻黄汤、定喘汤、文蛤汤皆并用。然宣降之配亦须分清主次与因果。《本草思辨录》云："伤寒发汗，以麻黄为主，杏仁为辅；治喘以杏仁为主，麻黄为辅。故二物并用，其效始捷。"

（3）肺主行水

肺主行水又称肺主通调水道，指肺的宣发和肃降对体内水液的输布、运行和排泄起着疏通和调节作用。

然宣发和肃降何以能调节体内水液的输布、运行和排泄？我们可重温肺的宣发与肃降功能。

先看水液的输布、运行：肺接受脾运来的津液后兵分两路，其中宣发将津液向上向外布散，肃降将津液向下向内通降，两者分工合作，人体所有的脏腑器官、四肢百骸、肌腠皮毛均能得到云行雨施之润。

再看水液的排泄：

①肺气的肃降，可使水液通过三焦不断向下布散，供脏腑利用，利用后之水液输送到肾和膀胱，再经肾和膀胱的气化作用，将代谢后的废液变为尿液排出体外。

②肺宣发卫气，外达肌表，将代谢后的津液化为汗液，经汗孔排出体外。人体每天排汗一般为500毫升左右，夏天或运动较多时还高于此数。

③排出体内的浊气为宣发，吸入自然界的清气属肃降，人们每天呼吸以水汽形式带出去的水分约为250毫升。

④肺与大肠相表里，肺肃降气与水液于大肠，有助于大肠排便，其中也带出少量水分。

则人体所有的水液排泄途径均与肺直接或间接相关。

水液在人体中不断布散渗透、循环运行、利用后排泄，这个过程以肺为重要周转站，很大程度上依靠肺气的疏通调节来完成。故《素问·经脉别论》说："饮入于胃，游溢精气，上输于脾，脾气散精，上归于肺，通调水道，下输膀胱，水精四布，五经并行。"

由于肺参与调节体内水液代谢，且为华盖，居位最高，所以《血证论·脏腑病机论》又云："实则肺为水之上源，上源清，则下源自清……肾又为水之主，肾气行，则水行也。经所谓气化则能出者，谓膀胱之气，载津液上行外达，出而为汗，则有云行雨施之象。"

表面看，"肺为水之上源"似乎是一个功能与脏腑位置相合的结论，但深层次背景还是乾天与兑泽意象。唐容川在《血证论·脏腑病机论》云："肺为乾金，象天之体，又名华盖。五脏六腑，受其覆冒……肾为水，肺为天，金水相生，天水循环。肾为生水之原，肺即为制气之主也。"可见这是"天水循环"中，乾天"云行雨施"、"天气下为雨"的过程体现。

别忘了，肺还与兑卦☱相配，兑五行属金，其本意为泽，泽者，湖泊也。兑之方位在西，以国为太极，西45°区域含青藏高原的一部分。高原中的江河源区正是长江、黄河的发源处，而西水东流也正是我国主要河流的主流向。若云偶然，则张景岳《类经·经络类》有"手太阴外合于河水，内属于肺（肺为脏腑之盖，其经最高而朝百脉，故外合于河水）"之说。句中河水者，黄河之水也。长江、黄河两水均为大冰川水融而成，冰川本为水，但水凝成冰，质固则具金意，冰化为水，则应五行相生，金生丽水也。此处还揭示了一个现象，凡江河之源一定起于高原，如此才能水往低流，一泻千里，以润万物。有趣的是，先天八卦西方为坎卦 ☵，坎之本意即为水，亦可作背景参考。

故地球之水上源有二：一，天雨；二，高原水。"人法地"，地之水既有上源，人何能免之？肺位最高，非其莫属。

假如不顾临床实际，仅仅是为了迎合意象而强造功能，则毫无意义。但"肺为水之上源"不仅合于乾天与兑泽意象，也确具临床指导意义。

若然肺失宣降，势必影响其行水功能，就会产生水、湿、痰、饮等水液代谢障碍的病理产物。如失于宣散，则水液不能外达皮毛或腠理闭塞，可出现无汗，甚或皮肤水肿等症状；失于肃降，则水液停滞脏腑组织，产生湿、痰、饮，甚至不能下输膀胱，致小便不利，水肿。

痰饮在肺之患，通过宣降肺气而治是常法，大家都很熟悉。

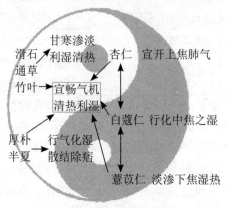

图42　三仁汤组成方意图

湿之治从脾居多，但肺也不是毫无用武之地。《温病条辨》云："肺经通调水道，下达膀胱，肺痹开则膀胱亦开。"又云："宣肺气由肺而达膀胱以利湿。"说明宣降肺气可促气机流通，气行则水行，三焦水道通利，使湿邪从小便而去。其三仁汤、杏仁滑石汤之用即蕴此意。

三仁汤，《温病条辨》云："以三仁汤轻开上焦肺气，盖肺主一身之气，气化则湿亦化也。" 其方意见图42。

杏仁滑石汤，《温病条辨》云："热处湿中，湿蕴生热，湿热交混，非偏寒偏热可治，故以杏仁、滑石、通草先宣肺气，由肺而达膀胱以利湿；厚朴苦温而泻湿满；芩、连清里而止湿热之利；郁金芳香走窍而开闭结；橘、半强胃而宣湿化痰以止呕恶，俾三焦混处之邪，各得分解矣。"

一些水肿病从肺论治更显"肺为水之上源"的临床意义。水肿临床当首辨阳水与阴水，以明虚实。我们先看表5中阳水与阴水之鉴别。

表5　阳水、阴水鉴别

分类	阳水	阴水
性质	实	虚
辨证要点	多发病急，来势猛，先见眼睑头面、上半身肿	多发病缓，来势徐，水肿先从足部开始，腰以下肿甚
病位	多见于肺	脾、肾
常见病机	外邪犯肺，肺失宣降	脾、肾阳气单独虚或两脏同虚，失于运化与气化

由于阳水病机多属外邪犯肺，肺失宣降，故治当从肺，可用"宣肺利水"和"降气利水"之法。由于外邪侵袭致肺失宣发更多见，因此宣肺利水法更为常用，即《黄帝内经》所谓"开鬼门"之法。"鬼（通魄）门"指体表汗孔，即通过宣肺发汗，可使水从汗孔而出。若水仅从汗孔而出，则排水有限，仍未足以见

其奇，此法奇就奇在虽不刻意利水，但小便也自增多。何解？盖因汗孔通腠理，腠理通三焦，三焦的作用是通行诸气，疏通水道，运行水液。汗孔又称"气门"，"气门"者，体内外气出入之门户。一发汗，气门开，体内外之气自可交流潜通，三焦之气则畅通流行，气通则水行，自然就水道通调，下输膀胱，而小便自利。"无心插柳柳成荫"，此之谓也。

仲景在《金匮要略·水气病脉证并治》就提到治水原则："诸有水者，腰以下肿，当利小便；腰以上肿，当发汗乃愈。"此乃一禀《素问·阴阳应象大论》"其高者，因而越之"之旨，水邪在人体上部者，则用汗法，使水邪从表而散；二宗"在下者，引而竭之"之意，水邪在人体的下部者，当以利小便之法，使水邪从下而去。二者均为因势利导之法，也可说是《孙子兵法》"善战者，因其势而利导之"的兵法活用。若以时髦语言表达则是符合经济学原则。

"开鬼门"之法，常被喻为"提壶揭盖"，是生活现象对医学的启示。一般茶壶的壶盖上有个小汽孔，如果小孔被塞住，盛满水的茶壶就倒不出水，如欲水顺利倒出，就必须把壶盖揭开，或让小汽孔开通，有了内外气的对流，才能水流如注。故首倡者朱丹溪说："比如滴水之器，必上窍通而下窍之水出焉。"在人体内，肺的位置最高，"华盖"之脏真的就像一个盖子。外邪，尤其是寒邪袭表，寒性收引，汗孔关闭，气门不通，就如同茶壶的盖子塞紧了。此时内外上下气机不通畅，水失动力，还如何能流动？于是就停留体内，形成水肿。一经发汗，则如壶揭盖，肺气宣则太极转，太极转则气肃降，三焦气畅则水道通调。清代徐灵胎《医学源流论》称之为"开上源以利下流"。可见，中医之悟并非天马行空，忽发奇想，而是每合常理。

治阳水最常用的越婢加术汤，《金匮要略方义》解："本方乃越婢汤加白术而成。白术乃脾家正药，健脾化湿是其专长，与麻黄相伍，能外散内利，祛一身皮里之水。本方治证，乃脾气素虚，湿从内生复感外风，风水相搏，发为水肿之病。方以越婢汤发散其表，白术治其里，使风邪从皮毛而散，水湿从小便而利。二者配合，表里双解，表和里通，诸症得除。"张锡纯则喜用越婢汤，其云："受风水肿之证，《金匮》治以越婢汤，其方以麻黄为主，取其能祛风兼能利小便也。愚平素临证用其方服药后果能得汗，其小便即顿能利下，而肿亦遂消。"（《医学衷中参西录》）其说可为临床效证。而治膀胱蓄水证为主的五苓散方后注云："多饮暖水，汗出愈。"实发人深省。

值得注意的是外邪犯肺，肺失宣降之阳水多见于现代医学之急性肾炎。其前驱感染和间歇期前驱病常为链球菌所致的上呼吸道感染，如急性化脓性扁桃体炎、咽炎、淋巴结炎、猩红热等，类似于中医的表证，亦可由皮肤感染，包括脓疱病、疖肿而致。水肿是最常见的症状，初仅累及眼睑及颜面，晨起重；重者波及全身，少数可伴胸、腹腔积液，与阳水的特征基本相符。西医的诊断无疑可作中医临证参考之用，但切忌被别人的诊断完全牵着鼻子走。此病西医病位在肾，一些中医根底不深者也容易受"肾炎"两字的诱惑而从中医之肾治疗却不知有肺，所用则为真武汤之类的方。然真武汤治水以温肾利水治阴水为主，若用于阳水，则水易从上而下，而使阳水变阴水。众所周知，中医的病，病在阳分则病浅易治，病在阴分则病重难医。一个判断错误就可能使病情从轻到重，治疗从易变难，更何况补益之品还有留邪之弊，则病延矣。因此，用西医，就得按西医规矩；用中医，就得按中医方圆，两者互参的前提是不违背各自的原则。皮肤感染所引起急性肾炎的中医常用方是麻黄连翘赤小豆汤，汤中除清热解毒的连翘、梓白皮、赤小豆，和中调药的大枣、甘草外，还有麻黄、杏仁、生姜等宣降肺气之品，其意自明。

此启上通下之法不独用于水肿之治，淋证、癃闭、便秘，甚或需上下之邪同解等均可参之随证而用。如《医学衷中参西录》言麻黄之用："伤寒太阳经病，恒兼入太阳之腑（膀胱），致留连多日不解，麻黄治在经之邪，而在腑之邪亦兼能治之。盖在经之邪由汗而解，而在腑之邪亦可由小便而解。"再如补中益气汤治气虚便秘，其理既可言"欲降先升"使气机运转，亦可言蕴"提壶揭盖"之理，盖因柴胡、升麻均属解表风药，有开宣肺气之功，肺气一通转，气液自然肃降于相表里的大肠而便自通，此《素问·五常政大论》所言的"病在下，取之上"也。

人们在生活中时有这样的感觉，小便时，当小便一出，身上毛孔往往一松而产生寒颤，俗称为"尿颤"。俗云："一窍通则百窍通。"这一窍者原指神窍，但转注于人身诸窍亦无不可。更典型的例子是妇女生产，产门一开，诸窍皆开，然此开非同小可，于是毛孔疏松，易于受风的时日就久，坐月子为什么须避风即缘于此。

启上通下固可用，然可否反推，通下以启上？据"一窍通则百窍通"之理是可以的。五苓散中的桂枝，通阳化气而助白术、茯苓、泽泻、猪苓利水，然利水四药何尝不可因通下而启上助桂枝发表？陈尧道注五苓散曰："膀胱者，州都之官，津液藏焉，气化则能出矣，浊阴既出下窍，则清阳自出上窍。"《医学衷中参西录》云："凡利小便之药，其中空者多兼能发汗，木通、萹蓄之类是也；发汗之药，其中空者多兼能利小便，麻黄、柴胡之类是也。"广东湿重，外感一夹湿，湿蒙于外，其性黏滞，一则汗难发，二则虽有汗而邪难尽透。因此透汗时常选香薷之类既能发表，也能利小便之品以上下宣通，使邪有出路。若效仍未佳，笔者常加滑石，既取其六一散解暑湿方意，亦取其所蕴的水利则汗出之效。证诸临床，尿量一增，汗出亦透，湿去也速。《本草纲目》谓："滑石利窍，不独小便也。上能利毛腠之窍，下能利精溺之窍。盖甘淡之味，先入于胃，渗走经络，游溢津气，上输于肺，下通膀胱。肺主皮毛，为水之上源。膀胱司津液，气化则出矣。故滑石上能发表，下利水道，为荡热燥湿之剂。发表是荡上中之热，利水道是荡中下之热；发表是燥上中之湿，利水道是燥中下之湿。"《素问·五常政大论》云："病在上，取之下。"此之谓也。

这里的要义是，人体的表里上下内外是通达的，发汗可使表和而里通，不利小便而小便自利；利小便可使里通而表和，不发表而汗自出，深合兵法"明修栈道，暗度陈仓"之意。发汗、利小便二者可据具体情况，分清主次，参伍而用，则表里上下内外之气可致冲和。

中医之道看似深奥，其实"道"常常就在生活中，就看您是否是一个生活的有心者，专业的有心者。果有心，每易触类成象，如醍醐灌顶，一通百通。

（4）肺朝百脉

朝，有上奉、会聚之意。肺朝百脉，指百脉朝会于肺，也就是全身的血液都经由血脉上奉、会聚于肺，通过肺的呼吸运动，进行体内外清浊之气交换后，将富含清气的血液不断输送至全身的作用。

这个功能近似于解剖学中的肺循环。肺循环是心血管循环系统中，携带缺氧血离开心脏，进入肺部进行气体交换后，将含氧血带回心脏的部分。具体来说，从右心室射出的静脉血入肺动脉，经过肺动脉在肺内的各级分支流至肺泡周围的毛细血管网，在此进行气体交换，使静脉血变成含氧丰富的动脉血。经肺内各级肺静脉属支，再经肺静脉注入左心房，而继续进行体循环。其循环式是：右心室→肺动脉→肺部微血管→肺静脉→左心房。其特点是路程短，只通过肺，主要功能是完成气体交换。

因此，肺朝百脉功能源于古代解剖应无疑问。《素问·经脉别论》曰："食气入胃，浊气归心，淫精于脉，脉气流经，经气归于肺，肺朝百脉，输精于皮毛。"马莳在《素问注证发微》中说："肺为五脏之华盖，所谓脏真高于肺，以行营卫阴阳，故受百脉之朝会。"

肺朝百脉的要点是助心行血。助心行血的基础有二：结构基础是百脉朝会于肺，全身的血液通过血脉而流经、汇聚于肺；功能基础是肺主气、司呼吸，吐故纳新，司清浊之转化，从而维持血液富含清气并进一步输布全身。同时，肺吸入清气所化生的宗气可贯通心脉，推动和调节血液的循环运行。

血脉之主在心，心气推动血液在脉中运行，则是血液运行的基本动力。既然血赖气的推动，随着气的升降而运行于全身，则肺主一身之气，调节全身的气机，贯通百脉，自然就成了心脏主持血液循行的一大助力。故《难经·一难》说："人一呼脉行三寸，一吸脉行三寸。"肺朝百脉而助心行血的作用，在生理、病理上反映了气和血的密切关系。

肺的实质性功用就是以上几个方面，现以肺气虚证来体会肺功能失调的状态及机制。

神疲乏力，面色淡白，舌淡嫩，脉虚——气虚全身功能减退的一般见证。

咳喘无力，或少气不足以息——肺气虚，呼吸、宣降功能减退；宗气生成不足，功能减退。

声低懒言——肺气虚，主声音功能减退，亦与宗气虚相关。

自汗，畏风，易感冒——肺气虚，难以宣发卫气到体表，卫气的卫外、控汗、温煦功能减退。

痰液清稀，或水肿——肺气虚，主行水功能减退。

胸闷，心悸，唇舌青紫——肺气虚，助心行血功能减退，心脉瘀阻。

活动后诸证益增——"劳则气耗"，则气更虚。

上述各组症状的机制常相互影响，所以各组症状可搭配出现，甚至同时出现。

（5）肺主治节

"肺主治节"语出《素问·灵兰秘典论》之"肺者，相傅之官，治节出焉。"这是一个话题性十足的问题，有常解，也有很多别解，仁者见仁，智者见智。但能否说常解就是正解，别解仅是补充或外延呢？似乎还不能下这样的结论，关键要看哪些解更具理论说服力及临床操作性。

我们先看常解：治节，即治理、调节，亦含节奏之意。肺主治节是指肺辅助心脏治理和调节全身气、血、津液及各脏腑组织生理功能活动的作用，主要体现于以下几个方面：

①肺司呼吸：肺的呼吸运动是有节律的一呼一吸，呼浊吸清，对完成机体内外气体交换起着重要作用。

②调节气机：随着肺有节律的一呼一吸运动，使全身气的升降出入得到调节而协调通畅。

③助心行血：肺主气，调节气机，肺朝百脉，气行则血行，所以肺能辅助心脏推动和调节全身血液的运行。

④主行水：通过肺气的宣发和肃降，气机升降出入，推动和调节水液的输布、运行和排泄。

这实际是对肺主要功能的高度概括。然而，这种解释对吗？这是一个复杂问题。此解表面的优点是简捷、逻辑环节顺畅，并含有节奏的意思。我们可将之简化为：肺的呼吸是有节律的一呼一吸；随着节律呼吸，调节全身气机；随着气机调畅，气行则血行，气行则水行。

但它的缺点也是明显的，它缩窄了甚至可能是误读了"相傅之官"的功能。此解与心直接发生关联的仅是助心行血，间接发生关联的是调节气机。但请注意，《素问·灵兰秘典论》中"肺者，相傅之官，治节出焉"是出现在"心者，君主之官也，神明出焉"句后的。换言之，它协助的是神明之心统御全身，而非着重协助血肉之心。如果强调的是助心行血，则前句当改为"心者，君主之官也，血脉出焉"。另外，不少文章提到，如果仅仅是肺功能的概括，则肺主治节几乎是一句废话。因为，按此逻辑，任何一脏均可用肝、心、脾、肾主治节来概括本脏的所有功能。再者，主治节功能太笼统，现行理论及实操上很少有一种治法是调整治节功能的。临床调节总要落实到肺主气、司呼吸，主宣发、肃降，主行水，朝百脉等某一具体功能上。因此，我们不能说此解全错，但它几乎不具实际意义，仅仅是一个强调句或概括句。

笔者认为，要想抓住"肺主治节"的要旨，有三个问题必须要弄清：

其一，相傅之官是如何辅助君主之官（神明之心）的。

其二，既云辅助君主，则此"治"字，当为名词性的治国平天下之"治"、天下大治之"治"为主，以最合时宜的话来说就是使天下和谐之"治"。此"治"义之用，《素问·四气调神大论》有："从阴阳则生，逆之则死，从之则治，逆之则乱。"《素问·生气通天论》有："阴平阳秘，精神乃治。"动词性的"治理"不过是达到"大治"的手段而已。

其三，既云大治，就须有评价标准，国之标准是君臣同心，政通令行，一切皆合节度，而有国泰民安；人之标准则为功能协调，阴阳交济，而见身心舒泰。

首先，我们要弄清楚"相傅"的身份。相即是宰相；傅者，太傅、师傅之意。则"相傅"不仅是宰相，还具帝王师的身份，就如姜子牙之于周文王，诸葛亮之于刘阿斗，医学上的岐伯之于黄帝。如此，肺所居的位置才合法度，须知宰相只能居君（古人常以神明之心舍于血肉之心作为所居之参）侧而不能居君上，否则就是犯上了。然肺不但居君侧，更为"华盖"而居于心上，其多了一个帝师的身份就顺理成章了。如此一个"相傅"怎么可能只去修理一下水库，疏通一下河道？若仅如此，器局太小了，这些事交给工部去做就行了。

因此，"相傅"之为是辅助君主治天下，但如何君相共治呢？我们先复习一下"君"之用，神有"元神"与"识神"之分。《黄帝内经》虽无元神之说，但"心者，五藏六府之大主也"、"心者，君主之官也"所言之君实与后世引入的"元神"内涵相符，识神仅协调元神为用。

元神为先天之神，是主宰人体生命活动之神。人体的五脏六腑，四肢百骸，五官九窍，各有不同的功能，但它们都在元神的主宰和调节下，分工合作，彼此协调，共同完成整体生命活动。略早于《黄帝内经》的《淮南子·原道训》即有："以神为主者，形从而利；以形为制者，神从而害"的神制形从论。

前述元神的具体功用可分为三大类：一是主宰和调节生理活动，二是主宰和调节五脏神，三是感通天地。不知读者诸君注意到没有？这元神的三个功用都是以"气"为中介来实现的。

为了政通令行，因此，谁管"气"就很重要了。肺主一身之气，位又近君，更是帝师，正堪重任，故可助心统五脏，御六腑，而与其"相傅"之位配。

我们再看看肺是如何以其所主的"一身之气"来协助心君，以行"治节"之用。

神植根于精气，但又反过来调控精气，尤其是调控散则为气、聚则成形，可交流潜通于有形无形间的一身之气，更以气为中介，进而协调一身之生理与心理机能，主宰人一生的生命活动，几如固有的生物程序运作。通过元神，一身之气可与化育天地万物之气相感相通，使机体适应内外界环境的不断变化，从而具有适应环境、自我调和的功能。

既然神是通过御气，以神—气—形（脏腑组织），神（元神）—气—神（五脏神），神—气（人体之气）—气（自然之气）的形式来统御全身乃至沟通自然，则"神"无"气"而令不行，"神"得"气"而政自通。《辨证奇闻·痹证门》曰："肺为相傅之官，治节出焉。统辖一身之气，无经不达，无脏不转，是气乃肺之充而肺乃气之主也。"至此，"肺主治节"辅助心君之意显。但帝师一般是隐于君主身后的，因此，气助神御之功往往隐而不易为人所察。有才不自矜，功高不震主，帝师之为，如海渊深。

但刚才说了，"既云大治，就须有评价标准，国之标准是君臣同心，政通令行，一切皆合节度，而有国泰民安；人之标准则为功能协调，阴阳交济，而见身心舒泰。"于人体，最容易评判的标准就是功能协调而有节度。而协调与节度，往往是通过节律、节奏来显示的。因此，协调人体各种节律、节奏，使之协调而有节度，就是"肺主治节"以"气"协"神"而显于外的具体工作。毕竟"相傅"除了总协君主，隐而不为人所知的功能外，作为文官之首还是得有些具体政绩来体现，才能下御群臣。当然，这些可见的政绩仍是在心君的英明领导下取得的。

我们看看，人体有多少节律？又有多少能被肺直接或间接影响？

①肺司呼吸，肺的呼吸运动是有节律的一呼一吸，呼浊吸清，完成机体内外气体交换，这是其最基本功能。而呼吸肌——肋间肌和膈肌是随意肌。因此，肺的呼吸深浅、快慢、节律在一定程度上是可控的。这个前提很重要，这为以呼吸节律直接或间接控制其他节律提供了功能基础或可能。《中风论·论总》曰："无形而至刚，故古之圣人有服气却谷之法。天气至清，全凭呼吸为吐纳。其呼吸之枢，则以肺为主，《内经》所谓天气通于肺也。"

②心搏是有节律的，但心肌是不随意肌，是不能被心意直接控制的。但心率与呼吸间有一个大约4∶1的节律比。因此，通过控制呼吸节律而间接影响心率是可能的，更不用说，通过控制呼吸深浅还可对心脏产生不同的挤压效应而影响心搏出量，这也是肺助心行血的原理之一。

③随着肺有节律的一呼一吸运动，全身气的升降出入得到调节而协调通畅。其中肺的肃降，既对肝气的升发功能具有一定的制约作用，使肝气升发适度，不致太过逆上，也因两者的升降协调，而使太极的外圈旋转，外圈转则中央的脾胃也转，内外均转，则肾水升、心火降也成自然。此即《类经·藏象类》所云的"肺主气，气调则营卫脏腑无所不治"也。

④宗气由肺吸入的清气生成，因此，其生成多少，以及有序地布达于肺心，发挥其有节奏地走息道以行呼吸和贯心脉以行气血的作用，均直接受肺呼吸节奏与深浅的影响。

⑤经气通六脏六腑，其循行有着明确节律，十二经与十二时辰有一个大体对应的旺衰时间。宰相是文官之首，政令通行要有途径，而肺主气，朝百脉，经气运行的第一条经就是肺经，肺是经气运行的主要动力，肺就是通过百脉朝汇，其气再贯百脉而通各脏，故其节奏肯定会影响经气运行节奏，就如能相施政，百官从之，诸事合度，政通人和。

⑥食物或消化物在胃肠的虚实更替应有一个隐然节奏，大便排泄也应有度。从中医理论看，肺与大肠相表里，肺气肃降有助于胃气与大肠通降。而肺之肃降是肺呼吸功能的趋向之一，受呼吸调控自不待言。因此，胃肠的功能节奏在一定程度上受控于肺的调节也言之成理。从结构看，通过深呼吸，使膈肌活动范围增加，其揉按作用可改善腹部脏器的功能，比如舒肝利胆，促进胆汁分泌，增强脾胃功能，进而调控胃肠节奏。

⑦小便排泄也应有度。肺之肃降将脾转输而来的津液向下向内通降，供脏腑组织利用后，代谢后的水降到肾，促进尿液的生成，既然肺之肃降有一个受呼吸与气机影响的隐性节奏，则尿液的生成与排泄就不能说完全不受此节奏的影响。

⑧月经盈泄之期虽然是一个月一次，其节律的时间跨度大，但血随气行，不可能不受气机升降出入的影响，只是这种影响有时表现得没那么直接，容易被忽略。

⑨卫气昼行于阳，夜入于阴具有明显节奏，其输布是由肺的宣发功能完成的，由此反推，肺的宣肃功能也应存在昼夜节律。

⑩卫气节律与睡醒节律相关，所谓出阳则寤，入阴则寐。而失眠的总病机是阳不入阴，嗜睡的总病机是阳不出表。卫气节律受控于肺的宣降节律，能说睡眠节律与肺无关？

⑪关节也是一种节，刘力红博士在《思考中医》中提及四肢应四时，四肢大关节共有十二个，每一个关节由两个关节面组成，合起来是二十四个面，应二十四节令，关节与节气相关，关节反应和天气变化有关，而关节这个感应器由肺来掌管。真是引人遐思的人副天数。

节气者，自然之气的节点，气至节点，都是阻而后通；关节者，人体自然之节点，有过施针经验者或有感觉，施针后气至关节时，指下会有短暂的阻而后通感；经络敏感的患者也能感觉到，气感至关节，其运行会慢于无阻碍处，人体气至关节枢转不利就如同自然界的节气受阻。笔者有一次对广州市高级医师培训班讲授《周易与中医学术》课程时，本校的一位针灸教授来旁听，在讨论"肺主治节"时，他介绍了在"肺主治节"观点指导下，常取肺经之穴治关节病获良效，应是对肺与关节关系的一种临床佐证吧？

⑫承接关节话题，《思考中医》还提出了一个更大的节，节气之节，认为"治节"指的是治这个节。文中既有肺处胸中，其外包以肋骨二十四根，正应二十四节气这个人副天数类比，也指出了天人变化节奏同步的天人合一背景。这的确是一个值得更深入展开讨论的话题。

首先，天确有节。《黄帝内经》很重视天地之节与脏腑的关系。《素问·六节藏象论》即以"天以六六之节"之"六节"为篇名，即示意脏腑应有"节"或应随"节"，故称"六节藏象"。开篇即云："黄帝问曰：余闻天以六六之节，以成一岁，人以九九制会，计人亦有三百六十五节，以为天地久矣，不知其所谓也？岐伯对曰：昭乎哉问也！请遂言之。夫六六之节，九九制会者，所以正天之度，气之数也。天度者，所以制日月之行也；气数者，所以纪化生之用也。"其中的"天之度，气之数"是本段的眼目，实际提出了天有度、气有数的命题，而度、数就是天地的节奏。

然此度、数如何算？岐伯曰："五日谓之候，三候谓之气，六气谓之时，四时谓之岁，而各从其主治焉。"

五日为一候，一候是天地之气的小变；

三候为一气，即十五天为一气（节气），此为天地之气的中变；

六气即一年轮转中的风、寒、暑、湿、燥、火六种自然气候变化。六气中每一气平均含四个节气；四时即春夏秋冬四季，平均每季含六个节气。六气与四时都属天地之气的大变，只不过六气较四时分得略细。见图43。

岐伯继续说："不知年之所加，气之盛衰，虚实之所起，不可以为工矣。"这句话放到现在，就真是得罪人了。即不知天地度数、运气变化者，不可以做医生。这下为医者或需反躬自问

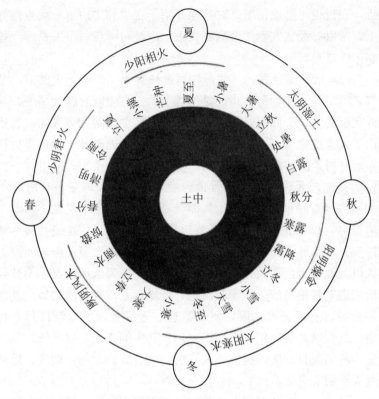

图43　四时、六气与二十四节气图

了，自己懂得天地度数、运气变化吗？

我们再分析一下肺与天地之节的关系。《血证论·脏腑病机论》说：“肺为乾金，象天之体。又名华盖，五脏六腑，受其覆冒……肺之令主行制节，以其居高，清肃下行，天道下际而光明，故五脏六腑，皆润利而气不亢，莫不受其制节也。”肺既为乾天，乾主“通天下一气”，“肺主一身之气”，则此内外之气是相通的。

通过什么来相通呢？首先“天食人以五气，地食人以五味，五气入鼻，藏于心肺”（《素问·六节藏象论》），即肺通过鼻与天气相通。然肺与天气相通有一更大的途径，即人体最大的器官——皮肤。人对自然界气候变化最敏感者莫过于皮肤，外邪侵入，不是从口鼻而入，就是从皮毛而入，肺开窍于鼻，外合皮毛，皮肤包裹着人体，不就像天包着地吗？肺为乾天，皮肤也像天，这两者联在一起不是很自然的事吗？

更不要忘了，皮肤上的汗孔在中医学称什么？"气门"！这两个字不是很能令人遐想吗？"气门"是体内外之气感应与交换的通道或窗口。这遍布全身的窗口保证了天人之气的相感与相交。可惜的是现代人一不运动，二享空调，已经不太会出汗了，自动关闭了与自然沟通之门，多少病由此而生？

再往深一层看，元神源自先天，包含着人类在进化过程中所获得的某些重要基本属性，如与宇宙节律的一致性、与自然环境的协调性等。元神是一身之气变化的调控本源，通过元神，人体的之气可与化育天地万物之气相感相通，使机体适应内外界环境的不断变化，从而具有适应环境节奏、自我调和的功能。正如《朱子语类·卷三》所说："人之气与天地之气常相接，无间断，人自不见。人心才动，必达于气。"

既然人与自然内外之气是相通的，则天人合一，精确来算，就应是天人之气在度数、节奏上的合一。因此，肺主治节，含调整人体，以适节气之节在立论上是站得住脚的，只是此节不限于气候中变之二十四节气，也应包含气候小变之候，更包含气候大变的六气与四时。

或问，"肺主治节"内涵如此丰富，临床上又该如何运用？这应是为医者最关心的问题。

首先，生理常态下元神通过御气，以神—气—形（脏腑组织），神（元神）—气—神（五脏神），神—气（人体之气）—气（自然之气）的形式来统御全身乃至沟通自然这部分是不用人为刻意操作的，因为元神的调节特点是"无思无虑，自然虚灵"的无为而治。

其次，"相傅"的十二大政绩中大部分是有现成的调治方法的，如肝升肺降配合之调，肺助胃肠通降之调，宣降肺气对水液代谢之调，肺助心行血之调，以气行血之调等。

　　还有没有包容性更广的调法？有！只是我们不要目光短浅得仅把中医的治法局限在方药针灸、推拿按摩上。那是什么调法？曰：吐纳！别忘了，肺的最基本功能是主呼吸。其大部分功能，包括主治节实质是肺主呼吸功能的外延。吐纳就是刻意的调整呼吸，以达到调整能被呼吸节奏、深浅、快慢影响的人体各种节奏与功能。心肌与内脏平滑肌是不随意肌，本身不能自调，肺没有肌肉，但它可通过诸如肋间肌和膈肌等呼吸肌（随意肌），在一定程度上自我调控呼吸深浅、快慢、节律。古人很聪明，虽然他们未必知道什么随意肌、不随意肌，但除肺之外的其他脏器难以自调的生理现象应该还是能观察到的。因此，通过可调之肺来间接影响难调的他脏，以呼吸节律直接或间接控制其他节律的想法就不难萌发。于是知行合一，吐纳法由是而生。见图44。《庄子·刻意篇》就有："此江海之士，避世之人，闲暇者之所好也。吹呴呼吸，吐故纳新，熊经鸟申，为寿而已矣。此道引之士，养形之人，彭祖寿考者之所好也。"同样有着古文明的印

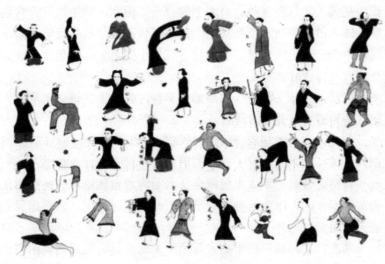

图44　古代吐纳导引图

度，在世界范围内流传得比气功更广的瑜伽，也很讲究呼吸法。而传统的锻炼方法如太极拳、八段锦也很注重呼吸与动作的配合无间。《医暇卮言·卷下》说得好："欲修长生者，必固其气，气固，则身中之元气不随呼而出，天地之正气恒随吸而入，久之胎息定，鄞鄂成，而长生有路矣。"

前述气功是以古典哲学为思想指导，以调心、调息、调身共融为特征，以开发人体潜能为目的的身心锻炼技能。古代的吐纳、调气、服气、胎息、禅定、导引、静坐、坐忘、内丹、炼神、守一、存思等大致与之相符。

现在的中医界有不少人一谈论气功就嗤之以鼻，就如同中医业外的某些人谈论中医一样，总感觉自己高人一头，而且还隐含了对对方"不科学"的轻蔑。须知气功界鱼龙混杂，某些装神弄鬼的所谓气功师不代表气功的本来面目，就如同街招上专治牛皮癣的老军医不代表中医一样。中医笑气功，笔者不知该说是"五十步笑百步"好，还是"百步笑五十步"好。《素问·上古天真论》就有"余闻上古有真人者，提携天地，把握阴阳，呼吸精气，独立守神，肌肉若一，故能寿蔽天地，无有终时，此其道生"之说。这里的"呼吸精气，独立守神，肌肉若一"与气功定义中的"调息、调神、调形"不正对应吗？气功起源之久远亦可由此而知。

气功理论与中医理论几乎如出一辙，恰当的气功实践不但能治病，更能延年益寿，这是人们可看到或体会到的难以辩驳的事实。若自身对气功没有过身体力行的实践，却想当然的认为不科学，这与不懂中医却妄评中医者在思维上有什么不一样？自傲的现代人不但达不到古真人之境，退一步来说，就连《黄帝内经》提到的至人、贤人、圣人之境也达不到，甚至连平人之境能否达到也成疑问。为什么？佛曰：所知障！

"所知障"的本意是指众生由于根本无明惑，遂迷昧于所知之境界，使得法性被覆蔽而成中道种智之障碍，故称智碍。这里借以为喻。现代人面对古代知识的态度常常是自以为无所不知，一切都应以"我"的知识来作对错的判断，而妨碍了对不熟知事物或现象的了解，就如佛家所言的"所知障"。人们有时真的要自问一句，我们真的那么有知吗？这本书的读者应该大多数懂医，这里不妨问一句：医学对人身心的了解您认为已经很深了吗？若不是，是否还存在各种探讨、解释与实践空间？由于对人体研究切入的角度不同，方法学的不一，因此，当现代科学对中医理论的解释力不从心时，我们往往可以理解。但为什么当现代科学不能完全解释气功现象时就独独难以理解呢？"本是同根生，相煎何太急？"为医者不一定要喜欢气功，但有一些气功体验应该不是什么坏事，或许能加深对中医的体会。撇开气功不论，我们不妨再进一步以现代人的角色自问，自己对中医的理解有没有"所知障"呢？

时觉练得得法的气功真有几分神奇，无非就是凝神定志，配合呼吸，摆几个动作，或盘腿而坐。不知不觉间睡眠就好转了，胃口变好了，排便通畅了，月经自调了，关节不痛了，通体舒泰了。从浅的讲这是呼吸吐纳改善了人体的节奏与功能，"肺主治节"了。从深的讲是元神与主一身之气的肺君相共治的结果。气功的无思无虑、自然虚灵状态，正是元神主事状态。元神是人最本底的存在，含人类祖祖辈辈为适应自然、适应社会、调适自身的进化而遗下的精神印记，是生命活动自存的内在机制及规律。既云规律，就含节度。元神主事，则神与气合，在"恬惔虚无，真气从之"状态下，以气为中介，将君主节度通过"相傅"而施行。再进一步，不但体内得"治节"，更在"致虚极，守静笃"中，全身气门打开，天人之气交汇融融，人在气中，气在人中，而达真正的天人气度、天人气数合一的"治节"大境界。

（6）肺藏魄

魂魄之说始终还是带有神秘性，我们先在医学之外略为展开，以供参考。魂魄二字由来已久。《左传·昭公七年》云："人生始化曰魄，即生魄，阳曰魂；用物精多，则魂魄强。"《左传·昭公二十五年》又云："心之精爽，是谓魂魄；魂魄去之，何以能久？"孔颖达注解说："魂魄，神灵之名，本从形气而有；形气既殊，魂魄各异。附形之灵为魄，附气之神为魂也。附形之灵者，谓初生之时，耳目心识、手足运动、啼呼为声，此则魄之灵也；附气之神者，谓精神性识渐有所知，此则附气之神也。"《人身通考·神》曰："神者，阴阳合德之灵也。惟神之义有二，分言之，则阳神曰魂，阴神曰魄，以及意智思虑之类皆神也。"《朱子语类·卷三》曰："人死则魂魄升降，日渐散而不复聚矣。"

以上几段的大意为：魂魄生来即有，阳神曰魂，阴神曰魄，为可附形与气的不同精神形式，不能离开人之形气而独立存在，机体死亡了，魂魄也将随机体的消亡而消解，并解释了魂魄各自的功能，这些注解当接近远古魂魄的原意，但似乎未见民间所言的人故后还能有所显，有所为之意。

况医学之魂魄，倾向于实用，只探在生象，不究身后境，更多关注的是以之为概念的相关心理、生理与病理现象，所以不要动辄就以迷信之名冠于中医。

《灵枢·本神》曰："并精而出入者谓之魄。"即父母生殖之精结合瞬间，就有了魄。中国传统习惯以父母生殖之精结合瞬间为生命起始并计算年龄，成为人的标准是"神气舍心，魂魄毕具，乃成为人"（《灵枢·天年》），所以中国人有虚岁之说。关于精与魄的关系，张志聪的《素问集注·卷四》注："魄乃阴精所生，肺为阴脏，故主藏魄。"（笔者再注：肺五行属金，为阳中之少阴，故为阴脏）。《类经·藏象类》云："精对神而言，则神为阳而精为阴；魄对魂而言，则魂为阳而魄为阴。故魂则随神而往来，魄则并精而出入。"《灵枢·本神》又曰："肺藏气，气舍魄。"结合前文，即魄为先天所获得，以肺之气为舍、为充、为养。《素问·六节藏象论》的"肺者，气之本，魄之处也"亦持此见。可见，魄成于父母并精，而功能之用在气。精足、气足则魄盈而用，精神乃治。

关于魄的功用，《类经·藏象类》云："精之与魄皆阴也，何谓魄并精而出入？盖精之为物，重浊有质，形体因之而成也。魄之为用，能动能作，痛痒由之而觉也。精生于气，故气聚则精盈；魄并于精，故形强则魄壮。"《朱子语类·卷三》曰："人之能思虑计画者，魂之为也；能记忆辨别者，魄之为也。"又曰："魄盛则耳目聪明，能记忆，老人目昏耳聩记事不及者，魄衰也……阴主藏受，故魄能记忆在内；阳主运用，故魂能发用出来。二物本不相离。"汪蕴谷在《杂症会心录》中说："人之形骸，魄也。形骸而动，亦魄也。梦寐变幻，魂也。聪慧灵通，神也。分而言之，气足则生魂，魂为阳神。精足则生魄，魄为阴神，合而言之，精气交，魂魄聚。"

综上所述，魄的功用大致如下：魄属于人体本能的感觉和动作，如耳的听觉，目的视觉，舌的味觉，鼻的嗅觉，身体的触觉如皮肤冷热痛痒等感觉，以及新生儿不经训练而自然就会的动作、吸乳和啼哭等。换成现代语言表述，大致是指精神神经活动中本能的司感觉和支配动作的功能，近似于无意识活动。此外，魄亦具记忆之功。

至于魄藏于肺而得气养，气足则行为果断，充满魄力之说，应是从气、魄两字间关系所作的某种衍生。

魂与魄的比较，由于魂附于气，偏于无形，魄附于形，与形难分，因此，魂表现在精神方面如"梦寐恍惚，变幻游行之境"较著；魄表现在形体方面如"能动能作，痛痒由之而觉"较显。《太上老君内观经》谓："动而营身，谓之魂。静而镇形，谓之魄。"

就功能与物质关系言："并精而出入者谓之魄。"精属先天，因此，魄之功多显现为一些先天本能性作用，至于记忆，或与肾藏精，通于脑有关。"肺藏气，气舍魄"，肺呼吸及一身之气功能正常，才能气达各脏腑组织、形体官窍，而发挥魄目视、耳听、鼻嗅、舌辨、身触、知饥渴、平衡、排泄、睡眠、记忆以及自然动作等功用。而以呼吸之气为主生成的宗气，功能上就与肢体寒温和活动、视听感觉、语言声音等有关，与魄之用甚合。故精气旺盛则体健魄全，魄全则感觉灵敏，动作协调，记忆深久。

若在外界信息刺激下，以上本能功能出现不相协调的反应，即魄之为病。如熟睡之人，热蹬被子，冷自覆盖，出自本能，是魄之为用；若睡时不知冷暖，蹬被懵然而感风受寒，则是魄之渎职。饥则吃，饱则止，也是人的本能，若不知饥渴，仍是魄未尽责。而皮肤冷热痛痒感觉不明显，听觉、嗅觉、味觉减退，视觉模糊，或反过来皮肤冷热痛痒感、嗅感、触感等过于敏感均属魄病。此外，动作失衡或失于协调，记忆明显减退等也在此属。

《灵枢·热病》说："偏枯，身偏不用而痛，言不变，志不乱，病在分腠之间……痱之为病也，身无痛者，四肢不收，智乱不甚，其言微知，可治，甚则不能言，不可治也。"辨偏枯与痱之别，主要有二，一者身痛、能言与否，关乎知觉；二者志乱与否，关乎神智。刘河间又将"痱"证之不能言者称为"喑厥风痱"。《医宗金鉴·杂病心法要诀》援其说而曰："四肢不收无痛痱，偏枯身偏不用疼，其言不变志不乱，邪在分腠五物能，甚不能言为喑痱，夺厥入脏病多凶。"可见痱证不完全等同于类中风、真中风或痿证。其与现代医学的急慢性感染性多发性神经炎、癔病性失语、癔病性瘫痪、老年动脉硬化、脊髓型颈椎病的某些阶段相类似。痱之为病，以知觉问题为主，魄反应最敏感的部位是皮肤肌腠，且痱病时涉神智，故属魄病。

《易》的错卦、综卦、交卦教会了我们看问题可从相反方向看，或从多角度看。各种感觉功能减退固属魄之范畴，但过犹不及，于强调平衡的中医来说，不及、太过均属病态。以此推之，恐怕不少过敏性疾病也与魄脱不了干系。过敏者，感觉或机体反应过于敏感也。如过敏性鼻炎、过敏性哮喘、过敏性皮肤病、过敏性肠道病等多与嗅感、内外触感或内在反应机制过于敏感有关，这些均属中医肺系（肺、鼻、皮肤、肠）疾患。虽不能说过敏性疾病都是肺系统的，但确以中医的肺系统罹患为常见。此外，过敏性体质多与先天因素相关，别忘了"并精而出入者谓之魄"，精属先天，因此，魄的部分病变也显示出某些先天特质。是以，过敏性疾病的病机多一个"魄"因素的考虑，或可对临床之治有一定的启示。

《灵枢·本神》的"喜乐无极则伤魄"说明了情志过剧是魄病的原因之一，因为七情太过均可及气，所谓"怒则气上、喜则气缓……"而"气舍魄"，气乱当然魄伤。试看落魄之人，多遇人生起落，而人生之落必伴灰暗情绪，故见目暗无神，如丧神守，视而不见，听而不闻，食之无味，饥渴不知，冷热不辨，形销骨立，如行尸走肉。此魄离职守矣，"落魄"两字的形容可谓传神。

若魂魄同病，则往往躯体感觉与精神症状并肩：轻则寤寐异常，或整宿不寐，或寐而难醒，或梦寐恍惚，或憋气，甚至呼吸暂停，此魂魄不相呼应或交替，使动而难静，或静而难动所致；重则显于精神意识，如癫狂；若意识丧失，神昏谵语，感觉异常，循衣摸床，则为失魂落魄，或魂魄欲离散。《灵枢·本神》谓："魂伤则狂忘不精，不精则不正，当人阴缩而挛筋，两胁骨不举，毛悴色夭。""魄伤则狂，狂者意不存人，皮革焦，毛悴色夭。"《金匮要略·五脏风寒积聚病脉证并治》亦云："邪哭使魂魄不安者，血气少也，血气少者属于心，心气虚者，其人则畏；合目欲眠，梦远行而精神离散，魂魄妄行。阴气衰者为癫，阳气衰者为狂。"

魄病又当如何治？魄既为精气所养，则益精养气之品宜适当为用。若牵涉到情志者，心病还须心药治，当以心理治疗或"志意"的自我调适为主。《灵枢·本藏》云："志意和则精神专直，魂魄不散，悔怒不起，五藏不受邪矣。"又曰："志意者，所以御精神，收魂魄，适寒温，和喜怒者也。"而安神定魄之品如琥珀、龙骨、龙齿、朱砂、磁石、生铁落、菖蒲、人参、茯神等可为辅。如痱病之类以身体感觉或失语为主者当辨病与辨证相结合而治，地黄饮子、小续命汤、虎潜丸、解语丹、补阳还五汤、大秦艽汤、黄芪桂枝五物汤、小活络丹等为常用方，针灸也可获效。过敏性疾病也以辨证论治为主，然此类病的基调似以阳气虚者居多，或许由此而致"气不舍魄"吧。

然真正定魄之法莫过于养气调神，《黄帝内经》的"呼吸精气，独立守神，肌肉若一"哪一点不合魄意？"呼吸精气"可增肺气以养魄；"独立守神"既可凝神以定魄，又可调志意，收魂魄；"肌肉若一"则何来皮肤冷热痛痒感觉不知，或感觉过于敏感，或动作失于协调？"恬惔虚无，真气从之，精神内守，病安从来"岂是虚言？

　　在肝藏魂内容曾提到中医教材的怪现象，"魂魄意志"这几个字虽不少见，但解释却常语焉不详，擦边就走，不敢过于展开。这是中医的一种学术尴尬，因为"魂魄"两字，与民间所言的"魂魄"字眼一样，带有巫韵，太能令人遐思了，而且关系是否暧昧也不容易完全分解得清楚，这是一个无形的雷区，最好别碰，否则会连累中医被思疑为迷信或唯心，这应是著述者的潜意识。

　　这里得有一辩：上古时期巫医不分，甚或巫医一体。不独中医，任何医学形态的早期均如是，西方医学亦概莫能外。因此医学术语中残存一些上古遗留下来的名词也不属反常。中国医学到了战国时代，医与巫已开始分业。《史记·扁鹊仓公列传》记载着扁鹊"病有六不治"中就有"信巫不信医，六不治也"之论。《素问·五藏别论》也强调："拘于鬼神者，不可与言至德。"可见中医与巫很早就开始有意识分道扬镳了。但在古代的文化环境下，医与巫的割裂在医学的不同领域可能快慢不一，术科的割裂肯定较早，精神领域由于表现复杂，存在不少难解现象，因此割裂得可能会迟些。随着医学地位日渐高于巫，以儒为主体的医生多具"敬鬼神而远之"的观念，兼之自高人格，因此巫韵在中医学的不断发展中已越来越淡，几近于无。在现代文化背景下，"魂魄"等字眼可说已完全顺变成概括某类心理学范畴的名词术语了。

　　以上缘由本不难说明，但医学家们还是步步小心！步步惊心！为什么？不难看出，在现代人文背景下，中医在所有与自然科学相关的学科中还是位置最尴尬的一门。表面看似火红热闹，其实一直在东方与西方、现代与传统，甚至是科学与迷信的狭缝中求生存，常怕被误解、被扣帽子，心有余悸的症状不时出现，故常有意无意地自设雷区，限制了学术探索与发展空间。

但"神魂魄意志"这类精神心理现象如果医学放弃不研究，宗教自然就会涉入。就如几百年前的西方，由于不擅长研究物质以外的现象，其精神心理现象的研究一直是丢给了宗教。这种现象若在当代复见，难道是医学家们所愿看到的吗？只要出于求知的真诚，真正的科学研究是不应有禁区的。学术探索，尤其是边沿性问题的探讨，更需要宽松的文化氛围与语境，畅所欲言，才能真正去粗取精、去伪存真。有临床现象，就需解答，也只有在不断的解答探寻中，才有可能逐渐逼近事物的真相，这才是科学家们应取的态度。搁置不论，反不符合科学的探索精神，也不利于学科的发展与开拓。

2. 肺的生理特性

（1）肺为华盖

华盖，原指古代封建帝王出行时所用的车盖。肺位于胸腔，在五脏六腑中居位最高，下覆心君和诸脏腑，故称之。位最高者首先就决定了它的功能趋向当以向下为主，如此才能肃降精微、气、液于脏腑组织以为用，犹如乾天兴云播雨于万物以为养，此天地升降，阴阳交感之道也。

肺主一身之气，调节气机，肺气顺则五脏六腑之气亦顺，这也是"相傅"自上而下使百官之"节"得"治"的政通景象。

由于外邪易从皮毛、口鼻等肺所统领的地带入侵，因此下覆诸脏，又宣发卫气，外合皮毛，主一身之表的肺，就有了保护诸脏、抵御外邪的义务。

吴克潜在《大众医药·卫生门》说："肺居五脏最高之部位，因其高，故曰盖。因其主气，为一身之纲领。恰如花开向荣，色泽流霞，轻清之体，华然光采，故曰华盖。"肺为华盖实是对肺在五脏中居位最高，功能趋向以向下为主，保护脏腑、抵御外邪，主一身之气作用的高度概括。肺五行属金，主降的缘由亦多出自其为"华盖"位属。

（2）肺为娇脏

娇是娇嫩之意。我们先看肺的结构，肺的基本功能单位是肺腺泡，即肺的内在结构基本上是空虚的，故肺为清虚之体，"清虚之府，纤芥不容，难护易伤故"（《理虚元鉴》）。肺之卦配兑，不知读者记得否，兑在一家人中为少女卦，少女当然娇嫩，是需要重点保护的对象。

再看肺的战略位置，肺居高位，为诸脏之华盖，正所谓峣峣者易折，树大则招风，位高则势危。这还不够，肺开窍于鼻，与天气直接相通，又外合皮毛，即与外界相通的大部分门户均由肺负责把守，战线太长，战区太大，兵源、兵种调配均不易，确是难守易攻，真是难为了"相傅"还得兼武事。不过当年姜太公、诸葛亮也是这样干的，连"相"带"傅"者大概就是这个命吧。因此，六淫外邪侵犯人体，不论是从口鼻而入，还是从皮毛而侵，皆易破肺之门户而致病。《不居集》云："肺为娇脏，所主皮毛，最易受邪。"这还没完，百脉皆朝汇于肺，平时是向"相傅"进贡，现在有事还不得找回你来帮忙？而且通常一说有事，十有八九不是什么好事。因此，他脏之病变，常波及于肺，诸如肝火犯肺，水饮射肺等。更由于清虚之府，空虚之处，即易容邪，要不，凭什么"脾为生痰之源"，肺就该当"贮痰之器"呀？脾不客气地说："谁让您那里有空位啊！兄弟将东西临时寄放一下难不成还要见外？"

《临证指南医案·肺痹》曰："其性恶寒、恶热、恶燥、恶湿，最畏火、风。邪着则失其清肃降令，遂痹塞不通爽矣。"《理虚元鉴》谓："肺气一伤，百病蜂起，风则喘，寒则嗽，湿则痰，火则咳，以清虚之府，纤芥不容，难护易伤故也。"可见，无论外感、内伤或其他脏腑病变，皆可累及于肺而为病。因此，肺为娇脏指的就是肺脏清虚娇嫩易受邪侵的特性。若娇肺被侵，治疗当以"治上焦如羽，非轻不举"为则，用药以轻清、宣肃、顺其气性为贵。

肺既易受邪，还要担负保卫任务，因此，欲少病，先护肺。

肺之护，一曰避邪，二曰自强。如何自强，乾之象曰："天行健，君子以自强不息。"乾天当行，肺气也当行，如何行？有呼吸配合的体育锻炼最佳，时髦的名字叫有氧运动。

3. 肺的联属功能

（1）在体合皮，其华在毛

皮毛，包括皮肤、汗腺、毫毛等组织，为一身之表，是抵御外邪侵袭的屏障。肺与皮毛的相合关系可从肺与皮毛各自的角度看。

景岳谓："肺属金，皮得金之坚，故合于皮。毛得皮之养，故荣于毛。五脏之应天者肺，故肺主皮毛。凡万物之体，其表必坚，正合乾金之象，所谓物物一太极也。"（《类经·藏象类》）肺对皮毛的作用有二：第一，肺气宣发，布散水谷之精及津液于全身皮毛肌腠以滋养之；第二，肺气宣发卫气于皮毛，发挥其温分肉、充皮肤、肥腠理、司开合及防御外邪侵袭的作用。

对于人体之屏障，我们常有一个错觉，以为结构之障是皮毛，功能之屏为卫气，除此之外，就没有了。如果是这样的话，就小视人体了。试想，皮毛、卫气均属肺所管，所谓一荣俱荣，一损俱损。若肺出问题，人体的防御岂不土崩瓦解？事实上皮肤之下尚有腠理，腠理之中另有玄虚，这下，话题又来了。

腠，又称肌腠；理，为皮肤纹理。王冰注："腠，为津液渗泄之所；理，谓文理逢会之中。""腠理皆谓皮空及纹理也。"因此，肌肉和皮肤的间隙相互沟通，共称为腠理是大体正确的。

腠理之所以不可忽略，是因其与三焦相通。三焦的功能是通行元气与津液，则元气与津液均可渗流于腠理，以充养和濡润肌肤，并保持人体内外气液的不断交流。卫气亦有"温分肉"、"肥腠理"之功。因此，腠理是渗泄体液、流通气血的门户，元卫之气合于此而共同抗御外邪内侵。《素问·阴阳应象大论》说："清阳发腠理。"《金匮要略·脏腑经络先后病脉证》曰："腠者，是三焦通会元真之处，为血气所注；理者，是皮肤脏腑之纹理也。"可见，卫气实有一强援，就是元气。这就提示，临床若遇人体防御功能出问题就不能光盯着卫气，元气的充沛淋漓更是根本。清代熊笏《中风论·论药饵》谓："病在卫气，则当从卫分用药。卫气有表里不同，表者行津为汗，温养形体之阳气也；里者受命之根，水中之火，即肾间动气也。肾间动气，即卫气之根，出于下焦。"此卫气之根，出于下焦的肾间动气不是元气还能是什么？

但还是得强调，肺的卫外功能虽得元气之助，但由于本身的结构、位置及职责，最易受病的一个脏还是它，娇脏的特质仍在。

元卫互用就牵涉到用药的经验问题了。部分医者思维很简单，一碰到卫外功能减退，第一反应选用的药物就是黄芪，此药具益气固表之功，初用或对，久用就存可议之处了。《得配本草》云："黄芪补气，而气有内外之分。气之卫于脉外者，在内之卫气也，气之行于肌表者，在外之卫气也。肌表之气，补宜黄芪；五内之气，补宜人参。若内气虚乏，用黄芪升提于表，外气日见有余，而内气愈使不足。久之血无所摄，营气亦觉消散，虚损之所以由补而成也，故内外虚气之治，各有其道。不谙其道而混治之，是犹盲人之不见黑白也。"以黄芪御敌的好处是"肌表之气，补宜黄芪"而见功快，但久用则"黄芪升提于表，外气日见有余，而内气愈使不足。"若您是护城现场的军事指挥，此时就得考虑，兵力一旦全投于外时，如有内鬼，此时正易作乱，就如本有内患，内气一虚，则易复发。再者，城防虽厚，内里空虚，敌虽难攻，但一旦攻破，就可长驱直入，局势糜烂不可收拾矣！是以古之城守，多城内设城，层层抵御。元气就若人体城内之城，参芪互用，正是元卫互为奥援。此例告诉我们：一，人体各气并非散兵游勇，而是配合有素的多兵种，就看您这个司令如何调配，如何司其令了；二，腠理、三焦不是没有意义的名词，熟习其内蕴，必要时可大派用场；三，药物各有性格，用之不当，就是土鸡瓦狗，用之得当，就是精兵良将。"用药如用兵"的前提是知道手下不同兵种的实力与功用。

回到正题，常态下，卫气充盈于腠理之中，控制和调节腠理之开合。《灵枢·本藏》言："卫气者，所以温分肉，充皮肤，肥腠理，司开合者也。"可见腠理的疏密影响着汗孔的开合和汗液的排泄，起到调节人体津液代谢和体温高低的作用，所以腠理有时又被视为汗孔的近义词。

腠理致密意味着人体防止外邪入侵能力较强。若腠理疏松或腠理不固，则外邪易于侵袭人体而发病，故腠理也是外邪入侵人体的门户。

病理情况下，可见腠理开合失常。若腠理开，则令汗出，可致伤津耗气，常见于气虚，尤其是卫气虚不摄，亦见于热迫汗出。如《灵枢·决气》云："津脱者，腠理开，汗大泄。"《素问·举痛论》也说："炅则腠理开，荣卫通，汗大泄，故气泄。"腠理闭而无汗则常见于外感寒邪致腠理收引，《素问·举痛论》谓："寒则腠理闭，气不行，故气收矣。"

前谓肺对皮毛的作用有二，反过来，皮毛对肺的作用也有二。一，皮毛受邪，可内合于肺。六淫之邪，多经此途径而犯肺，故治疗外感表证时，宣肺解表发汗是常法。二，腠理和汗孔的开合还有散气和闭气的作用，汗孔开则散气，是排出体内浊气和散热的一种途径；汗孔闭则敛气，可防止体内之气的耗散。此外汗孔开合尚可调节呼吸，《黄帝内经》称之为"气门"，是说汗孔不仅是排泄汗液之门户，也是随着肺的宣发和肃降进行体内外气体交换的部位。

汗孔除"气门"外，尚有玄府（细微幽玄，故名）或鬼门（鬼，古通魄，肺藏魄，肺气通于皮毛，汗从毛孔而出，名魄汗，故汗孔又称鬼门）之称，《黄帝内经》"开鬼门"法即通过宣肺发汗，使阳水从汗孔而排。

"气门"者，实可因名而活用，如气滞患者，一般以柴胡疏肝散多能奏效，严重者，加前胡以枢转，厚朴以除满消胀，亦当见功。但曾治几例，已确证不是气虚气滞，而是严重的实滞，以上法而治仅获微效，甚至加上大腹皮、槟榔亦如是。思之，此气太满，体内缺少枢转之位，虽行气，但无空处可转，故难取效。后嘱他们先作运动至见汗，再服药，则效大显。此因气从汗孔泄出了部分，体内得枢转之位，故药力立见。或曰：这可能是纯粹的运动致气血流通，不一定与药力有关吧？笔者已刻意问过，纯粹的运动他们也做过，仅见微效，则汗后气门之开与药效同行而见功当无疑问。

吐纳者常有毛孔呼吸之练，大体是吐纳时加以观想，观想自己的身体与宇宙相融，全身毛孔和大自然之气相通。一吸，自然清气从气门而入；一呼，体内浊气从气门而出。久之，体内的气和大自然的气在一呼一吸中通过气门不断交换，加上心神的虚静，渐达天人合一之境。无独有偶，瑜伽也有毛孔呼吸之说。

中国武术也有毛孔呼吸之练，中国近代武术史上被称为武圣的孙禄堂，融会贯通了形意拳、八卦掌、太极拳等诸多拳法，年轻时到处与人切磋。切磋，是文雅的说法，实话实说就是到处踢馆，打遍大江南北，从无败绩，可说实战无敌。相传其行拳走架时可塞住口鼻来练，若然是真，这就是还原到胎儿状态的毛孔呼吸了，但这却不是打坐之胎息，而是动态走拳中的胎息，是更难的功夫。练武者讲究的是一趟把式练下来，面不红、气不喘、汗少出，甚至汗不出。为什么？汗不出就意味着动作时气不外泄。发劲时能否含得住这股气，这是武人能内养和不能内养的最大区别。若仅外练筋骨皮，气能发不能收，体能易耗，所以身虽壮却往往寿不长，看看以力相搏为主的国外搏击家们就知道了。从技术角度，若但知口鼻之息而不知毛孔呼吸者其对于气力之运用恐也难入妙境。知之，且能控，就是整劲，整劲者，发则伤人重，收则护身强，这就需要内练一口气。懂内练的武者只要不死于争斗，一般都能长寿，尤其是中国内家拳的习练者，发而能收，发则力达四梢，收则气归丹田，一身之气来回鼓荡，如长江大河奔流不息，自然就生机勃勃，此"生生之谓易"也。但现今传统武术的主流似乎是走向了另一方向——体操化、表演化、舞蹈化、养生化。养生由于不是打练结合之练，而是演练结合之练，养的效果如何，两者未资比较，在此不好妄评。实战如何？就看传统实战意义的部分现今还存多少，或还有多少人在练，不过这已属题外之话了。

"气门"二字，大有玄机！

（2）开窍于鼻

鼻是肺之窍，通过肺系（喉咙、气管等）与肺相连，为气体出入之通道，此联系源于结构，容易理解。其生理功能包括通气和嗅觉。鼻的功能主要依赖肺气的作用，肺气调和，则鼻窍通畅，呼吸通利，嗅觉灵敏。若肺或者鼻发生病变时，常相互影响。例如邪气犯肺，肺气失宣，可见鼻塞，不闻香臭；肺失敛肃，可见流涕，或鼻衄等。另外，外邪伤人，多从口鼻而入，可直接影响到肺。而鼻的症征亦多从治肺入手。

（3）在液为涕

肺开窍于鼻，涕为鼻液，故与肺联。涕之用，润泽鼻窍，以保证其行使正常的嗅觉和通气功能。《素问·宣明五气》说："五藏化液……肺为涕。"肺的功能状况亦常能从涕的变化中得以反映。正常情况下，鼻涕润泽鼻窍而不外流。若肺燥无以化液上濡孔窍，则鼻窍干燥；肺热，则流黄浊涕；肺寒，则鼻流清涕。但肺寒者须分虚实，实者，外感风寒；虚者，肺阳虚而不摄。教材通常强调前者，时忽略于后者，肺阳虚之候，临床明明多见，但为何教材少提？皆因肺五行属金，金畏火，因此不喜提肺阳字眼。这可算中医学的一个陋习，时存在一些不合时宜的忌讳。

肺阳虚而不摄者，临床多见于过敏性鼻炎（中医名鼻鼽）。医家往往喜以玉屏风散加味治之。但笔者思度，鼻鼽的典型表现是晨起一睁眼，即连续几个大喷嚏，然后清涕滂沱。晨起眼一睁，起于目内眦的足太阳膀胱经即感应而动，正常人鼻无明显反应，但鼻鼽患者的膀胱经经气较寒，寒气一冲，鼻内即应，故喷嚏，清涕现。鼻鼽是慢性病，其膀胱经经气寒往往不是临时感寒而来，而是素寒内积。素寒者，底气必虚，足太阳膀胱之里即足

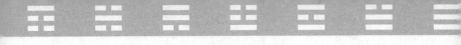

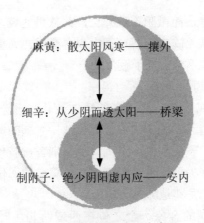

麻黄：散太阳风寒——攘外

细辛：从少阴而透太阳——桥梁

制附子：绝少阴阳虚内应——安内

图45　麻黄附子细辛汤方意图

少阴肾，足太阳统表阳，足少阴主里阳，此卫阳与元阳合虚之侯，也是肺阳虚的真实面貌，即表现在肺，其根在肾。此证若以玉屏风散加味，实过于温吞，若改以针对太少两感的麻黄附子细辛汤加味（见图45），则效更捷。此方的常解是，麻黄发汗解表，附子温里助阳，细辛温化寒饮，既助麻黄解表，又配合附子逐里之寒饮。此解虽合格，但仍有不足，未完全道出该方超强的里、中、外层层呼应的层次感。方中麻附之配倒不复杂，赵嗣真云："熟附配麻黄，发中有补。"关键是联属太阳与少阴之间的细辛，用得特好。《本经疏证》云："麻黄附子，一治其内，一治其外，然不得细辛，自阴精中提出寒邪，则温者温，散者散，犹未能丝联绳贯，使在内之邪，直从外解也。"全方之解以《医学衷中参西录》较到位："用附子以解里寒，用麻黄以解外寒，而复佐以辛温香窜之细辛，既能助附子以解里寒，更能助麻黄以解外寒，俾其自太阳透入之寒，仍由太阳作汗而解，此麻黄附子细辛汤之妙用也。"《古方选注》亦可参："用麻黄发太阳之表汗，细辛散少阴之浮热（注：此处"浮热"二字，解作沉寒或更准确），相须为用。欲其引麻黄入于少阴，以出太阳陷入之邪，尤借熟附合表里以温经，外护太阳之刚气，内固少阴之肾根，则津液内守，而微阳不致外亡，此从里达表，由阴出阳之剂也。"此治若从"魄"而解可谓太少之寒得热而散，"魄"得肺阳温养则鼻之感不至于过于敏。

（4）在志为悲（忧）

过度悲哀或忧伤，属不良的情志变化。《素问·举痛论》云："悲则气消。"肺主气，故"气消"对肺的影响最大。悲忧既可损伤肺气，表现为情绪消沉，少气懒言，肢体乏力等症，亦可导致肺气宣降失调而见呼吸气短。而莫名的悲伤忧愁，常可反证肺功能异常，尤其是肺之虚弱。

悲忧具典型的金象，金之位在西或西北，时间应秋天、黄昏，颜色为白色。试把西、西北、秋天、黄昏、白色这诸多意象放在一起，看看是什么感觉？"大漠孤烟直"、"万里悲秋常作客"、"西出阳关无故人"、"三杯两盏淡酒，怎敌它，晚来风急"、"古道西风瘦马，夕阳西下，断肠人在天涯"。自古临秋问刑，此时金气肃杀，天地愁惨，宇宙荒寒，人应之安得不悲忧？气应之安能不萧瑟？

（5）肺与大肠相表里

大肠功能源于解剖观察无疑。《黄帝内经》、《难经》对其位置、形状、大小和重量等都有较详记载。其主要生理功能是主传导、燥化糟粕。主要生理特性是通降下行。功能失常时，可出现粪便的质、量、色、味和排便次数的异常变化，如便溏、下利清谷、便干结、便下脓血黏液；味腥、味臭秽；色黑、色深、色淡等。也可有伴随症状，如腹痛、里急后重、脱肛等。

肺为脏，属阴；大肠属腑，为阳，手太阴之经脉下络大肠，手阳明之经脉上络于肺，肺与大肠通过经脉的属络和功能联系构成了脏腑表里关系。

肺与大肠的表里关系主要表现在两个方面：

一是传导方面。传导糟粕是大肠的本体功能，但是肺的清肃下降则是其正常传导的重要条件之一。只有肺之气、液清肃下降，大肠才能保持传导通畅。如果肺失肃降，气、液下达或太过或不及，均可导致大肠传导功能失常，或传导不利而大便秘结，或传导太过而泻利。临床便秘患者在辨证论治基础上就常加杏仁、瓜蒌仁以降肺气，润肠通便。

二是呼吸方面。肺司呼吸，其位最高，其气宜清肃下降，由于肺气与大肠相通，故受大肠传导功能的制约，即大肠的传导功能通畅，是维持肺气肃降、呼吸调匀的重要条件之一。如果大肠传导不利，可导致肺失肃降而出现呼吸气急、喘促等病症。因此，通便以助肺降也是临床治疗肺系疾病的常法。尤其是肺实热证者，往往热传大肠而伴便秘，若便秘不解决，即使中西同上，清肺热、抗菌、抗病毒，其热也难退。何解？此一窍塞，诸窍塞也。下窍不开，内气不得环流，则气门难张，气门若闭而不得汗，热又如何能散？治法简单，稍加大黄，便通即热退，咳喘减。这不单是釜底抽薪，上病下取，也是一窍开则诸窍开，提壶揭盖的反向用法。

大肠的传化糟粕功能，尚与胃气的通降、脾气的运化、肾气的蒸化和固摄作用有关。临床治疗排便异常，这些因素均须考虑。临床每见习惯性便秘，其便干硬，若以教科书照套，当为大肠液亏，应以增液汤、增液承气汤、麻子仁丸等滋阴润肠之方应之，此"增液行舟"之法，若伴舌上少津，以上诸方确实好用。但问题是现今患者，舌上少津者少见，舌淡、边有齿印，苔微腻者更多。若用以上治法，则头几服有效，再继续则每况愈下，最后反会加重。何解？此典型的脾"不能为胃行其津液"也，观其舌是脾虚有湿之征，但水湿虽多却浸阴土，不润阳明胃与肠。阴越滋则脾越湿，脾越湿则津越停滞不运而成恶性循环。治当以大剂量的白术（40~60克）合茯苓、陈皮为主以补脾行气运湿，水注阳明则症自缓，且能长治久安。此时温阳润肠的肉苁蓉、锁阳就优于滋阴润肠之药。当然，润肠通便的仁类药物仍不可少。但起始之时滋阴润肠之药仍需保留部分，因为"南水北调"也需时日，不是今天补脾运湿，明天水就能到达大肠并立马够用。现在的病人多功利，两剂无效，即转医生，他可不管你什么"南水北调"的解释。故治本虽重要，短期疗效也要让人看得见，待见效后再渐减滋阴之品而以治本为主。这种脾湿胃肠燥之证，最常见于泄下减肥或所谓清肠排毒的女性，毒未清倒先把肠液、脾阳清去了，如果不知道什么叫"水土流失"，这就是了。

4. 肺之外应

肺与秋气、暮气、少阴之气、收气、燥气、白色、辛味、西方相通应。

金有降、收之意。日落西山亦有降、收之意，故西方、日暮属金；月升日落之际，即为少阴；秋天万物成熟而收割，树感秋气而落叶，故秋天属金，五化中的"收"也属金；秋天多燥、国之西也多燥，燥气清劲、敛肃，故燥属金；西域之境或沙漠或盐碱，其色偏白，白色愁惨，故白色属金；金炼化成液时，其味闻之多辛，故辛味属金。

据此，五脏之肺、五季之秋、一天之暮、四象之少阴、五化之收、五气之燥、五色之白、五味之辛、五方之西，或以四象为凭，或以五行为据，在太极图均居于右（西）格局，象类则比，互相通应。

前述内容，或借秋天、黄昏、西方喻事，或以秋气敛肃说理。象同则理同，象近则理近。

譬如时令至秋，暑去而燥生，凉风清劲，草木皆凋。人体肺脏性喜清透，敛肃下行，为阳中之少阴，同气相求，故与秋气相应。整体气血也随"秋收"之气而敛降，故养生之法亦当顺应秋气而渐收。《素问·四气调神大论》云："秋三月，此谓容平，天气以急，地气以明，早卧早起，与鸡俱兴，使志安宁，以缓秋刑；收敛神气，使秋气平；无外其志，使肺气清。此秋气之应，养收之道也。"因此秋季养收，在精神、起居等方面，均须顺应秋气与肺气相和应的敛肃之性。早卧早起，收敛神气，以助阳气的敛肃。常人至秋，性喜清润，与秋季气候清肃、空气明净相通应，肺金之气应季而旺，且自然顺降，故觉秋高气爽，神宁气清。但秋季气候干燥，尤以西北为甚，肺为清虚之脏，喜润恶燥，又与燥气相应，故逢秋易见肺燥之证，治之以润。又肺为少阴之脏，脏性易寒，慢性肺系疾病者如喘证、鼻鼽等病性亦多偏寒，秋凉一至，内外寒凉互应，宣肃之功皆减，每易病犯。秋季治疗肺病时，不可过分发散肺气，而应顺其敛降之性。

以上秋天与肺的关系推论，置于一天之暮也同样成立，道同则理同。

后天八卦顺序中"说言乎兑，战乎乾"之后，该"劳乎坎"了，坎属水，代表肾系统，见图46。

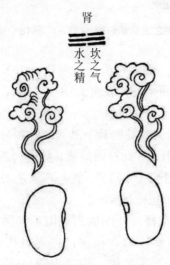

图46　黄庭内景·肾

（六）坎水太阴肾系象

肾象基调：肾五行属水，时配冬天与子夜，为阴中之太阴，参图47；后天八卦配坎卦☵，坎之本意为水，方位在北，参图48。

先天八卦的北方为坤卦☷，坤的本意为地，可作其阴阳特性的背景参考。

图47是以天地为参的动态太极图，以顺时针旋转为正，图中间的横线代表地平线，以之为参，肾之位则犹入夜之太阳，完全

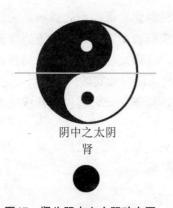

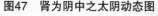

阴中之太阴

肾

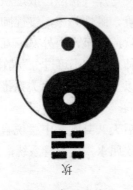

图47　肾为阴中之太阴动态图　　　图48　肾配八卦图

沉入地平而不复见，故阳鱼头已居地底。图下方之圆球全黑，示意日已隐没，地面全阴，仅见太阴（月亮），应太阴 ▐▐ 两爻纯阴之象。

　　图48是从图9后天八卦图裁下的肾配卦部分，太极图中坎之位代表肾系统的阴阳量，此时阴最盛。如同离卦可以代表太阳一样，坎卦也可代表月亮（太阴），而与四象之太阴同象。

　　两图一动一静，互补互参。

　　可能读者觉得奇怪，两图的太极图正好黑白相反，为何会这样？图47是动态旋转的太极图，可同时代表地面与地底情况，北方、冬天、子夜之位，均是阳隐地下（阳鱼头已居地底），阴显地面（北方、冬天以寒为显，子夜以黑暗为显），故地平线上之色为黑；图48的简化太极图一般只代表地面情况，肾之位是北方、冬天、子夜之位，于地面都是最阴之时位，故所在之位其色全黑。若同以地面情况相参，两图的肾之所应都一致在表示阴盛（色黑）时位，并无矛盾。

　1.　主要生理功能

　（1）肾藏精

　　肾藏精是指肾具有封藏和贮存人体精气的作用。肾的这个功能主要源于五行水象。肾五行属水，于季应冬，植物多春生、夏长、秋收、冬藏。《素问·六节藏象论》说："肾者，主蛰，封藏之本，精之处也。"点明了肾的藏精功能或封藏特性源于万物蛰藏之冬象；水之本体到冬亦成冰，呈坚凝密固之象。

藏之意与卦亦合，坎象 ☵ 外阴内阳，阳藏阴中。以阴阳分清浊，则阳清阴浊，以人喻之，为君子陷于小人之中，以肾比之，为精华藏于阴脏之中。且精之质为水，则水精藏于水脏，天经地义。再深一层想，其先天背景坤卦 ☷ 之承、纳功用亦暗隐内藏之意。

接下来，该弄清肾所藏的是什么精。精的概念在中医学中具一定模糊性，不同的精由于层次、因果、先后、互补等关系的纠缠往往容易混杂或兼容，难以完全清晰界定，不少教材在此问题上也多少有点夹杂不清。既然其本来面貌就非线条分明，因此我们也遵循既成概念，以稍带写意的方式将其来源与关系略作疏理。

精的含义有广义和狭义之分。广义之精，泛指构成人体和维持生命活动的精微物质，此意与人体广义的气相近。因此，这一层次的气或精在中医学中均大而化之，不强作比较，因为真正有意义，实用性强的是它们的进一步分类。

狭义之精很明确，是指禀受于父母而贮藏于肾的具生殖繁衍作用的精微物质，又称生殖之精。

广义之精由于内涵太广，难以为用，于是据来源又派生出了先天之精与后天之精。

先天之精即禀受于父母，与生俱来，构成人体的原始生命物质。在胚胎发育过程中，精是构成胚胎的原始物质，为生命的基础，故称"先天之精"。《灵枢·本神》谓："生之来谓之精。"《灵枢·决气》云："两神相搏，合而成形，常先身生，是谓精。"这是肾被称为"先天之本"的原因之一。

出生后，先天之精仍在个体生长发育过程中起着促进与调控作用，也作用于个体生殖之精，成为生殖之精中的有机成分而代代相传。颇类现代所说的亲代与子代间传递遗传信息的物质，其基本特性是相对的稳定性，能自我复制，前后代保持一定的连续性并能产生可遗传的变异。先天之精藏于肾中，出生之后，得到后天水谷之精的不断充养，成为人体生育繁殖的基本物质，不断作用于"生殖之精"。因此，"先天之精"与"生殖之精"有着千丝万缕的联系，只是前者更强调源于父母成分，后者更着重个体本人可供生殖部分。

后天之精源于饮食水谷经脾胃运化，小肠泌别清浊产生的水谷之精，水谷之精输布于脏腑供脏腑利用时，称脏腑之精，故水谷之精与脏腑之精有着先后因果关系。两者又可进一步化生气、血、津液。脏腑之精在供给脏腑生理功能活动之需后，其剩余部分则贮藏于肾，以备不时之需。《素问·上古天真论》说："肾者主水，受五藏六府之精而藏之。"当脏腑功能活动需要时，肾就把所藏之精，重新输出供给脏腑利用。

肾这种不断贮藏，又不断供给，循环往复的模式实与银行相类。如《医述》引《怡堂散记》言："肾者，主受五脏六腑之精而藏之，故五脏盛乃能泄，是精藏于肾而非生于肾也。五脏六腑之精，肾藏而司其输泄，输泄以时，则五脏六腑之精相续不绝，所以成其坎而位乎北，上交于心，满而后溢，生生之道也。"人自出生至壮年，肾中精气不断充盛，若不逢大病，一般均能入而出、出而入，生生不息地良性循环。中年之后，随着肾中及脏腑精气的日渐衰减，以及疾病损耗，各脏均要从肾提取精气以为用，就像银行常遭挤提，则渐渐入不敷出，元气大亏，因此就有了"久病及肾"之说，更由于入不敷出，不断损耗，又有了"肾无实证"的性质归纳。再进一步推演，就有了肾病较重的无形观念。这是符合坎卦特征的，因坎为水，为陷，为天然险阻，故卦之所言为处险难之道，从"坎坷"一词也可观出此意。

先天之精和后天之精的来源虽然不同，但却同藏于肾，二者相互依存，相互为用，相互交融，在肾中密切结合而成为肾中精气。《医碥·遗精》曰："精者，一身之至宝，原于先天而成于后天者也，精者，水也，天一生水，原于有生之初，而成于水谷之滋长，五脏俱有而属于肾。"而"先天生后天，后天养先天"

这句话不单是先后天之精的关系写照，也可成为临床治疗脾肾疾病的指南。

我们常有一个误解，以为肾之所以被称为"先天之本"，仅仅是因为先天之精是构成胚胎的原始物质，为生命的基础，其实不尽然。《类经·阴阳类》曰："精者，坎水也，天一生水，为五行之最先。故物之初生，其形皆水，由精以化气，由气以化神，是水为万化之原，故精归于化。"肾五行属水，古人很早就有了万物水中生的观点。《尚书·洪范》曰："一曰水，二曰火，三曰木，四曰金，五曰土。水曰润下，火曰炎上，木曰曲直，金曰从革，土爰稼穑。"这里一、二、三、四、五的排列顺序不是随便罗列，而是五行（万物）化生的自然先后顺序。张景岳在《类经图翼·五行生成数解》注曰："五行之理，原出自然，天地生成，莫不有数，圣人察河图而推定之。其序曰：天一生水，地六成之；地二生火，天七成之；天三生木，地八成之；地四生金，天九成之；天五生土，地十成之……胎卵未生，莫不先由于水，而后成形，是水为万物之先，故水数一。化生已兆，必分阴阳，既有天一之阳水，必有地二之阴火，故火次之，其数则二。阴阳既合，必有发生，水气生木，故木次之，其数则三。

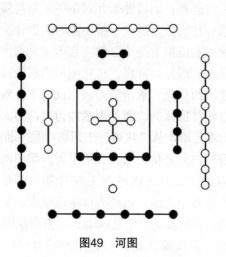

图49　河图

既有发生，必有收杀，燥气生金，故金次之，其数则四。至若天五生土，地十成之。"文中提到的河图之数为一至十，见图49，其中一个白点，六个黑点居于北方坎位，故曰："天一生水，地六成之。"古人的数学观不纯粹是算术，也是阐述道理的方法之一。一为数之始，水之数为一，即代表了万物水中生的观点。至于河图的来龙去脉及其数理观，详见于后续的《数之篇》。

达尔文的进化论告诉我们：生命产生于海洋，在跨过漫长的岁月后，从海洋登上了陆地。首先是植物，接着是鱼类、两栖类动物开始由海洋转向陆地生活。这不也是"胎卵未生，莫不先由于水，而后成形，是水为万物之先"吗？但是张景岳的生活年代早于达尔文两百多年，若推到《尚书·洪范》年代就更值一叹了！万物水中生，古人是如何知道的？现在我们一般都会轻飘飘的来一句，这是古人的天才推测或发现，仅仅是天才吗？大家不妨想一想。

回到问题的核心，既然"水为五行之最先。故物之初生，其形皆水，由精以化气，由气以化神，是水为万化之原"，则在天人相应观下的人体生发也不应例外，其较早的具体描述见《管子·水地》，其曰："人，水也。男女精气合，而水流形……五藏已具……五肉已具，而后发为九窍……生而目视耳听心虑。"描述了人与水—精的关系以及水精生脏腑、形体、官窍、感觉的过程，其中的"水流形"是关键句。水本无定形，随流动所至而赋成定形的脏腑、形体、官窍，再化无形的感觉。多么丰富的想象！多么有逻辑的想象！水由流而成形，为生长发育之由，可任充满变生的脏器及形体、官窍，由是精、水合一，人体之精、自然之水的气韵在生命起源方面就相互呼应而统一起来。因此，诸虚补肾不独是补先天之精，盖先天不足者，精弱而致者可调，精异常所致者难调，故补此则可变之数有限。其更大的意义在于水—精之生气是万化之源，也是人体生长发育、形体官窍变生之源，补此化源，水气流动，生机盈溢，是为补在根本。

带回主题，肾所藏之精，在肾阳的温温蒸煦下，又可氤氲化为肾气。因肾精、肾气常处互化过程中，一般多合称为肾中精气。肾中精气具有促进机体的生长、发育和生殖，推动和调控脏腑气化，参与血液生成和提高机体抗病能力的生理作用，现逐一分解于下。

① 主生长发育与生殖：《素问·上古天真论》记述了肾中精气由初盛到渐盛，再由充盛到渐衰，继而耗竭，并伴随生长发育与生殖指征变化的演变过程："女子七岁，肾气盛，齿更发长。二七而天癸至，任脉通，太冲脉盛，月事以时下，故有子。三七，肾气平均，故真牙生而长极。四七，筋骨坚，发长极，身体盛壮。五七，阳明脉衰，面始焦，发始堕。六七，三阳脉衰于上，面皆焦，发始白。七七，任脉虚，太冲脉衰少，天癸竭，地道不通，故形坏而无子也。丈夫八岁，肾气实，发长齿更。二八，肾气盛，天癸至，精气溢泻，阴阳和，故能有子。三八，肾气平均，筋骨劲强，故真牙生而长极。四八，筋骨隆盛，肌肉满壮。五八，肾气衰，发堕齿槁。六八，阳气衰竭于上，面焦，发鬓斑白。七八，肝气衰，筋不能动，天癸竭，精少，肾藏衰，形体皆极。八八，则齿发去。"

上段大家极熟，不再费时作句解。唯"天癸"一词，需略带一笔。

天癸者，当为天一癸水之略称。天一者，源于先天也；癸为十天干之一，代表阴水。张景岳在《类经·藏象类》释之曰："天癸者，天一之气也……故天癸者，言天一之阴气耳，气化为水，因名天癸……其在人身，是为元阴，亦曰元气。人之未生，则此气蕴于父母，是为先天之元气；人之既生，则此气化于吾身，是为后天之元气。第气之初生，真阴甚微，及其既盛，精血乃王，故女必二七、男必二八而后天癸至。天癸既至，在女子则月事以时下，在男子则精气溢泻，盖必阴气足而后精血化耳。"对比一下，大多教材都把"天癸"解作"肾中精气充盈到一定程度时产生的具有促进人体生殖器官成熟，并维持生殖功能的物质。"对吗？这种表达实把"天癸至"三个字按字面硬译而曲解了，好像女至二七、男到二八之期，肾中精气充满时，天癸就突然无中生有，从天而降。其实天癸本天生，从生命肇基之始，天癸即以其生生之机隐然调控着人的生长发育，只是到了肾中精气充满时，这种调控由隐而显，潜龙化腾龙，主要表现为促进人体生殖器官成熟，维持生殖功能，且可以周期来量度。故《史记·律书》云："癸之为言揆也，言万物可揆度，故曰癸。"因此"天癸至"的本意当为"天癸显"。故天癸的作用虽主显于促进生殖器官发育及生殖，但并不局限于此，其对生长发育的调控作用与肾中精气大致相近。而天癸的调整也未必要等到女二七、男二八。补肾元，调理冲、任、督即是调天癸。

从《上古天真论》的描述中我们看到的是随着肾中精气盛衰，齿、骨、发、天癸、生殖功能等生长发育与生殖指征的不断同步变化，明确显示了肾中精气的盛衰是机体生、长、壮、老、已的根本，而肾精生髓，髓含骨髓、脊髓、脑髓，骨髓又可充骨养骨，齿为骨之余，肾以精血养发，则其华在发等联属功能的缘由亦于此而见。

肾精若亏，常见以下几组表现：

其一，生长发育障碍，在儿童可见五迟（立迟、行迟、语迟、发迟、齿迟），五软（头项软、口软、手软、足软、肌肉软），身材矮小，动作迟钝，囟门迟闭，解颅，枕秃（后头部环状脱发），鸡胸，龟背，X形腿、O形腿，智力低下，反应迟钝，痴呆等病症；在青少年则可见发育迟缓，筋骨痿软，肌肉瘦削无力等现象。

其二，成人性功能减退，男子精少不育，女子经少或经闭不孕。

其三，成人早衰，腰膝痿软，足痿无力，发脱齿摇，发早白或脱落，骨脆易折，骨质增生，耳鸣耳聋，健忘痴呆。

补益药的分类中有补阴、补阳、补气、补血药之分，却没有单列出补精药；方剂学也有补阴、补阳、补气、补血之方，但补精之方也不在掌握要求中。因此，不少为医者竟对如何补精不太熟悉。事实上，补精药虽无单列，却分散在补阴、补阳、补气、补血药中，我们可通过以下几个补精方加以熟悉。

补肾精的代表方应是《景岳全书·新方八略》的左归丸，读者可能会质疑，这不是补阴的方吗？什么时候又变成了补精方？别忙，我们先看看其组成再说吧！熟地、山茱萸、山药、龟板胶、鹿角胶、菟丝子、川牛膝。

如果不事先告诉您这是补阴的方，要您自组一个补精方，以上诸药除了川牛膝外，不都在应考虑之列吗？既如此，则该方既可治真阴不足，也可疗肾精亏虚。

该方在《道之篇》解过一次，现照搬过来，仅略改龟、鹿二胶关系，不纯粹强调"阳中求阴"之意。则其解为：重用熟地填肾精，补真阴，为君药。山茱萸养肝滋肾涩精；山药补脾益阴固精；龟、鹿二胶，血肉有情之品，峻补精髓，龟板胶通任脉而偏于补阴，鹿角胶通督脉而偏于补阳，两药阴阳互配，取"阳中求阴"、"阴中求阳"之意，调和阴阳，均为臣药。菟丝子益精且阴阳并补，川牛膝益肝肾、强腰膝，俱为佐药。诸药合用，共奏滋阴补肾，填精益髓之效。

方中尤以龟、鹿二胶作用强劲。

关于鹿，《本草备要》曰："纯阳，生精补髓，养血助阳，强筋健骨……沈括《梦溪笔谈》云：凡含血之物，血易长，筋次之，骨最难长。故人二十岁，骨髓方坚，麋鹿角无两月长至二十余斤，凡骨之长，无速于此，草木亦不及之。头为诸阳之会，钟于茸角，岂与凡血比哉！"《神农本草经读》谓："鹿为仙兽而多寿，其卧则口鼻对尾闾，以通督脉，督脉为通身骨节之主，肾主骨，故又能补肾，肾得其补……督得其补，则大气升举，恶血不漏。以督脉为阳气之总督也，然角中皆血所贯，冲为血海，其大补冲脉可知也。"至于鹿角胶，《本经续疏》云："鹿角寸截，外削粗皮，内去瘀血，浸涤极净，熬炼成胶，浮越嚣张之气，顽梗木强之资，一变而为清纯和缓，凝聚胶固，自然其用在中，收四出浮游之精血，炼纯一无杂之元气，于以为强固之基，施化之本也。"故补精血因鹿茸含生发之气，其力较著，鹿角胶则清纯和缓，而强筋骨则以茸及角胜。

关于龟，《本经逢原》谓："龟禀北方之气而生，乃阴中至阴之物，专行任脉，上通心气，下通肾经，故能补阴治血治劳。"《神农本草经读》曰："甲属甲胄，质主坚强，故能健其四肢也。小儿囟骨不合，肾虚之病，龟甲主骨，故能合之也。"

龟、鹿合论，《本草纲目》云："龟、鹿皆灵而有寿。龟首常藏向腹，能通任脉，故取其甲以补心、补肾、补血，皆以养阴也。鹿鼻常反向尾，能通督脉，故取其角以补命、补精、补气，皆以养阳也。乃物理之玄微，神工之能事。"

补精的另一个名方是龟鹿二仙胶，又名"四珍胶"，也是以龟、鹿两胶为主，加人参、枸杞子而成。王肯堂《证治准绳》收录曰："人以精、气、神为根本。精不足则无法生气，气不足则无法生神，然而补精必以滋味纯厚的药品为主。"龟、鹿二胶再加上人参、枸杞子，益气生精。四药合用，则精生而气足，气足而神旺，久服延年益寿，故有"二仙"美誉。

上两方较适合于肾精虚之生长发育障碍及成人早衰者，用时如加补骨脂、骨碎补、杜仲、续断、千年健等强筋骨之药效果更佳；若为脑髓之疾，则加石菖蒲、远志等化痰开窍之品。

至于成人性功能减退，男子精少不育，女子经少或经闭不孕，可以龟鹿二仙胶配五子衍宗丸为选。

王肯堂的《妇科准绳》谓五子衍宗丸："嘉靖丁亥得于广信郑中函宅，药止五味，为繁衍宗嗣种子第一方也，故名。""衍"，生意，广布常流意。该方五药皆用植物种子，取"以子补子"之意，对治"无子"、"无嗣"之证，一语双关，故称"五子衍宗丸"，有补肾添精，助衍宗嗣之功。方可查者载于《摄生众妙方·卷十一》，由菟丝子、五味子、枸杞子、覆盆子、车前子五药组成，皆为植物种仁，味厚质润，蕴含生生之气，既益气温阳，又滋补精血，总功用为添精、补髓、益肾。方中菟丝子阴阳并补而偏温阳；枸杞子亦阴阳并补却以填精补血见长；五味子五味皆备，而酸味最浓，补中寓涩，敛肺益肾；覆盆子甘酸微温，固精益肾；最妙在车前一味，引药下行，则涩中兼通，补而不滞。这是略解，欲得详解，读者可于下面各药的介绍中自行揣摩补充。

菟丝子：《神农本草经读》谓："（菟丝子）肺药也，然其为用在肾，而不在肺，子中脂膏最足，绝类人精，金生水也。主续绝伤者，子中脂膏如丝不断，善于补续也。补不足者，取其最足之脂膏，以填补其不足之精血也，精血足则气力自长，肥健自增矣……久服，肾水足则目明，肾气壮则身轻。华元化云：'肾者，性命之根也。'肾得补则延年。"《本草求真》曰："质黏，温而不燥，补而不滞，得天地中和之气。故书称为补髓添精，强筋健骨，止遗固泄，暖腰温膝。"

枸杞子：《本草思辨录》谓："枸杞子内外纯丹，饱含津液，子本入肾，此复似肾中水火兼具之象。味厚而甘，故能阴阳并补，气液骤增而寒暑不畏。"《本草纲目》云："子则甘平而润，性滋而补，不能退热，止能补肾润肺，生精益气。此乃平补之药，所谓精不足者，补之以味也。"《本草蒙筌》曰："明耳目安神，耐寒暑延寿。添精固髓，健骨强筋。滋阴不致阳衰，兴阳常使阳举。谚云：离家千里，勿服枸杞，亦以其能助阳也。"

五味子：《神农本草经百种录》曰："强阴，气敛则归阴。益男子精。肾主收藏，而精者肾之所藏者也，故收敛之物无不益肾。五味形又似肾，故为补肾之要药。此以味为治也，凡酸味皆敛，而五味酸之极，则敛之极，极则不止于敛，而且能藏矣。藏者冬之令，属肾，故五味能补肾也。"《本草崇原》谓："核形象肾，入口生津，故主强阴。女子不足于血，男子不足于精，故益男子精。"《得配本草》云："仲景八味丸去附子，入五味子，以收摄真元，俾丹田暖热，熟腐五谷，最为稳妥。盖肾藏精，精盛则火得所养而不散，较附子之助火以涸水，相去天渊。"

覆盆子：《本草经疏》曰："其主益气者，言益精气也。肾藏精、肾纳气，精气充足，则身自轻，发不白也。苏恭主补虚续绝，强阴建阳，悦泽肌肤，安和脏腑。甄权主男子肾精虚竭，阴痿，女子食之有子。大明主安五脏，益颜色，养精气，长发，强志。皆取其益肾添精，甘酸收敛之义耳。"《本草通玄》载："覆盆子，甘平入肾，起阳治痿，固精摄溺，强肾而无燥热之偏，固精而无凝涩之害，金玉之品也。"《本草正义》谓："覆盆，为滋养真阴之药，味带微酸，能收摄耗散之阴气而生精液……《本经》主安五脏，脏者阴也。凡子皆坚实，多能补中，况有酸收之力，自能补五脏之阴而益精气。凡子皆重，多能益肾，而此又专入肾阴，能坚肾气，强志倍力有子，皆补益肾阴之效也。"

车前子：《本草新编》云："夫五子衍宗丸用车前子者，因枸杞、覆盆过于动阳，菟丝、五味子过于涩精，故用车前以小利之。用通于闭之中，用泻于补之内，始能利水而不耗气。水窍开，而精窍闭，自然精神健旺，入房始可生子，非车前之自能种子也。"《神农本草经百种录》谓："凡多子之药皆属肾，故古方用入补肾药也。盖肾者，人之子宫也。车前多子，亦肾经之药。然以其质滑而气薄，不能全补，则为肾府膀胱之药。膀胱乃肾气输泄之道路也。"

既然子蕴生生之气，则凡有补益作用之子，或可添之，还有多少子？数数：沙苑子、桑椹子、女贞子、莲子、黑芝麻……

既然已经介绍了这么多补精的中药，一不做，二不休，再介绍一味吧！紫河车，谈补精，如何少得了它！《本草蒙筌》："紫河车即胞衣也。儿孕胞内，脐系于胞，胞击母腰，受母之荫。父精母血，相合生成，真元气之所钟也。然名河车者，盖以天地之先，阴阳之祖。乾坤之橐龠，铅汞之匡廓。胚胎将兆，九九数足。儿则载而乘之，故取象而立名也。"《雷公炮制药性解》谓："紫河车味甘，宜其归脾；父之精也，宜归肾脏；母之血也，宜入心家。夫其精血所结，未有男女，先立胚胎，浑然太虚，实乾坤之橐龠……又曰紫者，以红黑色相杂也，合坎离之色，得妙合之精，虽成后天之形，实禀先天之气，补益之功，更无足与俦者。第其性温，若有火证者，必得便制，斯无他患耳。"《本草新编》云："或疑紫河车既为先天之母、后天之父，与紫河车同生之脐带，又何独非乾坤化育之丹乎？曰：脐带之功，虽不及于紫河车，而补益之功，大非草木可比。盖脐带为接续之关，实性命之根蒂也。儿虽堕地，已离于胎元，而先天之祖气尚未绝于带内。凡气弱者，可接之以重壮；气短者，可接之再延；气绝者，可接之以再活。后天既老，得先天而再造者，其斯之谓乎。"最后一段，连脐带也牵连出来了。归总起来就是一句话，以先天补先天，鹿胎也有近似功效，其理同。

看看，生长发育不良、生殖功能减退、性功能障碍、早衰，肾藏精的范畴中隐藏着多少热门病啊？因此，藏惜肾精是为养生的重要原则，补精固精则是慢性病治疗的常法。再看市场上现在开发出来的保健药，近半具补肾精，或自称具补肾精之功正说明商家们看中了中医肾病精理念中所蕴藏着的无限商机。

这一段牵扯出不少中药，仔细想想，与我们学过的中药在说理方式上有没有不同？如有，则中药除看刻意简化过的教材外，还当如何学？不难想通吧。

②生髓化血：肾藏精，精能生髓，精髓可以化而为血。《景岳全书·血证》云："血即精之属也，但精藏于肾，所蕴不多，而血富于冲，所至皆是。"肝藏血，肾藏精，精足则血充，故有精血同源，肝肾同源，血之源头在于肾之说。所以，临床上治疗血虚，尤其与髓生血或先天因素有关的如再生障碍性贫血、地中海贫血等常用补益精髓以生血之法。常用的精血两补的药物有鹿茸、鹿胶、紫河车、熟地、何首乌、枸杞子、桑椹子、黑芝麻等。当然，补髓生血仍以血肉有情之品为上。

③抵御病邪：肾中精气具有抵御内外之邪而防止疾病的作用。《灵枢·五癃津液别》说："肾为之主外。"在肺为娇脏一段我们已讨论过，由肾中精气化生的元气是卫气的奥援，元卫之气通过三焦合于腠理而共同抗御外邪内侵。《冯氏锦囊秘录》亦云："足于精者，百病不生，穷于精者，万邪蜂起。"

《素问·阴阳应象大论》云："阳化气，阴成形。"一般而言，内邪多为水、湿、痰、饮、瘀血等属阴的有形之邪，而元精所化的元气（阳）通过三焦流布全身，脏腑之气得元气之助，气化自强，则诸邪难以内生。

故精气充则卫外固密，自我调节、适应力强，邪不易外侵也不易内生。反之，精气亏则卫外不固，自我调节、适应力弱，每易邪外侵，或内生而为病。故《素问·金匮真言论》云："藏于精者，春不病温。"反之，冬不藏精，春必病温。肾中精气这种抵御病邪的能力与"正气存内，邪不可干"、"邪之所凑，其气必虚"意近，故属正气范畴。

④调控气化：这里需先厘清肾精、肾气、肾阴、肾阳的关系。由于万物的本源都是气，因此，次一级的精、气、阴、阳不过是本源之气的不同变化或表现形式，故曰气化。

肾精的概念前已讲述。那么什么是肾气呢？若将肾中精气刻意分开，则肾气为肾精所化生之气。精之本态为液，在肾阳少火的温蒸下，可氤氤氲氲化为肾气，正是坎 ☵ 阳发动，蒸液为气之象。但肾精、肾气常处互化过程中，故多合称为肾中精气。在中医学的不少语境中，往往不太着意将两者分开，但在作用、临床诊断、治则思考上，两者的侧重点却有所不同。肾精的提法更偏重生长、发育与生殖方面，而肾气则更多显示在纳气、主水与固摄方面。但这并不绝对，还得看这两个名称出现的前后语境而定。

我们再来看肾阴肾阳，一般多表达为肾中精气所化生。但细究之，这种表达未见得准确。因为它们并不是肾中精气化生出的次一级产物，而是肾精化肾气，气可分阴阳而已。换言之，肾阴肾阳是肾中精—气在生命活动中按阴阳基本特性而分的两大生理效应的概括。其中对人体脏腑组织起着滋润、濡养作用的是肾阴；对人体脏腑组织起着温煦、推动作用的为肾阳。又因为"肾为先天之本"，"水为万化之原"，故肾精称为元精，肾气可称元气。据此逻辑，则肾阴又称元阴、真阴、真水、命门之水，为人体阴液的根本；肾阳又称元阳、真阳、真火、命门之火，为人体阳气的根本。

从阴阳归属来说，精属阴，气属阳，所以有时也模糊地把肾精归为"肾阴"类，以强调其物质属性，而肾气则归为"肾阳"类，以强调其功能属性。

在应用时，较易混杂的是肾精在不同语境下的不同内涵。简单的分辨法是：如果是生殖问题，较单纯，此精就是生殖之精；如果是生长发育问题，此精当为精气合一效应。

肾气之用，形态上并不太强调类似于宗气、卫气等气态的形式，仍是精气混融，略偏气态的感觉，功能之用则如上述所言一般更多在纳气、主水与固摄方面显示。

肾阴肾阳就清晰多了，就是阴阳基本特性在肾的两大生理效应概括。又由于肾中阴阳是全身阴阳根本之故，这两大生理效应又往往通过影响他脏腑阴阳而外延到整个人体。

至于治疗就简明多了，肾阴虚予补阴药；肾阳虚予补阳药；肾气虚予补气药，有时也可阴阳并补取其中和，等同于补气，如金匮肾气丸；肾精虚则以上述补精之品。一般不难处理。

简而言之，肾精、肾气、肾阴、肾阳的关系，理论上有些纠缠，实践中却较少纠结。

值得讨论的是肾阴、肾阳。肾中阴阳虽然往往元阴、真阴、真水、命门之水，元阳、真阳、真火、命门之火并称，似乎两者等量齐观，其实并不尽然。理据如下：

其一，位置问题：火曰炎上，水曰润下，此自然之理，难以违背。肾阳位于下，五脏六腑均在其上，则温煦、气化、推动、激发都方便得很，建功容易，此地利之便。反观肾阴，也位于下，但水往低处流，要滋润五脏六腑，水怎能自升？既水不能自升，则如何为用？因此，水之升当需肾阳蒸腾化气而上，再由气还原为液而为用。换言之，肾阳可以自用而肾阴较难。因此补肾阳比较划算，一可壮自身，二可以元阳身份上温全体；纯补肾阴则仅能自给自足，若要滋润整体，还需兼补肾阳以蒸化。如果不是考虑到肾阴为真阴的阴阳质量问题，纯从滋润效果看，还不如补心阴与肺阴，因为阴在上，其降则如雨下，要惠及五脏六腑，容易得很。因此笔者补阴，绝少纯补肾阴，或更重"阳中求阴"，或兼补心肺之阴。尤其是能滋心润肺的麦冬，其在滋阴或兼滋阴的名方如麦门冬汤、沙参麦冬汤、百合固金汤、益胃汤、一贯煎、生脉饮、竹叶石膏汤、玉女煎等中频频亮相已说明了其补阴明星的地位。

其二，贵贱问题：按理说，肾中阴阳的命名均用"元"、"真"字眼，均出于元精、元气之化，则肾阴、肾阳在质量上应是同等的，不应有贵贱之分。然而不！别忘了三爻卦中以少者为主的卦主之说。肾配坎水，坎之象 ☵，外两阴爻，中一阳爻，《周易略例·明象》曰："夫少者，多之所贵也。寡者，众之所宗也……夫阴之所求者，阳也。阳之所求者，阴也。"又曰："夫众不能治众，治众者，至寡者也。"不是吗？领导怎能多于群众？当领导多于群众时，他们还能领而导之谁？此物以稀为贵之理。故坎卦 ☵ 以中之阳爻为主、为用。

更别忘了《周易》本就有贵阳贱阴思想。《易》是论阴阳的，我们简单复习一下《易之篇》所论：阴阳的观念源于日光的向背，向日为阳，背日为阴。向日是日光直照，主动而直接；背日是因日光不到，被动而间接。从日光的向背现象看，是先有阳而后有阴，而不能倒过来说先有阴而后有阳，因此，阳主阴从是无疑的。再看看阴阳所分别代表的事物与现象，阳：天、上、外、热、光明、刚、清、昼、动、积极、化气、功能等；阴：地、下、内、寒、晦暗、柔、浊、夜、静、消极、成形、物质等。阳爻更有君主、长辈、君子等意思，与之相对，阴爻则代表臣下、晚辈、小人等，褒贬之意彰然。

一切观念若不与实际相符，均属虚言，我们回到医学本身来印证：肾主水、主纳气、肾精的藏纳或施泄，哪个功能不是以阳用为主？故郑钦安说："坎为水，属阴，血也，而真阳寓焉。中一爻，即天也。天一生水，在人身为肾，一点真阳，含于二阴之中，居于至阴之地，乃人立命之根，真种子也。"（《医理真传》）张景岳谓："设无此日，则天地虽大，一寒质耳……凡六十四卦，皆以阳喻君子，阴喻小人，此阴阳气之德也……天之大宝只此一轮红日，人之大宝只此一息真阳。"（《类经附翼·大宝论》）证诸临床，重病状态最能看出阴阳两者的功用孰轻孰重。重病患者，是阴虚者偏多还是阳虚者偏多，凡有临床经验者，自是心中了然。恶性病多见功能严重下降，这是阳的功能问题。同时，恶性病所见的肿瘤，表面看是阴成形的问题，但阴为何成形？本质上还是阳化气的问题，因阳不化阴，故而成形。因此，若不从审美角度而从医学角度看，太有形（型）了不是什么好事。再进一步，人若要去，故于亡阳者十居八九，殁于亡阴者十无一二。连文学家也常表达：生命之火熄了，却从没说：生命之水断了。水，多注其源；火，多见其烬。

从治疗角度，坎之象曰："习坎，重险也，水流而不盈，行险而不失其信。维心亨，乃以刚中也。行有尚，往有功也。"这是说，六爻的坎卦是由两个三爻之坎卦重叠而成，故曰"重险"，即坎是双重的险滩呀，险陷之处特深，水虽流注，但不能盈满，难以用船济渡。当行此危险的时候，不失去它的孚信，不屈不挠，心得亨通，乃是因为有刚中的特性啊！何谓刚中？即坎中之阳刚之爻。于人就是肾中真阳，意思是只要守住此阳刚之卦主，不屈不挠，就能渡过险难。这对重病患者之治没有思维指导上的启发吗？扶阳学派以此为据而生、而长、而壮，毫不奇怪。

其三，数量问题：坎卦 ☵ 两阴一阳，阴多阳少；肾为阴中之太阴，亦示其阴阳特性为阴多于阳，且其主水，主水之脏，一般不易缺水。因此，肾阳较肾阴，有着先天本源更少的倾向，虽说肾易亏损是其病理总特征，但阴阳两者又以肾阳比肾阴更易亏耗。物以稀为贵，易亏者，更应看重。

其四，质量问题：阴阳学说虽然强调阴阳平衡，但实际上在乎的是量上的平衡，至于质方面的重要性，两者从来就不是等量齐观的。

首先，坎中之阳，水中之火乃货真价实的真火。何以见得？

张景岳在《类经图翼·五行统论》中谓："惟是水中之火，人多不知，而油能生火，酒能生火，雨大生雷，湿多成热，皆是也。"不妨一想，日常所接触之自然物，是否以油的燃烧温度最高？而油藏地下，恰与肾之水位对应，此即真火。至于"真水"古代一般谓"降下真水甘霖"，多强调从上而下，这里实际还是牵涉到位置问题。因此，肾中"真水"与"真火"相较，实是真火更"真"。

再看阴阳分类：阳清，阴浊；阳化气，阴成形；阳为功能，阴为物质或结构。贵阳贱阴思维在阴阳质量方面的判定反映出来就是重气化、重功能、重清，并在养生与医疗中践行。《易之篇》谈过，中医养生学有"精、气、神"三宝之说，但这三者的地位从不相等，其地位是从有形（阴）到无形（阳），按精、气、神顺序渐次上升。从精、气、神炼化的程序："炼精化气"、"炼气化神"、"炼神还虚"、"炼虚合道"上亦可证实这一点，从来没有听说过这个顺序是可以倒过来的。其潜在的观念就是：人是有形之体，有形者属阴，属阴则浊，阴浊之体一定会得病。基于此，按照逻辑，要减少病痛活到天年，最好就是尽量把阴浊化阳清。民间传说中的八仙之一吕洞宾，历史上真有其人，唐代人，原名吕岩，道教全真道派奉为纯阳祖师，其号"纯阳子"，正是这一理念的体现。

肾中阴阳之为病，阴虚则热，阳虚则寒虽为基调，然阴虚则热又有不同的表现形式，阳虚则寒更存多种变化。由于肾中阴阳是全身阴阳的根本，因此，以下论阴阳，不局限在肾本身。

阴虚的表现形式常见以下几种。

阴虚热蒸：如低热、潮热、五心烦热等症。治以滋阴清虚热，如青蒿鳖甲汤、清骨散等。

阴虚热扰：如百合病之神志恍惚，精神不定，欲卧不能卧、欲行不能行，食欲时好时差等症。治以滋阴清热安神，如百合地黄汤、百合知母汤、百合鸡子汤、百合滑石散、甘麦大枣汤等加减。

阴虚火旺：主要表现为火在上部或局部，如虚火上炎之咽痛、牙痛、乳蛾、颧红、面部烘热，虚火迫精妄行之遗精等症。治以滋阴清火或降火，如知柏地黄丸、大补阴丸等加减。

阴虚阳亢，主要表现在肝肾同病，而见眩晕耳鸣，头目胀痛，面红目赤，急躁易怒，腰膝痠软，头重脚轻，舌红少津，脉弦有力或弦细数等症。治以滋阴潜阳，如天麻钩藤饮、镇肝熄风汤等加减。

阴虚失润：以脏腑及所属形窍失滋为主要表现，如肝阴虚、胃阴虚、大肠液亏等。治以滋阴增液。据不同脏腑，分别以杞菊地黄丸、一贯煎、沙参麦冬汤、益胃汤、百合固金汤、增液汤、麻子仁丸等。

这里有一个滋阴的经典方似乎值得一议，就是国人如熟悉七品芝麻官一样熟悉的六味地黄丸。凡中国人，不管他对中医是否理解或喜欢，不知道六味地黄丸是补肾药的极少，皆因肾虚的观念给国人的印象太深刻了，老也怕亏，壮也怕亏，少也怕亏，十几亿中国人中，至少有十亿在商家眼中是中医补肾药的潜在市场人口。谁说中医难懂？不就是一个文化语境问题吗？造成现在的文化语境，如何问责也不该问责到中医身上吧？

稍懂中医的人则知道，肾虚还得分辨精、气、阴、阳不同的虚而补，而六味地黄丸是补肾阴的，这点似不容置疑。

六味地黄丸确能补肾阴，笔者并不怀疑，但此方是否以补阴为主，却是值得思疑或商榷的。

先看此方常解：重用熟地滋阴补肾，填精益髓，为君药。山茱萸补养肝肾，并敛肝阴，山药补益脾阴，并能固肾，共为臣药。三药配合，肾肝脾三阴并补，是为三补。泽泻利湿而泄肾浊，并能减熟地之滋腻，茯苓淡渗脾湿，并助山药之健运，与泽泻共泻肾浊，牡丹皮清泄虚热，并制山茱萸之温涩。三药称为三泻，均为佐药。六味合用，三补三泻，其中补药用量重于泻药，是以补为主，肝脾肾三阴并补，以补肾阴为主。被誉为"滋补肾阴祖方"。

此解即使不大谬也有小失。首先，作为一个补益之剂，三补三泻之说，药味上补泻平均，就让人产生一种很奇怪、比例不协调的感觉。

其次，三补名不符实。这里，熟地滋阴补肾是实，山茱萸敛肝阴也是实，但补养肝肾却是虚，此药并不太具补力，即使强解为微兼有补，由于其性偏温，也谈不上具补阴之功。山药补益脾阴，并能固肾基本属实，但严格来说山药补阴之力较弱，因此，除三补共用的习惯外，临床医师一般较少把它当作独立的补阴药来用。同时，补脾阴之说也有点怪，因为脾为阴土，喜燥而恶湿，并不怕阴虚，其出现阴虚的机会最少，何以要补脾阴而不补他脏之阴以助肾？因此，三补充其量只有两补，若不太厚道的说，只能算一味半的补力。

再来看，三泻就更怪异了，牡丹皮清泄虚热基本上说得过去，而茯苓淡渗脾湿就明显与山药补益脾阴自相矛盾了，若脾阴虚，仅用山药都嫌不太够力，现在来一个利水的茯苓，这不是开玩笑吗？利水则伤阴，这是常识，张景岳的左归丸之所以去掉三泻，就解释为："今之人欲用之补阴，而必兼以渗利，则焉知补阴不利水，利水不补阴，而补阴之法不宜渗。"茯苓尤嫌不足，再来一个利水更强的泽泻利湿而泄肾浊，不但是画蛇添足，更是添乱了。如果仅从药味多少来看，两补阴，两利水，此外一敛阴一泻火，则六味地黄丸还能余下几分滋阴力？若云怕滋阴药过于滋腻，故辅以利水渗湿之品也不太通，因为惯常的做法是加行气药，如陈皮、砂仁，而不是以渗利之品。因此，现在的方解实属先定下了六味地黄丸是补阴方基调下的强解，是观念先行下的论证，也就是说解者怎么也得论证成补阴功效，故其解就难免有难以自圆其说之处了。

但六味地黄丸临床确有补阴之效，这又作何解释呢？其一，熟地分量较大，因此，补仍大于泻，这个得承认。其二，得益于其丸剂剂型，丸者"缓"也，丸剂有利补益药的缓慢发挥，而无助于利水药的冲荡。不信，您用同样的分量和比例开成六味地黄汤看看，汤者"荡"也，汤之剂更有助利水药之下泄，而不利于补益药的缓慢建功，则其效立减。其三，六味地黄丸本为补精之方，是通过补精而化阴，或阴精并补而见功的，纯粹从补阴角度论，其效如前述，不足以服人。

六味地黄丸本为补精之方，通过补精而化阴之据如下：

本方由金匮肾气丸减附子、桂枝化裁而来，出自宋代儿科专著《小儿药证直诀》。书载主治："儿本虚怯，由胎气不成，则神不足。目中白睛多，其颅即解（囟开也），面色㿠白。此皆难养，纵长不过八八之数。若恣色欲多，不及四旬而亡。或有因病而致肾虚者，非也。又肾气不足，则下窜，盖骨重惟欲坠于下，而缩身也。肾水阴也，肾虚则畏明，皆宜补肾，地黄丸主之。""治肾怯失音，囟开不合，神不足，目中白睛多，面色白等方。熟地（八钱），山萸肉、干山药（各四钱），泽泻、牡丹皮、白茯苓（去皮各三钱）上为末，炼蜜丸，如梧子大，空心，温水化下三丸。"这里稍有疑虑的是"肾水阴也"一句，很容易被解读成肾阴虚。其实此句所指并不一定是肾阴虚，因为肾系统属水，为阴中之太阴，故亦可虚指为"阴"之脏的虚。或退一步，肾精也属"阴"的范畴，古人形式逻辑并不分明，常大而化之地将精虚归入"阴"的范畴，所以，这里的"阴"字并不一定代表后世概念分明的阴虚。或曰：你这种说法还是属于揣测，未算具强说服力。那我们就来看看具强说服力的证候描述吧！

明眼人一看就知，《小山药证直诀》描述的证候基本上是小儿生长发育不良的肾精虚之候，而"胎气不成"一句也指向了先天不足的肾精虚病机，则顺此思路，小儿立迟、行迟、发迟、齿迟、语迟的"五迟"证之治亦沿用此方。

金匮肾气丸中除桂枝、附子以外的六味药并不完全等于六味地黄丸。后者除移去桂枝、附子外，更以熟地置换了原方中的干地黄，目的在于增强补精之功。

则此方的原解当大致为：重用熟地为君，填精益髓，滋阴补肾；配伍山茱萸养肝涩精，山药补脾固精，两药都可协助熟地以充复肾中阴精，共为臣药。又配泽泻之泻肾浊，并防熟地之滋腻；牡丹皮舒养肝气，清伏火，并制山茱萸之温涩；茯苓增益气化，健脾渗湿，使脾气运转以助山药之补脾，共为佐药。泽泻引药归就肾经，为使药。

这里方中的三泻之解，需有注脚。茯苓：茯苓之用，本自金匮肾气丸。仲景用药，多参《神农本草经》。其云："（茯苓）味甘，平。主胸胁逆气。忧恚，惊邪恐悸，心下结痛，寒热，烦满，咳逆，止口焦舌干，利小便。久服安魂魄养神。"《雷公炮制药性解》注："既能渗泄燥脾，似不能生津已，洁古何为称其止渴？良由色白属金，能培肺部，肺金得补，则自能生水，且经曰：膀胱者，州都之官，津液藏焉，气化则能出焉。诚以其上连于肺，得肺气以化之，津液从之出耳。"方解中茯苓增益气化之功据此而来。

泽泻：《神农本草经》说："（泽泻）味甘，寒。主治风寒湿痹，乳难，消水，养五脏，益气力，肥健。"《本草崇原》注："泽泻，水草也。气味甘寒，能启水阴之气上滋中土。主治风寒湿痹者，启在下之水津，从中土而灌溉于肌腠皮肤也。乳者，中焦之汁，水津滋于中土，故治乳难。五脏受水谷之精。泽泻泻泽于中土，故养五脏。肾者作强之官，水精上资故益气力。从中土而灌溉于肌腠，故肥健。水气上而后下，故消水。"则仲景用泽泻似乎并不纯粹在利湿。《本草衍义补遗》直接解为："仲景八味丸用之亦不过接引桂附归就肾经，别无他意。"持此见者不独一家。故泽泻引药归就肾经，为使药之解由此而来。

牡丹皮：《神农本草经百种录》曰："牡丹为花中之王，乃木气之最荣泽者，故能舒养肝气，和通经脉，与芍药功颇近。"故丹皮增一舒养肝气之解。

然六味地黄丸又是如何变为滋阴方的呢？金元刘完素、朱丹溪之后，清热养阴之风日盛，已为其转型埋下伏笔。至明代，当时的中医非常推崇"肾"的作用，名医薛己最善补肾，他主张肾阴虚用六味地黄丸，肾阳虚用八味地黄丸，其实践对后世医家有较大的影响。至李中梓《医宗必读》一提出"肾为先天之本"后，补肾更成时髦，而临床上阴虚可见于五脏六腑，精虚独见于肾，因此，补阴的需求大于补精，六味地黄丸就适应市场之需摇身一变而成为滋阴方，而且转型成功得出乎意料，一不小心就成了滋补肾阴祖方，"无心插柳柳成荫"，可谓歪打正着。

六味地黄丸的履历为：从宋至明这一段时间，主要作补精之用；明开始及后，主打补阴市场，其补精之效渐被遗忘。

不妨再看看其现代药理：六味地黄丸具有显著的增强免疫、抗衰老、抗疲劳、抗低温、耐缺氧、降血脂、降血压、降血糖、改善肾功能、抗化疗药物毒副作用、改善植物神经系统功能紊乱、促进精子生成及提高精子活动率、增强性功能、促进新陈代谢及较强的强壮等作用。

以上作用，光是补阴功效能完全解释吗？因此，该药之效当是阴精并补。这也同时可以解释，为什么一些对中医一知半解，不辨寒热，仅把六味地黄丸当补肾的通用方来用也往往见效，且副作用不大。一则全方性平（熟地微温、山茱萸温、山药平、泽泻寒、牡丹皮微寒、茯苓平），平和之剂则药力和缓，副作用也不大。二则阴精并补，精又可化气，则肾精、肾气、肾阴、肾阳四种虚，该方竟管了前三种。若以此定位，六味地黄丸今后的市场还可以更大。

这里又引回了原来的问题，既然其原从补精方转型而来，本身又性平，则滋阴之力何来？如果按三补三泻之解则该方补阴之效如前述，的确不强。但若茯苓解作增益气化之功，泽泻以"仲景八味丸用之亦不过接引桂附归就肾经，别无他意"为解，则补之力增而泻之力减，能补阴就不足为奇了。但其功平和而缓却是事实。因此，才有了知柏地黄丸、杞菊地黄丸、麦味地黄丸、七味都气丸之加味。加不同的药物，固然有因应不同主治之需，亦未尝没有增强其补阴功效之意。至左归丸完全去掉三泻而再加它药，这种意思就更明显了。

或有疑，既然说滋阴力不强，又如何能成滋补肾阴之祖方？

须知祖方者，不在其强，而在其可加、可变、可法。就如三爻卦简单，却是六爻卦之祖，因为六爻卦均从三爻卦之叠、之变而来。

肾阴述毕，该轮到肾阳了，但肾阳之变较肾阴更为复杂，且又涉及主水、纳气、蛰藏、守位等肾的功能或特性，故置于相关处再作探究。

（2）肾主水

肾主水，是指肾的结构与肾阳的气化作用对人体水液代谢起着主持和调节作用。

结构之肾与输尿管相连，下接膀胱，再通尿道这些基本结构古人应能观察到，并与水液代谢联系起来，更进一步形成肾与膀胱相表里之见。《素问·脉要精微论》曰："腰者，肾之府。"《素问·逆调论》说："肾者水藏，主津液。"《素问·灵兰秘典论》曰："膀胱者，州都之官，津液藏焉，气化则能出矣。"因此，肾主水功能初源于古人对肾结构的认识应可确认。

肾主水，又位于下，水性十足，故五行属水，水卦为坎☵，坎者中一阳爻主事，为卦主，坎中之阳即肾阳，肾阳于水，主要有气化蒸腾之功，使之为用。于是结构之外，意象之肾同时萌生，只要意象登场，基于中医重用轻体的价值取向，肾中阳气逐渐演化成肾主水的主角就是再自然不过的事了。

肾对水液代谢的主持和调节作用，本质上是肾阳的作用，主要表现在两个方面：

①促进相关脏腑作用：肾阳对整个津液代谢过程相关脏腑起着温煦、激发与调节作用。

人体津液代谢过程如图50。首先是胃、小肠、大肠在脾的协助下，吸收水谷精微之液产生津液；然后，通过脾的运化、升清，肺的宣发肃降、通调水道，肾的气化，肝疏泄助行水，以三焦为通道，将津液输布于全身，发挥滋润和濡养作用；最后，代谢后的水液，通过尿、汗、粪和呼出的水气而排出体外。

由于肾阳是全身脏腑阳气的根本，因此，津液代谢中的每一

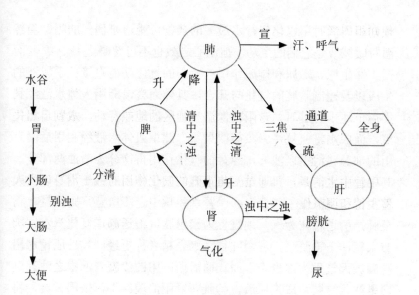

图50　人体水液代谢图

个环节，均在肾阳的调控下进行。尤其是与水液代谢关系最密切的脾、肺两脏，一为阴中之至阴，一为阳中之少阴，脏中阳气都不占优，而运化与行水均赖阳气，肾居于下，坎中真阳犹如地热可以暖土、温金，因此肾阳的温煦与推动是参与水液代谢各脏腑的功能动力，这是肾主水液的一个重要方面。

因此，当水液代谢障碍产生水、湿、痰、饮等病理产物时，则其治除调理失衡的脏腑外，亦常需借助肾阳之力，如温肾以暖脾、温肾以煦肺、温肾以通三焦等。

问题是肾为阴中之太阴，本身阳气也易不足。故人体的水液代谢实际还需另寻助力，助力在哪？既然水液代谢主要靠阳气，则其助力就呼之欲出了——心！心为阳中之太阳，五脏之中阳气最旺。表面看，心与水液代谢似乎没有什么直接关系，但实际上其阳可借。试想，地热蒸腾，更兼离日高照，地之水蒸腾化气上升为云，再下降为雨以润万物不是容易得多吗？温心阳的药物不多，常用的就是附子、桂枝，而这两味，恰好就是方剂中治水液代谢障碍病时用以化气行水最多的药物，难道是偶然的吗？当然温肾暖脾或是它们的主功，但温心之效也不可忽略。

②生尿、贮尿和排尿作用：肾阳的气化功能直接关乎尿液的生成以及控制膀胱的气化与开合。具体而言，即当人体水液经利用后下达于肾脏时，肾阳就像温泉地区的地热蒸动，水则自然化气，而成水雾氤氲，云蒸霞蔚景象。此谓人体水液经利用后尚有用的部分（清中之浊），经肾的气化作用再次分为清浊两部分。其中浊中之清者，再通过三焦上升，归于肺而布散于周身以供人体利用。《医碥·气》云："肾水为坎中之阳所蒸，则成气上腾至肺，所谓精化为气，地气上为云也。气归于肺，复化为水，肺布水精，下输膀胱，五经并行（水之精者行于经脉）。所谓水出高源，天气下为雨也。"而代谢后所产生的废液（浊中之浊）则向下注入膀胱，成为尿液，膀胱在肾阳的控制下，依需开合，将尿液排出体外。

若肾阳不足，人体水液经利用后下达于肾脏时，火不足则蒸腾无力，水不能化气以为用，则水仍为水，此时水蓄体内，何去何从就看膀胱开合了。膀胱的开合由肾阳控制，肾阳虚则难以控制膀胱开合，此时又存两种可能：其一，膀胱开多合少，则内蓄之水溃坝而出，出现尿频，小便量多清澈，夜尿，甚至遗尿、尿失禁等现象；其二，膀胱开少合多，则尿量减少，蓄水难去而成水肿。

可见，肾中阳不化津，开合失调，将导致人体尿量失常。只有肾阳充裕，化气行水，水液的排出才能正常适量。故《素问·水热穴论》说："肾者，胃之关也，关门不利，故聚水而从其类也，上下溢于皮肤，故为胕肿。胕肿者，聚水而生病也。"

故不论是从对整个津液代谢过程相关脏腑的温煦、激发与调节作用出发，还是从肾阳气化功能直接关乎尿液的生成以及控制膀胱的气化与开合考虑，水液代谢病患（阳水除外），补肾阳都是一个基本选择。然而补阳药那么多，不是每味都适用于水液代谢，前述附子、桂枝是方剂中逢水液代谢障碍用以化气行水最多的药物，且看它们有什么奥秘。

桂枝：《本经疏证》云："凡药须究其体用，桂枝色赤，条理纵横，宛如经脉系络，色赤属心，纵横通脉络，故能利关节，温经通脉，此其体也……盖其用之道有六，曰和营，曰通阳，曰利水，曰下气，曰行瘀，曰补中……心为众阳之主，体阴用阳，其阳之依阴，如鱼之附水，寒则深藏隐伏，暖则踔跃飞腾……水者火之对，水不行，由于火不化，是故饮入于胃，由脾肺升而降于三焦、膀胱，不升者，心之火用不宣也，不降者，三焦、膀胱之火用不宣也，桂枝能于阴中宣阳，故水道不利，为变非一，或当渗利，或当泄利，或当燥湿，或当决塞，惟决塞者不用桂枝，馀则多藉其宣化，有汗出则病愈者，有小便利则病愈者，皆桂枝导引之功也……桂枝之利水，乃水为寒结而不化，故用以化之，使率利水之剂以下降耳。"

此段言明"水不行，由于火不化"，桂枝之用在于能"阴中宣阳"，即水中宣火，以火化水，此火包括心火（阳）、膀胱火（肾阳）以及三焦火；同时亦有导引之功，即通过化气通阳以利水。茯苓桂枝甘草大枣汤、茯苓桂枝白术甘草汤、五苓散、茵陈五苓散、桂枝加桂汤之用大抵如是。

附子：《本草备要》曰："辛甘有毒，大热纯阳。其性浮而不沉，其用走而不守，通行十二经，无所不至。能引补气药以复失散之元阳；引补血药以滋不足之真阴；引发散药开腠理，以逐在表之风寒（同干姜、桂枝温经散寒发表）；引温暖药达下焦，以祛在里之寒湿。"此为附子功用的主基调。

《医学衷中参西录》云："附子味辛，性大热。为补助元阳之主药，其力能升能降，能内达能外散……而温通之中，又大具收敛之力，故治汗多亡阳，肠冷泄泻，下焦阳虚阴走，精寒自遗，论者谓善补命门相火，而服之能使心脉跳动加速，是于君相二火皆能大有补益也。"《本草思辨录》谓："附子为温少阴专药，凡少阴病之宜温者，固取效甚捷。"少阴者，手少阴心，足少阴肾也。两段均言附子善温心暖肾，为仲景少阴病以之为主帅之理证。

《本草发挥》引洁古而发挥云："以白术为佐，谓之术附汤，除寒湿之圣药也。治湿药中宜少加之。通行诸经，引用药也。"此附子治水湿之功。

温心肾之阳以化气行水，真武汤以此建功。

心阳离火为明火，肾火坎中之阳为暗火，均属少阴。明暗之火上下相通方为真正的通阳，上下之阳通即三焦通，三焦是全身气化的场所，水液运行之通道，三焦阳气通方能气化而行，即具《素问·灵兰秘典论》所云的"三焦者，决渎之官，水道出焉"效能。附子、桂枝均能温心暖肾，交通心肾之阳，于"君相二火皆能大有补益"，不独作用于肾之气化，更促进三焦气化，气化则水化、水行，此两药之秘也。

（3）肾主纳气

纳，有受纳和摄纳的意思。纳气，即吸气。肾主纳气，是指肾具有摄纳肺气以助肺完成呼吸，保持呼吸深度，并资元气等作用。

纳气之功几可肯定源于吐纳的启发。《庄子·刻意篇》云："吹呴呼吸，吐故纳新，熊经鸟申，为寿而已矣。此道引之士，养形之人，彭祖寿考者之所好也。"《素问·上古天真论》有："余闻上古有真人者，提携天地，把握阴阳，呼吸精气，独立守神，肌肉若一，故能寿蔽天地，无有终时，此其道生。"唐代司马承祯《服气精义论》云："夫气者，胎之元也，形之本也。胎既诞矣，而元精已散；形既动矣，而本质渐弊。是故须纳气以凝精，保气以炼形，精满而神全，形休而命延，元本既实，可以固存耳。观夫万物，未有有气而无形者，未有有形而无气者。摄生之子，可不专气而致柔乎！"

古养生家论养生离不开吐纳之术，吐纳的目的是修炼内气，并以之为长寿之道。内丹、胎息即影响最大的内气练法，其讲究的是意守丹田，纳气归根。

从医着眼，肺五行属金，为五脏之乾天，天气要下降，肺则主肃降，肃降的重要体现就在于呼吸须有深度，表现为细、慢、匀、长，有深度即有根。根在哪里？植物之根在下，人之根亦当在下，下为肾，肾主蛰藏，既云藏精，自能藏气，气能藏即为纳，能纳即有根，所以肾为人身原气之根。故养生家云根在丹田，医家曰根在肾，丹田与肾本就是二而一、一而二的事，医云纳气之处，元气发生之处在下焦，实即养生家之丹田。《血证论·脏腑病机论》云："肾者水脏，水中含阳，生化元气，根结丹田，内主呼吸。"

从丹田（约脐下一寸半至三寸处）附近的穴位也能一窥医家与养生家互通之端倪，见图51。

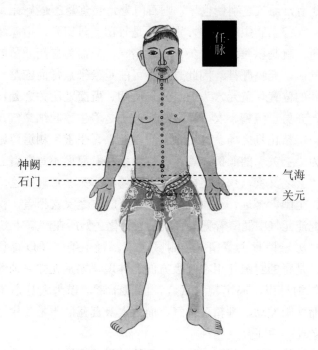

任脉

神阙

石门

气海

关元

图51　神阙、气海、关元、石门

气海：位于脐下一寸半，别名丹田穴，穴性如其名，如气之海洋，故名气海。该穴为人身统气之根，与肺气深息相关，若气海充实，则丹田鼓荡有力，自能吸引肺气、自然清气、五脏六腑之气下纳，犹百川之汇，成无量之海。吐纳之间，绵绵若存而微醺者，真气生也。又膻中为上气海，宗气之所聚，后天之气鼓荡于胸，与下气海之元气相互接引迎送，犹如橐籥。气升降失调之患，可以两穴为调。

石门：当脐中下两寸，别名命门、精露、丹田（又一个丹田穴）。石喻其固，门为出入的门户，气藏于此，亦发于此。精露者，内应子宫、精室，精蛰之处，封藏之门，蕴无限生机。练气者，意守丹田，意念属火，精得火蒸，则水形化气。石门又为三焦募穴，募穴者，脏腑之气会聚之处。《难经·六十六难》谓："三焦者，原气之别使也。"则石门为元气会聚之处无疑。

关元：当脐中下三寸，别名还是丹田。丹田者，道家练内丹之田所，就是以腹为田，集人体之精气，敛而为更高质量的丹以返养气血，充精旺神。因此丹田不可能是一个点，而应是一个大于方寸的位置。关元穴为人身元气所朝、所交、所关之处；关元近肾，亦男子藏精、女子蓄血之所，更是养生家吐纳聚气，凝神定志，练精化气之场。亦有谓古时"元"、"玄"相通，则关玄者，为"玄关"的颠倒之读，有生命奥秘，秘而不宣之意。老子云："玄之又玄，众妙之门。"《道德经·第一章》"玄"者，至深、至幽、至远、至微、至隐之谓，"玄之又玄"者，深幽难测的混沌元气中涵藏着无限生机，为万化之妙所在。

且医家谓肾主藏精，为封藏之本。肾主纳气实以肾藏精为基础，是肾的封藏作用在呼吸方面的体现。则抱元守一，养气存真，气纳丹田，亦寓精与气合，固藏于肾，以为人身之本的意思。而坎阳发动，则精可化气，而为人身真元。于是养生之见与医家之理一拍即合。

春秋战国的《行气玉佩铭》可能是最早有关气功的文献，其曰："行气，深则蓄，蓄则伸，伸则下，下则定，定则固，固则萌，萌则长。"这既是吐纳的功法要求及其原理，又何尝不是医家肾纳气之据？

《医碥·气》说得明白："气为坎中之阳，同根于肾，无歧出也。气根于肾，亦归于肾，故曰肾纳气，其息深深（气不归元，则喘咳不得卧）。肺司呼吸，气之出入，于是乎主之。且气上升至肺而极，升极则降，由肺而降，故曰肺为气主。肾主纳气，故丹田为下气海；肺为气主，故胸中为上气海。"此段意广，有坎阳之用、纳气之理、肺肾关系、生理病理互证、纳气与丹田关系，更隐吐纳与医学相关之意。

虽云有吐纳启发，但医学毕竟要实证，当临床出现呼吸浅表，呼多吸少，动则气喘等气不归元表现时，古人应尝试过单纯调肺与肺肾并调的效果比较，当后者显示出更优的疗效时，肺居上焦而司呼吸，肾位下焦而主纳气，肺肾相合，吐纳相因，则呼吸深长，节律调匀，"肺为气之主"、"肾为气之根"的观念由此而固化下来。故《类证治裁·喘症论治》云："肺为气之主，肾为气之根。肺主出气，肾主纳气，阴阳相交，呼吸乃和。若出纳升降失常，斯喘作矣。"而"气为坎中之阳"，坎 ☵ 中阳气须深藏的意象，更与先天八卦北方为坤位，坤主受纳的义蕴相合，可进一步将肾纳气的理论深化。

肾主纳气，一般而言，多强调摄纳呼吸之气，或曰自然界的清气，以保持呼吸深度，但这仅是表面之意，其实内里另有乾坤：首先肾须下纳肺气，使其肃降有力，呼吸之气才能深入下潜，使呼吸作用发挥到极致，这是对脏气的摄纳与调控，并不完全等同于直接的下纳自然界的清气，这才是根本；其次，下纳肺呼吸产生的宗气，以资丹田的元气，这是养生家与医家观念结合的体现处；再有，"肾为气之根"不单是对肺，更是对五脏六腑而言，《素问·上古天真论》云："肾者主水，受五藏六府之精而藏之。"此处的"精"当为精气互融的简称，脏腑均以肾中精气化生的元气为根，亦以元气为资。故元气蕴则诸脏之气旺而定，若肾不纳气，亦包含元气无根而虚飘，则脏气失其所依而功减。

临床对肾不纳气之诊须注意两点：一是病史。久咳、久喘多伤及肾。《证治准绳》云："肺虚则少气而喘，若久病仍迁延不愈，由肺及肾，则肺肾俱虚。或劳欲伤肾，精气内夺，根本不固，皆使气失摄纳，出多入少，逆气上奔而发喘。"二是细节。一般病人从候诊到坐到医生面前，其气已定，因此呼多吸少，动则气喘之症除非医者刻意问，不然的话，光凭看，其征并不太显。此时当注意其说话，若语声低微，时有中断，或引长一息，气难以续，亦当判为肾不纳气。

治之之法，首要为培元固本，使肾气充沛、丹田有力，才能下纳诸气。就如拔河，你不能把对方扯过来，就只能被对方拔过去，力强者胜。其次才是镇潜下摄，犹如拔河时在对方后面推一把，以助己方之拉拔，则有事半功倍之效。

这里，培元固本与镇潜摄纳之品均意象十足，饶有趣味。

对肾不纳气者，培元固本之方首推参蛤散。多由蛤蚧一对、人参若干克，研末而成，每服1～2克。

方中人参大补元气以固肾本、壮丹田原为常识，但其理可玩。《本草思辨录》引邹润安之语："凡物之阴者，喜高燥而恶卑湿；物之阳者，恶明爽而喜阴翳。人参不生原隰污下而生山谷，是其体阴；乃偏生于树下而不喜风日，是为阴中之阳。人身五脏之气，以转输变化为阳，藏而不泄为阴。人参兼变化藏守之用，且其色黄味甘气凉质润，合乎中土脾脏之德。所由入后天而培先天也。"《神农本草经百种录》曰："主补五脏，安精神，定魂魄，止惊悸，有形无形，无一之不补也……人参得天地精英纯粹之气以生，与人之气体相似，故于人身无所不补。非若他药有偏长而治病各有其能也。凡补气之药皆属阳，惟人参能补气，而体质属阴，故无刚燥之病，而又能入于阴分，最为可贵。"

蛤蚧就更有意思了。《本草求真》曰："补命门相火，温肺气喘乏。蛤蚧专入命门，兼入肺……鸣则上下相呼，雌雄相应，情洽乃交，两相抱负，自坠于地，往捕劈之，至死不开。大助命门相火，故书载为房术要药。且色白入肺，功兼人参、羊肉之用，故用能治虚损痿弱、消渴喘嗽、肺痿吐沫等症，专取交合肺肾诸气。入药去头留尾，酥炙，口含少许，虽疾走而气不喘，则知益气之功为莫大焉。"看到了吧，"情洽乃交，两相抱负，自坠于地，往捕劈之，至死不开"，这肾中精气是何等的牢固！有此力量，何气不摄，何气不纳？蛤蚧用则取雌雄一对之理于此亦明。其效何以验之？"口含少许，虽疾走而气不喘"，故"专取交合肺肾诸气"。

此外，冬虫夏草亦具此功。《本草从新》曰："甘平保肺，益肾止血，化痰已劳嗽，四川嘉定府所产者最佳，云南贵州所出者次之。冬在土中，身活如老蚕，有毛能动，至夏则毛出土上，连身俱化为草，若不取，至冬则复化为虫。"按古之察，虫与草（真菌子座类草），一为动物一为植物，动物动而为阳，植物静而为阴。从冬至一阳生到夏至，是太极图的左半边，左属阳，故动而为虫；从夏至一阴生到冬至，是太极图的右半边，右属阴，故静而为草。一动一静，感全年阴阳二气之变而变。药用冬虫者，取其助阳之功与若蛰之象，肾阳得蛰，则纳气归元之力足。

镇潜摄纳则常用磁石与沉香。

磁石：《本草纲目》谓："磁石法水，色黑而入肾，故治肾家诸病而通耳明目……盖磁石入肾，镇养真精。"《雷公炮制药性解》云："磁石入肾，何也？盖以性能引铁，取其引肺金之气入肾，使子母相生尔，水得金而清，则相火不攻自去。"实质上其理简单，不外色黑入肾，镇养真精，质重能降，引金气下行。

沉香：《本草备要》云："辛苦性温。诸木皆浮，而沉香独沉。故能下气而坠痰涎。"《本经逢原》曰："黑锡丹用之，取其纳气归元也。"《本草思辨录》说："肾中阳虚之人，水上泛而为痰涎，火上升而为喘逆。沉香质坚色黑而沉，故能举在上之水与火，悉摄而返之于肾。"其理更简，以沉为用。

以上诸药，其效之应，或在形质，或在生态，或在性情，各具个性，我们真的要想一想了，中药之理只有四气五味那么简单吗？

此外，别忘了，既然纳气之功源于吐纳启发，则肾不纳气之治就可参"行气，深则蓄，蓄则伸，伸则下，下则定，定则固，固则萌，萌则长"（《行气玉佩铭》）、"呼吸之理，乃神气之要，故太上问曰：人命在几间？或对曰：在呼吸之间。太上曰：善哉！可谓为道矣"（《服气精义论》），则吐纳之法肯定是好的辅助。

肾气虚除以不纳气为候外，临床常见的另一组表现是肾气不固，可见夜尿多，尿有余沥，遗尿，尿失禁，男子滑精，早泄，女子长期带下清稀，滑胎等，治以补肾固摄。

值得注意的是，他脏气虚，多以补气方药，如人参、黄芪、白术、山药，四君子汤、补中益气汤等，但由于肾为水火之脏，除了一般的补气方药，尚可以少火蒸水化气以为补，金匮肾气丸就是代表。

现在的方剂书多把金匮肾气丸当作补阳剂，但肾气丸的功效应以补肾气为要，而不以补肾阳为的，其名为肾气丸而不是肾阳丸其意已见。其组成见图52。

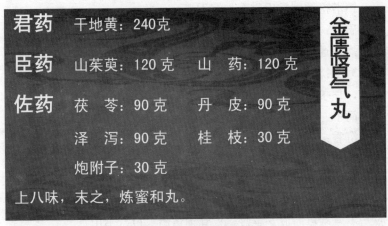

君药 干地黄：240克

臣药 山茱萸：120克　山　药：120克

佐药 茯　苓：90克　丹　皮：90克

泽　泻：90克　桂　枝：30克

炮附子：30克

上八味，末之，炼蜜和丸。

金匮肾气丸

图52　金匮肾气丸组成

补肾气是如何体现的呢？我们动一下脑，肾气的化生条件是什么？前已述，肾气，即肾精所化生之气。精之本态为液，据阴阳互根互化之理，则肾精或肾阴在肾阳少火温蒸下，均可氤氲化为肾气，正是坎☵阳发动，蒸液为气之象。故仲景重用益阴精之干地黄，山药以为化气的物质基础。注意，这里用的是补阴为主的干地黄，而不是六味地黄丸中阴精并补的熟地，因此其阴阳互化之思路明矣。方仅用轻量的温阳药（桂枝、附子）于量重的滋肾药中，取少火缓蒸阴精以生气之义，故名"肾气"，其理就如广东人的文火慢熬煲靓汤一样。这里的桂枝不同于后世替移其位的肉桂，肉桂性大热，其性下行；桂枝性温，其性发散，正应少火蒸阴以化气意蕴。

顺便一说，泽泻、茯苓置于六味地黄丸中，若从三泻而解却不从气化悟，的确让人别扭，但置于肾气丸中却是顺理成章。因为肾气虚，气不化津可致水、湿、痰、饮等患，泽泻、茯苓均可对治。

至于现在市场所见的肾气丸，多以肉桂替桂枝，熟地换干地黄。一些更加有车前子、牛膝以利水及引药入肾。由于肉桂性大热，牛膝性温，熟地性微温，因此一变而成货真价实的补阳剂。而有车前子、牛膝之方实为记载于宋朝《济生方》中习称为济生肾气丸者。但时见有市场招牌为金匮肾气丸者，内里却是济生肾气丸，这两者，一个名头响，一个效果佳，不知谁沾了谁的光？济生肾气丸组方由于温而下行，因此，对阳虚阳浮而证不重者，是一个不错的选择。

（4）肾藏志

《素问·调经论》曰："肾藏志。"《灵枢·本神》云："意之所存谓之志。"此句顺承"心有所忆谓之意"，即心神把反复接受的"象"信息或初成意象，通过实践检验不断修正，使接近客观真实，并作出保留记贮，为进一步的思考提供素材。因此，其第一义含有记忆存贮之意。

《灵枢·本神》的"肾藏精，精舍志"则将肾与志从功能与物质的角度连上关系，即肾精是志活动的物质基础。结合肾精生髓，脑为髓海，肾精气充盛则脑髓充而记忆力强，谓之志强，实易理解。

不知读者是否记得，五神中的魄也与记忆相关？《朱子语类·卷三》曰："人之能思虑计画者，魂之为也；能记忆辨别者，魄之为也。"又曰："魄盛则耳目聪明，能记忆，老人目昏耳聩记事不得者，魄衰也……阴主藏受，故魄能记忆在内；阳主运用，故魂能发用出来。二物本不相离。"无独有偶，魄亦与精相关。《灵枢·本神》谓："并精而出入者谓之魄。"则精是"魄"与"志"记忆的物质基础无疑。精为水脏所藏，水清方能鉴物分明、映物清晰，如照相之底片清晰，则留影持久而分明。由于魄属本能居多，因此本底的、持久的记忆能力高低可能取决于"魄"，而由"意"转来的信息记存贮则可能与"志"关联度更大，当然，魄与志的功能不能截然分开，仅为分工合作中的倾向不同。故肾精气不足者，则魄、志并病，而表现为精神不振，健忘。多以补肾精，益脑髓为治。

《类经·藏象类》云："谓意已决而卓有所立者，曰志。"则志的另一义是为立志，或意志、志向。水脏性藏，水至冬则成冰，有坚凝密固之象。则立志坚定不移，须依赖于人体精气的充盛。若肾精不足，每易表现为优柔寡断，意志消沉。但老是立志而不实行，如不断宣布戒烟又不能戒断者，理论上当属肾精虚而志不坚，但以补精之法是否有效？笔者未敢妄断，还须临床验证。

意志坚定的另一用却是实在的，《灵枢·本藏》曰："志意者，所以御精神，收魂魄，适寒温，和喜怒者也……志意和则精神专直，魂魄不散，悔怒不起，五藏不受邪矣。"很多精神心理现象的产生或加重与否，尤其是面对重大事件时的反应，确实与个体意志强弱有关。《论语·子罕》曰："三军可夺帅也，匹夫不可夺志也。"虽不论医，但其意却与医之"志意者，所以御精神……"近。此意志之坚定与否更多应在于个人平时心理的自我磨砺、调适与修养。养什么？孟子曰："善养吾浩然之气。"

2. 肾的生理特性

（1）主闭藏

闭藏，亦曰封藏，封闭、固密、贮藏之意。肾主藏精，即精宜藏而不宜泄。故曰："肾者主蛰，封藏之本，精之处也。"（《素问·六节藏象论》）此万物经春生、夏长、秋收后，至冬而藏之象。

在肾的诸多功能中，藏精是其最基本的功能。肾精化肾气，肾中精气主司人体的生长发育和生殖，并能抵御病邪；肾精生髓化血、舍志；肾气分阴阳，肾阴与肾阳是脏腑阴阳的根本，对脏腑气化具有促进和调节作用；肾阳主司和调节全身水液代谢；肾气的封藏与摄纳作用，维持呼吸的深度。则肾的主要功用本质上都是其藏精功能的延伸。

肾藏先天之精、生殖之精、脏腑之精，故人之生命源于肾，生长发育根于肾，生殖繁育基于肾，生命活动赖于肾。精藏则充，气化无穷，分阴分阳，交互既济，本体自强。

肾主闭藏，是对肾功能特性的高度概括，体现了精藏于肾，气纳于肾，水制与肾，火守于肾，以及胎儿的孕育，月经的应时而下，精的有度施泄，二便的正常排泄等方面。

肾藏精，精宜藏而不宜泄，泄则化源竭。犹如树根不可伐，水源不可枯。李东垣《珍珠囊补遗药性赋·卷一》云："肾无实不可泻。"《医宗必读》曰："北方之水，无实不可泻。"均基于肾的蛰藏特性。故治肾多论其补，少言其泻，或以补为泻。补肾方中必含敛精固肾之品几成医家共识。不论是六味地黄丸，还是金匮肾气丸，或它们的变方均有熟地（生地）、山药、山茱萸三味药，其中后两味就具收敛之性。就连治虚中夹实，肾水泛滥的真武汤还有一味芍药以敛之。常见的真武汤方解中的芍药之论为：芍药利小便，止腹痛；敛阴护液，敛阴缓急；防姜、术、附等温燥之品伤阴之弊。此解其实并不到位，《医学衷中参西录》云："与附子同用，则翕收元阳下归宅窟。"《金鉴》谓："而尤妙在芍药酸敛，加于制水、主水药中，一以泻水，使子盗母虚，得免妄行之患；一以敛阳，使归根于阴，更无飞越之虞。"此两注方为正解。

基于藏精的重要性及闭藏的操控意义，是以保肾固精一直就是中医养生与治疗学上的一个重要命题。

（2）阳须守位

阳须守位，实则是对肾主闭藏特性的某方面期望。是指肾主命火，命火宜潜不宜露，坎中真阳，涵于肾中，潜藏内蕴，方易发挥其温煦、激发、推动、气化等作用。这里既有命火之提，就不得不插入命门学说之议。笔者认为，以往教材的命门学说过求四平八稳，并未真正将其临床应用倾向性说清。

命门一词，始见于《灵枢·根结》："命门者，目也。"自《难经》始，渐演成"生命关键之门"，并赋予元阴、元阳或先天之气所蕴，人体生化来源，生命根本等内涵。

欲明命门实质，实离不开其位置与功能的讨论。

①命门的位置：关于命门的位置，历来有不少争论，归纳起来大致有以下几种：

其一，左肾右命门说。始自《难经·三十六难》"肾两者，非皆肾也，其左者为肾，右者为命门"之说，其后王叔和、陈无择、严用和、李梴等均遵此说。

其二，两肾总号命门说。元代滑寿首倡此说，认为"命门，其气与肾通，是肾之两者，其实则一尔。"明代虞抟在《医学正传·医学或问》中说："夫两肾固为真原之根本，性命之所关，虽有水脏，而实有相火寓乎其中，象水中之龙火，因其动而发也。寓意当以两肾总号为命门，其命门穴正象门中之枢阑，司开合之象也。"明代张景岳认为："肾两者，坎外之偶也；命门一者，坎中之奇也。以一统两，两而包一。是命门总乎两肾，而两肾皆属于命门。故命门者，为水火之府，为阴阳之宅，为精气之海，为死生之窦。"（《类经附翼·三焦包络命门辨》）这一学说认为两肾俱为命门或等于命门，但笔者认为这仅为粗观结果，细析之，似另有潜台词。

首先，三人均先确定两肾是有形之阴脏。在此基础上，滑寿言："命门，其气与肾通。"虞抟谓："虽有水脏，而实有相火寓乎其中，象水中之龙火，因其动而发也。"景岳说："肾两者，坎外之偶也；命门一者，坎中之奇也。"均意示命门为无形之阳或气，但肾是其寓寄或相通之处，既然两者在功能上难以截然分开，倒不如笼统地归纳为"两肾总号为命门"、"命门总乎两肾，而两肾皆属于命门"。其中尤以景岳的"以一统两，两而包一"的表达为明显，若命门就是肾，那是一就是二、二就是一的问题，而不应是"以一统两，两而包一"的表述。是以，此说表面言"两肾总号命门"，实质是命门与肾互融，但却含肾有形属阴，命门无形属阳的潜在意思，而与"两肾之间为命门说"、"命门为肾间动气说"存在一定脉动。景岳的"肾两者，坎外之偶也；命门一者，坎中之奇也"即言肾有形，属阴，应坎卦在外之阴爻，命门无形，属阳，居两肾之中，应坎中阳爻，若将坎卦 ☵ 竖看成 ䷜，则 ䷜ 外的两个阴爻不是很像肾吗？而中间的阳爻自然就是命门了。这不就是"命门为肾间动气"了吗？甚至说含有"两肾之间为命门"的意思亦可，虞抟的"水中之龙火"说，本质上也是坎卦之象，且更强调坎中之阳（龙火）。

其三，两肾之间为命门说。为明代赵献可首倡，他根据《素问·刺禁论》的"七节之旁，中有小心"而认为"命门即在两肾各一寸五分之间，当一身之中，易所谓一阳陷于二阴之中，《内经》曰'七节之旁，中有小心'是也，名曰命门，是真君真主，乃一身之太极，无形可见，而两肾之中，是其安宅也"（《医贯·内经十二官论》）。陈修园、林佩琴、黄宫绣等均宗此说。

赵氏以命门独立于两肾之外，位于两肾之间。而"易所谓一阳陷于二阴之中"不正正是坎中之阳吗？其在《医巫闾子医贯序》中更直接用坎卦喻命门与肾的关系："火生乎水，亦还藏于水也。其象在坎，一阳陷于二阴之中，而命门立焉。盖火也而肾水寄之矣，其生乎水也……余所重先天之火者，非第火也，人之所以立命也。仙炼之为丹，释传之为灯，儒明之为德者，皆是物也。一以贯之也。"见图53。

其四，命门为肾间动气说。此说者首推明代孙一奎，他认为："命门乃两肾中间之动气，非水非火，乃造化之枢纽，阴阳

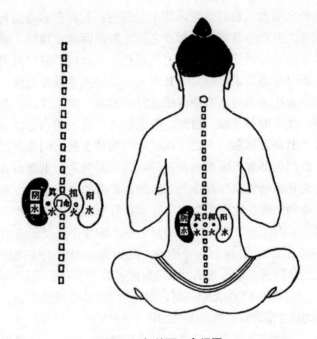

图53　赵献可·命门图

之根蒂，即先天之太极，五行以此而生，脏腑以继而成。若谓属水、属火、属脏、属腑，乃是有形之物，则外当有经络动脉而形于诊，《灵》《素》亦必著之于经也。"（《医旨绪余·命门图说》）此说认为两肾中间为命门，但其间非水非火，而只是存在一种元气发动之机，且命门并不是具有形质的脏器。"动气"、"无形"、"居两肾间"，这不是坎中一阳又是什么？故其在《医旨绪余·右肾水火辨》进一步阐明："坎中之阳，即两肾中间动气，五脏六腑之本，十二经脉之根。"

可见，《难经》之后有关命门的三种学说虽表面字眼分歧，实质款曲暗通，内涵相近，命门无非就是坎中之阳，所差者仅是此阳是寄于肾中还是独立而居，或属火还是属气。过往之论多关注其部位之不同，表面字眼之异，而忽略了三者内蕴之通。

后三论暗通之处不但表现在以太极、坎卦立论，更借丹道以为说。张景岳在《类经附翼·三焦包络命门辨》云："此命门与肾，本同一气，道经谓此当上下左右之中，其位象极，名为丹田。"孙一奎《医旨绪余·命门图说》说："《中和集》曰：'阖辟呼吸，即玄牝之门，天地之根。所谓阖辟者，非口鼻呼吸，乃真息也。'越人亦曰：'肾间动气者，人之生命，五脏六腑之本，十二经脉之根，呼吸之门，三焦之原'。命门之义，盖本于此，犹儒之太极，道之玄牝也。"而"玄牝之门"语出《道德经》，道家用之，多谓丹田，则"肾间动气"指的是丹田气动的反映。因此，命门学说的充实与完善当是医家与养生家互动的结果，也为该学说后世的应用拓展打下了良好的基础。

②命门的功能：从功能言，命门有藏精舍神、主生殖，元气，主火，水火共主，非水非火，为肾间动气等多种表达。看似异趣，实质不过是在强调肾的重要性中所取侧重点不同而已。

第一，藏精舍神、主生殖。《难经·三十九难》谓："命门者，精神之所舍也；男子以藏精，女子以系胞。"说明命门除舍神之功外，实含肾藏精，主生殖的部分功能。

第二，元气所系。《难经·三十六难》的"命门者，诸神精之所舍，原气之所系也。"与滑寿的"命门，其气与肾通"，孙一奎的"命门乃两肾中间之动气"之意相近，均属"元气"或相近内涵者。此气虽非水非火，却可化生水火，为一个预留了解释空间之说。

第三，水火共主。张景岳《景岳全书·命门余义》谓："命门为元气之根，水火之宅，五脏之阴非此不能滋，五脏之阳气，非此不能发。"《类经附翼·真阴论》再谓："命门之火，谓之元气，命门之水，谓之元精。"此说认为命门的功能包括了肾阴、肾阳两方面作用，较为全面，可视作"元气说"的进一步展开。

第四，主火。赵献可在《医贯·内经十二官论》中说："余有一譬焉，譬之元宵之鳌山走马灯，拜者舞者飞者走者，无一不具，其中间唯是一火耳。火旺则动速，火微则动缓，火熄则寂然不动……夫既曰立命之门，火乃人身之至宝。"强调了命火的重要性。陈士铎的《石室秘录》云："命门者，先天之火也……心得命门而神明有主，使可以应物，肝得命门而谋虑，胆得命门而决断，胃得命门而能受纳，脾得命门而能转输，肺得命门而治节，大肠得命门而传导，小肠得命门而布化，肾得命门而作强，三焦得命门而决渎，膀胱得命门而收藏，无不借命门之火而温养也。"详述了命火的功能。《吴医汇讲·命门说》曰："命门者，人身之真阳，肾中之元阳是已，非另是一物。"明确了命火就是肾阳。

归纳诸说，命门之功实与肾之功用相通相融。肾藏精、主生殖，元精可化元气，元气可分元阴与元阳，元阴、肾阴即命门水，元阳、肾阳即命门火。但这仅是简单比较的结论，临床命门之用隐有偏于火、偏于阳的倾向。

一般而言，如说补命火，补的是肾阳；若言补命水，补的是肾阴。但若只言补命门，不提水火二字，则其潜台词不是补肾阳，就是补元气，而不会是补肾阴。在这里，命门无形，为坎中之阳的观念起着潜移默化作用。张景岳参《难经》左肾右命门之说立左归丸补肾阴，右归丸补命门（肾阳）在习惯上起了推波助澜的作用。而针灸的命门穴（见图54）恰位两肾之间，位属总督一身阳经的督脉，而具补肾阳之功又将这种习惯逐渐固化。从实效看，补命火可煦五脏暖六腑，心得之而神明有主，血脉得畅；肝得之而阳和敷布，血液归藏；脾得之而化食运谷，升清，统血；肺得之而主气、司呼吸，主宣发肃降，主行水，朝百脉；肾得之而促精化气、气化阴阳，主水，主纳气；三焦得之而气行水化。则命火之功用大矣哉！张景岳、赵献可、孙一奎本身是明代温补医家的代表，就是命门之用多偏火的广告或说明。后世的火神派应从中受到不少启发。

言归正传，前谓命火宜潜不宜露，坎中真阳，宜涵于肾中而发挥功用。既有期望，就说明此火易动难藏，常常顽皮难驯，离位生事。

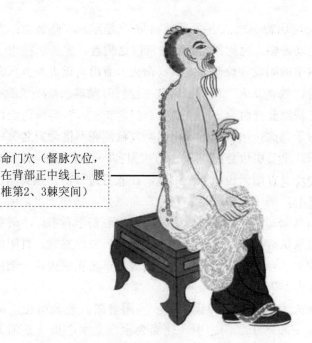

命门穴（督脉穴位，在背部正中线上，腰椎第2、3棘突间）

图54　命门穴

为了厘清问题，这里，首先要分清人体中火的几种称谓：

少火，是指生理状态下各脏腑的正常阳气。

壮火，是指病理状态下各脏腑的亢盛之火。

君火，即心之正常阳气，心的生理之火。君火习惯上一般不称心火，因为心火正常为少火，亢盛则为壮火，即可正、可邪。但君必须正，不能邪；君要明，不能昏；所谓的正人君子，有道明君是也。因此我们可以说心火亢盛，但习惯上不说君火亢盛。

相火是相对君火而言的。习惯认为，肝、胆、肾、三焦均内寄相火，但其源均在命门。相火可为少火、可为壮火，即可正、可邪。若为邪火，多有"妄动"两字为后缀。

狭义的相火是指肝肾火，统称"龙雷之火"或"雷龙之火"。若再细分，则肝火为雷火，因肝配震卦，震为雷；肾火为龙火，因肾为水脏，龙是水中生物，所谓龙潜于渊。至于是否病态，关键还得看此火有否妄动离位。震为雷，亦为动；龙性暴烈，易动难驯。因此，相火妄动常指这两者。

这里的阳欲守位是指龙火（命火）宜潜，但龙腾九天常伴雷动九霄，故"龙火"、"雷火"往往同时发难，是以一般不会刻意将之截然分开而论。

对于龙火，火神派的开山祖师郑钦安在《医理真传》中有深刻认识，主要引坎卦☵为解："坎为水，属阴，血也，而真阳寓焉。中一爻，即天也。天一生水，在人身为肾，一点真阳，含于二阴之中，居于至阴之地，乃人立命之根，真种子也。诸书称为真阳。真阳二字，各处讲解字眼不同，恐初学看书，一时领悟不到，以致认症不清，今将各处字眼搜出，以便参究。真阳二字，一名相火，一名命门火，一名龙雷火，一名无根火，一名阴火，一名虚火。"

龙火为何宜潜？郑氏云："一阳本先天乾金所化，故有龙之名。一阳落于二阴之中，化而为水，立水之极（是阳为阴根也），水性下流，此后天坎卦定位，不易之理也。须知此际之龙，乃初生之龙（龙指坎中一阳也），不能飞腾而兴云布雨，惟潜于渊中，以水为家，以水为性，遂安其在下之位，而俯首于下也。"

对妄动之火名目，郑氏括之："发而为病，一名元气不纳，一名元阳外越，一名真火沸腾，一名肾气不纳，一名气不归源，一名孤阳上浮，一名虚火上冲，种种名目，皆指坎中之一阳也。"

对龙火妄动之理，其曰："若虚火上冲等症，明系水盛（水即阴也），水盛一分，龙亦盛一分（龙即火也），水高一尺，龙亦高一尺，是龙之因水盛而游，非龙之不潜而反其常。故经云：阴盛者，阳必衰。"其识可括为，见热证未必是真热，见虚火（龙火）未必是阴虚，以理相推，因"水高一尺，龙亦高一尺"，则其潜台词即是龙高一尺则热显一尺，此热由水高（阴盛）而致，故"即此可悟用药之必扶阳抑阴也"。

的而且确，大部分教科书论热时相当机械，大致是热分虚实，实热则清热，虚热则滋阴，几成定式。无异于默认虚热与阴虚几乎同义，有时虽也提及阴盛格阳的真寒假热证，但证候描述多是戴阳等接近回光返照的表现，将"水高一尺，龙亦高一尺"的常见现象作虚夸，使学习者误以为，真寒假热定是较罕见的阳欲脱之重证。因此，一见虚热，即与阴虚自动挂钩，以致郑氏慨叹："乃市医一见虚火上冲等症，并不察其所以然之要，开口滋阴降火，自谓得其把握，独不思本原阴盛（阴盛二字，指肾水旺）阳虚（阳虚二字，指君火弱），今不扶其阳，而更滋其阴，实不啻雪地加霜，非医中之庸手乎？"

实际上，虚热之证，阴虚、阳虚所致者约莫各各参半。阴虚之火，因龙无法潜游于浅水中，水浅则龙升，这容易理解，因此，滋阴降火是治虚火常法。至于阳虚阳浮，除郑氏的水高龙亦高之解外，清代罗东逸《内经博议·足少阴肾脏病论》中的"水暖而龙潜，水寒而龙起"亦堪作参。这是一种拟人化的思考，以人之体温浸于暖水中自然最舒服，水太热或太寒均为所恶。以人为参而推之于龙，其是水中之物，为坎中真阳，其性阳，虽喜水，但也不会喜欢反差太大的寒水。

因此，扶阳抑阴以治浮火，以罗氏之解则为："水暖而龙潜。"以郑氏《医理真传》之解则为："余亦每见虚火上冲等症，病人多喜饮热汤，冷物全不受者，即此更足徵滋阴之误矣。又有称桂附为引火归源者，皆未识其指归，不知桂附干姜，纯是一团烈火，火旺则阴自消，如日烈而片云无。况桂附二物，力能补坎离中之阳，其性刚烈至极，足以消尽僭上之阴气。阴气消尽，太空为之廓廓（廓朗），自然上下奠安，无偏盛也，岂真引火归源哉！历代注家，俱未将一阳潜于水中底蕴搜出，以致后学懵然无据，滋阴降火，杀人无算，真千古流弊，医门大憾也。"

其实，以补阳来治龙火之患，实践上首见于《伤寒论》之通脉四逆汤。《伤寒论》317条云："少阴病，下利清谷，里寒外热，手足厥逆，脉微欲绝，身反不恶寒，其人面色赤……通脉四逆汤主之。"四逆汤的某些用法亦属龙火之治。而理论阐明，当肇自唐代王冰，其注释《至真要大论》"微者逆之，甚者从之"大义时说："病之大甚者，犹龙火也，得湿而焰，遇水而燔。不知其性，以水湿折之，适足以光焰诣天，物穷方止矣；识其性者，反常之理，以火逐之，则燔灼自消．焰光扑灭。"

后世"以火逐火"、"引火归原"法实是《伤寒论》之用，王冰所论之滥觞。郑氏"火旺则阴自消……自然上下奠安"当为王冰"以火逐之，则燔灼自消"的同义表达。其可贵之处是在实践中用足了纯为一团烈火的桂附干姜，为后世火神派的大剂量桂附干姜之用提供了理论基础及临证经验。但其不认为"桂附为引火归源"。而罗氏"水暖而龙潜"突出一个"潜"字，隐约还见水暖则火自归源之意。

笔者认为，一团烈火之论与引火归源之见实可互补，现代善用桂附姜之医家，亦多循这两种思路而行。

不少人对补火何以能引火归源之理或存思疑。笔者觉得，此理近乎于物理学的引力问题。我们都知道，万有引力是由于物体所具的质量而在物体之间产生的一种相互作用。它的大小和物体的质量以及相互间的距离有关。物体的质量越大，它们之间的引力就越大；物体之间的距离越远，它们之间的引力就越小。这就是为什么质量小的天体都绕着质量大的天体做有规律的天体运动，就如月亮绕着地球转，地球绕着太阳转一样。地球把大气、人类和所有地面物体束缚在其上的道理也一样。

火之本性炎上、外散，一般而言，人体上部、外部的阳气更多，对下部、内部的阳气本就容易形成一个引力优势。如果阳虚于下或内，这种引力优势就更明显了，于是虚阳易受上部、外部阳气之引而上浮或外越，形成内真寒外假热或下真寒上假热的阳虚阳浮证，于卦为上卦、外卦阳，下卦、内卦阴之否☲，这就是"水寒而龙起"。当然也可以因果相反，因火升而水寒。因此，补肾火就类似增加下部、内部的阳气质量，以增强其与上部、外部阳气抗衡的力量。甚至肾阳充沛的情况下还可形成自身的引力优势，使上部、外部之阳下沉而内蕴，为己所用，这就是引火归源了。

譬如艾灸涌泉能引火归源，很多人觉得难以理解，明明是增加了人体的总热量，何以反能治疗一些有上热或兴奋症状如高血压、失眠、焦躁等病症？《灵枢·本输》云："肾出于涌泉，涌泉者足心也。"该穴为人身诸穴之最下，见图55。少阴又为人身六经之最里。张隐菴注："地下之水泉，天一之所生也。故少阴所出，名曰涌泉。"足少阴为肾经，主水，五行中水居最下，此犹天一之水由至下涌出。若此穴得温，人体至阴之位得阳而充，阳充则引力增，上部之阳被引而就下则归源。火一归源，犹如地下之水泉被蒸动，则肾经之气如源泉之水，涌出而灌注周身，气行则水行，真正地做到了水津四布。所以艾灸涌泉常能让人产生满口甘津，此人体水泉上涌之兆，亦是火降水升，上下交泰☷☰之佳征。而推搓涌泉穴由摩擦而产生热感亦具此效，所以搓脚心也是流传已久的自我养生保健法。当然，艾灸因其产生的引力较大，一般效优于按摩，但要注意的是，一般保健，以温为度，而不是以热为度，仍少火生气，少火蒸津之意。至于治病就当以病

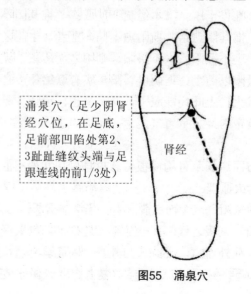

涌泉穴（足少阴肾经穴位，在足底，足前部凹陷处第2、3趾趾缝纹头端与足跟连线的前1/3处）

肾经

图55　涌泉穴

情轻重为衡了，如伤寒病之回阳，以足心转热为好转之断。养生上别小看这一招，如能一直保持足心暖融，实际就是一直保持火降水升之泰䷊征，泰即上下贯通，阴阳交感，如此，焉得不健康，安能不长寿？

由此，善用姜桂附者一般用量偏大就容易理解了。一者，"治下焦如权，非重不沉"，依中药升降浮沉之理，量大则沉，沉则保证所补之阳能归于下而不上浮去助约为虐而更增浮阳；二是减少上下内外阳气因质量胜负问题带来的引力拉锯战，速战速决，以免生变，尤其在危重症时更当如此。道理是对的，但桂附均属霸道之品，附子更有毒性，用量一大，经验不足之医者多心中揣揣，尤其是医患相互间信任度下降的今天就更是如此。

李可经验与火神派实践的一些内容在今日医界影响日渐，碰到阳虚阳浮之证，不少医者明知温阳法好用往往又因为经验问题只能望而却步，这是不少临床医师所苦恼的。有没有一些方法不必用那么大量的姜桂附也可补龙火而不至升腾呢？以下几法或可助参：

其一，以土伏火：龙火是水中火，就如油火，油火遇物即燃，不畏水灭，唯畏土压。《本经疏证》云："惟其阳不归阴，是以阴气为结，惟其阴愈结，斯阳愈不归，土者，生阴之源，水者，元阳之配，土不藏阳，水不摄阳，则阳之无所依，无所归，无所定……而摄阳以归土，据阴以召阳，实有联络相应之妙。"则补土不但能伏火，土旺尚能藏阳，又一义也。前述仲景六经用药最能体现《黄帝内经》重胃气观念，龙火为患属少阴病，且看医圣如何处理。

少阴病证与四逆汤辈可构成很有意思且可相互说明的两组卦象，并示以土伏火原理。

少阴病证如从阳气衰少而欲脱来看，当类剥卦䷖，此卦之象仅余一阳，为阳气衰极之残阳，且居至上之位，阳气要脱，不是从上而脱，就是从外而亡，上卦又为外卦，因此剥卦就应阳衰欲脱之象。而剥卦䷖的综卦为复卦䷗，复者，"一阳来复，万象

更新"。阳居于下，喻阳气初生，或再生，蕴无穷生机。四逆汤辈似之。复卦☷为上坤地☷下震雷☳组成，

方中附子，《本草备要》云："辛甘有毒，大热纯阳。其性浮而不沉，其用走而不守，通行十二经，无所不至。能引补气药以复散失之元阳，引补血药以滋不足之真阴，引发散药开腠理，以逐在表之风寒（同干姜、桂枝温经散寒发表），引温暖药达下焦，以祛在里之寒湿。"其走、动、升、通之震卦特性表露无遗。而干姜、炙甘草皆温中调中之剂，且干姜温守而不走，两药具足坤性，正是坤土得壮，更可将走、动、升、通、热之附子下镇于少阴肾位而复其一阳生机，而成上坤土（姜、草），下震木（附子）之复卦☷。一阳来复则浮阳回归而症减。

少阴病证如从阳气衰少而格阳、戴阳看，则又类否卦☶，否，下坤地☷，上乾天☰，此卦阳天在上，阳气又升，位至高，其上已无物与之交；坤地在下，位至低，阴气主降，其下已无物能与之交。故为天地不交，乾坤隔绝，在人体为阴阳气不交通，阴盛于内，阳格于上或外的真寒假热证。而否卦☶之综卦及错卦均为泰卦☷，下乾天☰，上坤地☷，天属阳主升，地属阴主降。今乾在下，则阳气升而与坤交；坤在上，则阴气降而与乾交，此天地之气交感之象，故"泰为上下之交通"。于人体则为上下内外阴阳气之交泰。

四逆汤辈亦似之。方中附子，《本草求真》云："附子（专入命门）。味辛大热，纯阳有毒，其性走而不守（好古曰：其性走而不守，非若干姜止而不行）。通行十二经，无所不至，为补先天命门真火第一要剂。凡一切沉寒痼冷之症，用此无不奏效。"《神农本草经读》曰："附子味辛气温，火性迅发，无所不到，故为回阳救逆第一品药。"则其温热乾性大显。同理，干姜、炙甘草皆温中调中之剂，郑钦安谓该汤中甘草："阳气既回，若无土覆之，光焰易熄，虽生不永，故继以甘草之甘，以缓其正气，缓者即伏之之意也。真火伏藏，命根永固，又得重生也。"（《医理真传》）且干姜温守而不走，两药具足坤性，坤

土厚实，更可将温热乾性之附子下镇于少阴肾位而"补先天命门真火"，使元阳氤氲而蒸，发挥"回阳救逆"的作用，而成上坤土（姜、草），下乾天（附子）之泰卦䷊。元阳复则自引所格之阳归位而成上下内外阴阳交泰格局。

因此，四逆辈之效或是"一阳来复"，或为"天地交泰"。

以土伏火是否医圣本意这里不好妄揣，但其实际效应确合此理。

郑钦安在《医理真传》中对以土伏火有妙解："世多不识伏火之义，即不达古人用药之妙也。余试为之喻焉：如今之人将火煽红，而不覆之以灰，虽焰，不久即灭，覆之以灰，火得伏即可久存。古人通造化之微，用一药、立一方，皆有深义。若附子甘草二物，附子即火也，甘草即土也。古人云：'热不过附子，甜不过甘草。'推其极也，古人以药性之至极，即以补人身立命之至极，二物相需并用，亦寓回阳之义，亦寓先后并补之义，亦寓相生之义，亦寓伏火之义，不可不知。"

其二，潜阳敛阳：即用姜桂附时佐以重镇潜阳或内敛阳气之品，一可直接引火归源，二可潜敛热药于下焦，更好地发挥其"一团烈火，火旺则阴自消，如日烈而片云无"之效而不虞浪费能源。

重镇潜阳多用龙骨、牡蛎、磁石、龟板；内敛阳气则常用山茱萸、白芍，内敛之品，其性亦降。此外尚有引火下行之牛膝，引诸药归宿丹田之砂仁等，以下逐一以析：

龙骨：《神农本草经百种录》谓："龙者，正天地元阳之气所生，藏于水，而不离乎水者也……人身五脏属阴，而肾尤为阴中之至阴，凡周身之水皆归之，故人之元阳藏焉。是肾为藏水之脏，而亦为藏火之脏也，所以阴分之火动而不藏者，亦用龙骨，盖借其气以藏之，必能自返其宅也。非格物穷理之极者，其孰能与于斯。"《医学衷中参西录》曰："质最粘涩，具有翕收之力（以舌舐之即吸舌不脱，有翕收之力可知），故能收敛元气、镇安精神、固涩滑脱……龙骨若生用之，凡心中怔忡、虚汗淋漓、经脉滑脱、神魂浮荡诸疾，皆因元阳不能固摄，重用龙骨，借其所含之元阴以翕收此欲涣之元阳，则功效立见。"

牡蛎：《本经疏证》曰："牡蛎之用，在阳不归阴而化气也……牡蛎之召阳归阴，可藉以平阳秘阴矣。"

磁石：《本草新编》云："磁石咸以入肾，其性镇坠而下吸，则火易归原矣。"

人称"祝附子"的火神派祝味菊先生，每用生龙骨、生牡蛎、磁石与附子同用，称为"温潜之法"。此法用于虚阳上越诸证者，确验。

龟板：《本草思辨录》引张氏云："龟甲能引阳气下归，复通阴气上行。"《温病条辨》解小定风珠时谓："亢阳直上巅顶，龙上于天也，制龙者，龟也。"

山茱萸：《医学衷中参西录》云："山萸肉味酸性温。大能收敛元气，振作精神，固涩滑脱。因得木气最厚，收涩之中兼具条畅之性，故又通利九窍，流通血脉，治肝虚自汗，肝虚胁疼腰疼，肝虚内风萌动，且敛正气而不敛邪气，与其他酸敛之药不同。"

李可老先生破格救心汤中龙骨、牡蛎、磁石、山茱萸同用。

白芍于上文真武汤处已论。

牛膝：《本草乘雅半偈》谓："纤细之质，径直下生三四五尺，非百倍其力者，那能如是。"《神农本草经百种录》曰："此乃以其形而知其性也。凡物之根皆横生，而牛膝独直下，其长细而韧，酷似人筋，所以能舒筋通脉，下血降气，为诸下达药之先导也。"牛膝引火下行、引血下行、引药下行、引水下行之用或受其形态启发。济生肾气丸由于有牛膝下引，故阳虚之龙火上浮轻证可疗。

砂仁：《本草纲目》引韩愗《医通》云："缩砂属土，主醒脾调胃，引诸药归宿丹田。香而能窜，和合五脏冲和之气，如天地以土为冲和之气。"《本草乘雅半偈》曰："命门火衰，不能纳气归元者，亦可使之从降从入矣。"《本草分经》谓："能润肾燥，引诸药归宿丹田。肾虚气不归元，用为向导，最为稳妥。"

以上诸药，最易被忽视的是砂仁，且看源于郑钦安《医理真传》，现在广泛应用于阳浮诸证的潜阳丹（见图56）之解。

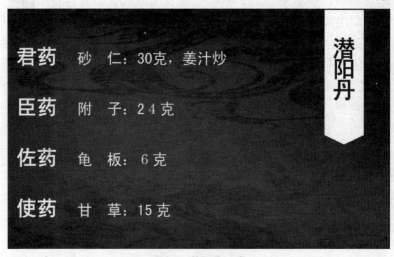

潜阳丹

君药	砂 仁：30克，姜汁炒
臣药	附 子：24克
佐药	龟 板：6克
使药	甘 草：15克

图56 潜阳丹组成

问曰："头面忽浮肿，色青白，身重欲寐，一闭目觉身飘扬无依者，何故？"

答曰："此少阴之真气发于上也。原由君火之弱，不能镇纳群阴，以致阴气上腾，蔽塞太空，而为浮肿。所以面现青黑，阴气太盛，逼出元阳，故闭目觉飘扬无依。此际一点真阳，为群阴阻塞，不能归根，若欲归根，必须荡尽群阴，乾刚复振。况身重欲寐，少阴之真面目尽露，法宜潜阳，方用潜阳丹。"

用药意解：按潜阳丹一方，乃纳气归肾之法也。夫西砂辛温，能宣中宫一切阴邪，又能纳气归肾。附子辛热，能补坎中真阳，真阳为君火之种，补真火即是壮君火也。况龟板一物，坚硬，得水之精气而生，有通阴助阳之力，世人以利水滋阴目之，悖其功也。佐以甘草补中，有伏火互根之妙，故曰潜阳。

与潜阳丹同样出名的是源于《奇效良方》的封髓丹，组成见图57。

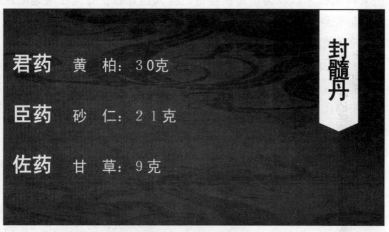

图57　封髓丹组成

君药　黄　柏：30克

臣药　砂　仁：21克

佐药　甘　草：9克

封髓丹

郑钦安解："按封髓丹一方，乃纳气归肾之法，亦上、中、下并补之方也。夫黄柏味苦入心，禀天冬寒水之气而入肾，色黄而入脾，脾也者，调和水火之枢也，独此一味，三才之义已具。况西砂辛温，能纳五脏之气而归肾，甘草调和上下，又能伏火，真火伏藏，则人身之根蒂永固，故曰封髓。其中更有至妙者，黄柏之苦，合甘草之甘，苦甘能化阴。西砂之辛，合甘草之甘，辛甘能化阳。阴阳合化，交会中宫，则水火既济，而三才之道，其在斯矣。此一方不可轻视，余常亲身阅历，能治一切虚火上冲，牙疼，咳嗽，喘促，面肿，喉痹，耳肿，目赤，鼻塞，遗尿，滑精诸症，屡获奇效，实有出人意料，令人不解者。余仔细揣摩，而始知其治（制）方之意，重在调和水火也，至平至常，至神至妙，余经试之，愿诸公亦试之。"（《医理真传》）

《御药院方》对该方砂仁亦解作："若缩砂者，以其味辛性温，善能入肾，肾之所恶在燥，而润之者惟辛，缩砂通三焦，达津液能纳五脏六腑之精，而归于肾，肾家之气纳，肾中之髓自藏矣。"

笔者讲授中药每到砂仁，言其有纳气归源之用时，座中每有医者目瞪口呆，以为是奇谈怪论。今人但知砂仁行气祛湿之用，不知砂仁纳气归肾之功久矣。

若潜阳丹与封髓丹合用，称为潜阳封髓丹（见图58），用治龙火上浮之牙痛、头晕头痛、不寐、复发性口疮、面肿、喉痹等患。

两方合而有附子之大补元阳，黄柏之清降，龟板之封潜，砂仁之内纳，甘草之交汇，五药一补、一清、一潜、一纳、一交，则真阳难飞而归根。此方笔者喜用，无它，效甚佳。

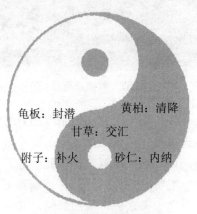

龟板：封潜　　黄柏：清降
甘草：交汇
附子：补火　　砂仁：内纳

图58　潜阳封髓丹方意图

此外，阳痿之治，亦时须潜阳。或有不解，阳痿不是阳欲振而乏力吗？该当升阳才对呀，为什么反要潜阳？阳痿者，若单纯的阳亏于下而痿，补火升阳确为常法，如升、柴之用，但不少患者却因龙火失守于下而上腾，此时，心火得龙火助纣为虐而愈炽，龙火离位则下愈亏，心火愈炽则欲念愈强，奈何下阳不足，不得与心相应，真真应了那句"心有余而力不足"了，此时治当引火归源，龙火下潜于渊则自壮，是时则该活泼者自活泼矣！

其三，药灸并用：其实补命火并引之归源不独方药可用，灸法更易操作，常用的补命火之穴有肾俞、命门、关元、气海、神阙等，最好用的引火归源穴位就是涌泉。完全可以用补命火的一两个穴与涌泉穴相配，教会病人自己用最方便操作的灸条行温和灸，对付一般的浮火病证，只要操作得法，效果并不比上述的方药差。医谚云"火有拔山力，艾有回阳功"。山且能拔，何况是仅把上火下拔？对付较重的病证若药灸并用，可使姜桂附的分量大减而功效不减。当然，如果由专业针灸师据经验选择灸法与穴位效果会更好。

　　笔者比较喜欢教病人以神阙配涌泉自灸之。神阙，又名气合穴，气舍穴，气寺穴，维会穴，命蒂穴。因神阙在脐，为先天之结蒂；脐之位，又为后天脾之所处，气之所舍，故先后天之气在此互充。《易》尚中和、得正，此穴居全腹正中，其上为阳，其下为阴，居中得正，为阴阳交通之枢，观其名位则其功自可意会矣！龙火离位者，常缘心火之引，今有神阙温补先后天，且斡旋中州，再兼涌泉之引，自可导龙归海，使潜深渊。

　　龙火之守位与否，与君火的关系实大，两者的关系是"君火以明，相火以位"。（《素问·天元纪大论》），即君火在心，主持神明，为发号施令者，其神以清明为要；龙火在肾，禀命行事，其火以守位为规，即所谓"龙潜海底"。心神清明，上火自宁，不引下火，龙火自然潜藏守位以发挥其温煦、推动功能而不上僭。若仅如此，不过是心肾之阳相安无事，各自发挥其功能而已。但这远远不够，因为心为阳中之太阳，为阳脏，配卦离火，爻两阳一阴，更兼火性炎上，因此，心火易亢实为本性；而肾为阴中之太阴，为水脏，配卦坎水，爻两阴一阳，此阴多阳少，其气寒冽，则龙火难藏。若再有心火之引，则易腾而上僭。

　　因此君火与相火的关系还须更进一步，交互为用，此即心肾相交，亦《易》所云的"水火既济"。既济卦䷾，为《易》六十四卦中的第六十三卦，下离火☲，上坎水☵，水在火上，则上水能制约下火，下火能蒸腾上水，相互为用。置于人体，离火配心，坎水配肾。水在火上，则喻肾水能蒸腾于上以制约心火，心火则降于下而温肾水，如是则水火既济，心肾相交而相谐。若肾水不能蒸腾于上以制约心火，心火不能下降而温肾水，则为心肾不交，于《易》为"火水未济"。未济卦☲☵，为六十四卦之最后一卦。此卦下坎水☵，上离火☲，火在水上，犹如七楼着火在六楼倒水，则下水不能制约上火，上火更不能蒸腾下水，不能相互为用。

至于既济需要什么条件？坎离两卦如何互补？坎阳与离阴各起到什么用？既济之爻是如何"得正"、"得中"、"得和"、"有应"而协调的？未济（心肾不交）又包括了几种类型？各类型的方药对治方法及原理如何？在《易之篇》已有较大篇幅的发挥，这里不再复述，有遗忘者可复阅该篇的相关内容。

然心肾不交，多有心烦，失眠，多梦见症，是折磨现代人的常见证，除了《易之篇》介绍的方药外，还有没有其他方法可疗？其实，欲达既济，未必没有更好的方法。

其一，艾条温和灸涌泉，则火降水升，快者当天见效，慢者几次后见效，此法对心肾不交者有效，尤其是对心火旺而肾阳虚者效更佳，而其他病机所致失眠者则难以一概而论。

其二，意守丹田。简单地说，意念属火，意守丹田，即人为地造成心火下降以助肾阳，肾阳得温则肾中精、水自化气上升而济心阴，同样形成水升火降的既济效应。更白地说，意守丹田，大脑的兴奋已随意守而移入丹田，大脑不兴奋了，当然就能入睡了。此法一般在睡前意守十来分钟即可，起效时间大约在十天半个月，一旦见效，则效果非常稳定。

此法的注意点是意守时用意要轻，似守非守，丹田为男性精室所在，神光微微下照于丹田之中，丹家谓之文火，乃少火生气之意，当以温温神火细细烹炼，配合缓慢悠长的呼吸，恍如巽风微微吹嘘，火候有了，助火之风也有了，自然就精融气化，上下心肾之气自自然然地融合为一，此时不但火降水升，还炼精化气了，延年益寿，亦由此迈开了关键的一步。"人身本有大药，何须外求"此之谓也。当然，若真欲内修，后面还有长路要走。自然，路长也意味着还可有更多的进境。不过，懂得道理却是第一步。

练气又何用？《服气精义论》谓："夫气之为功也，广矣妙矣。故天气下降，则寒暑有四时之变；地气上腾，则风云有八方之异。兼二仪而为一体者，总形气于其人。是能存之为家，则神灵俨然；用之于禁，则功效著矣。况以我之心，使我之气，适我之体，攻我之疾，何往而不愈焉。习服闲居，则易为存，使诸有疾痛，皆可按而疗之。"

一说练功，可能现代人的第一反应是：练功？不会走火入魔吗？关于走火入魔问题，还未到适合讨论之时，以后再说。不过与大部分运动锻炼方法相较，气功算是较安全的一种。当然，本有心理障碍者，确需慎重！

此处温馨提示：如没心理偏差却又对练功心中忐忑者，可改为意守涌泉，理同灸涌泉，但效较慢。

由于丹田所处是女性的子宫，当意守丹田时，神御气行，意到气到，气到血聚，月经可能会因此而增多。故女性一般不主张意守下丹田，改为意守于肾或更安全，当能守到双肾温润如玉时，想睡不好也很难，关键是想老得快也很难。别忘了肾中精气是干什么的。

再次温馨提示：本书功理之说，皆为大理，仅着意于其与医理互参、互证处，而不是某一具体的内修功法，具体功法还有很多技术细节与注意事项，欲真修者，需自择明师。但练功须明理，是为第一要务。

3. 肾的联属功能

（1）在体合骨，生髓，其华在发

《素问·阴阳应象大论》说："肾生骨髓。"肾主骨生髓的生理功能，是肾精及肾气促进机体生长发育功能的具体体现之一。肾藏精，精生髓，髓居于骨中称骨髓，髓养骨，故《素问·六节藏象论》说肾"其充在骨"。只有肾精充足，骨髓生化有源，骨骼得到髓的充养，才会健壮充实，肢体活动轻劲有力，行动敏捷。若肾精不足，骨髓生化乏源，骨骼失养，便会出现小儿囟门迟闭，骨软无力，以及老年人骨质脆弱，易于骨折，骨折

后难愈等。有趣的是，强骨之药大多具补阳之功，如鹿茸、鹿角、补骨脂、骨碎补、狗脊、杜仲、续断等。即使不属补阳类，其性也多温，如牛膝、千年健、千斤拔、五加皮等。此趣或与坎象有着微妙关系，坎 ☵ 之象，外阴而内阳，外柔而内刚，骨居筋肉之中，其质坚刚，内刚为阳，正与坎中一阳相应，则温补之阳与坚刚之阳似成同气相求之势。

齿与骨均外坚而质近。骨中有髓，齿亦有髓，牙髓组织的功能是形成牙本质，并具有营养、感觉、防御的能力。骨髓、牙髓均由肾精充养，可说同出一源，故称"齿为骨之余"。肾精充足则牙齿坚固而有光泽；若肾精亏虚，易见牙齿松动、脱落及小儿齿迟等。

髓又有骨髓、脊髓和脑髓之分，皆由肾精化生。肾精的盛衰，不仅影响骨骼的发育，亦影响脊髓及脑髓的充盈。脊髓上通于脑，脑由髓聚而成，故《灵枢·海论》说："脑为髓之海。"故肾精充足，髓海得充则脑自健，脑健则智慧生，意志强，思维敏捷，耳聪目明；反之，肾精不足，髓海空虚，脑失所养，则见"脑转耳鸣，胫酸眩冒，目无所见，懈怠安卧"（《灵枢·海论》）。可见，脑的功能虽然总统于神明之心而分归五脏，但其物质基础则与肾关系密切。脑的病变，尤其是虚性病变，常采用补肾填精之法。

《素问·灵兰秘典论》曰："肾者，作强之官，伎巧出焉。""作强"，当为动作强劲有力；"伎巧"当指精巧灵敏，既含思维伎巧，也指行为伎巧。"作强"偏体力，"伎巧"偏脑能。

肾之所以有这样的作用，是和肾的藏精、主骨、生髓的作用分不开的。肾精充则髓盈，骨髓充则骨坚劲强，动作有力耐劳，此谓"作强"；脑髓足则精神健旺，动作或心思均精巧灵敏，此谓"伎巧"。

可见体力、智力之主大部在肾。肾精与脑髓、伎巧、智力的关系容易理解。然"作强"者，若单从肾主骨来解，恐说服力仍未足，皆因动作强劲有力，除骨之外，尚有肌肉与筋之功用，甚至在通常的思维中，肌肉之功可能比骨头更大，因此"肾者，作强之官"当另有缘由。

其缘或在肾之位处。"腰为肾之府"，肾之所处，后为腰，前为丹田。我们体会一下，当须发力，尤其是全身发力时，比如搬运、提举、投掷、搏斗等，往往是"气聚丹田，力发四肢"，而且是以腰为轴方能集腰、手、足甚至全身之力于瞬间爆发出最大的劲道。练拳之人往往是将劲拧在脊柱这条大龙上，发力时，腰脊如弓，拳如箭，腰脊一发力，弦响箭出，这样的出拳怎能不迅猛有力？不单刚劲之发如此，柔劲之发也不例外，练太极之人，如果一辈子仅在手脚上下工夫，终落下乘。太极拳的很多东西，如螺旋劲，运劲如抽丝等，均须从腰脊的变化上求得。

再说丹田，此处正是人全身之中点，既然是中点，也可以理解为平衡点、重心点。体力劳动或体育锻炼者均有体会，若重心偏高时发力，人就有一种不稳定，不平衡，没根的感觉。因此，就算您不懂什么"气聚丹田"，也没刻意练过什么"丹田"，但真正发大力时，下意识地就会沉腰坐马，腹部紧绷，气聚丹田。此时重心虽然还在丹田没变，但由于气沉、气聚的关系，重心实际上是偏下而稳了，此即有根。这种感觉可能也是"肾为气之根"观念来源之一，中医的很多观念实源于生活中的实际体验。因此丹田沉实有力的人，其发力会比丹田无力者猛得多。

若肾不强，精不充，则丹田如何能壮，腰力如何能强？一身之劲如何整合？因此，肾虚精亏髓少之人，除了精神不振，头昏健忘等脑髓空虚的症状外，最常见的往往腰酸骨弱，动易疲累。《黄帝内经》年代，虽还没有"丹田"之说，但发力的感觉是一样的，所以"作强之官"当与其所处有关。

对"肾者，作强之官，伎巧出焉"，马莳注："惟肾为能作强，而男女构精，人物化生，伎巧从是而出。"则性功能、生殖功能、生殖伎巧亦可从"作强"与"伎巧"解。尤其与男性，腰力与性功能基本是一致的，腰酸惫无力者，性功能必弱几成定律，这也是临床观察肾功能盛衰的常用指征，更是民间评价男性的常用雄性指征。当一个男人腰力不强时，常被说为肾亏，此说同时也暗喻其性功能偏弱，因此"肾亏"二字最是男性忌讳。阳痿者于此也可理解为"作强"不力。是以"男儿当自强"这句话，于此就饶有意义了。

"发为血之余"，发的生长，赖血以养。但发的生机却根于肾，肾藏精，精化血，故发为肾之外候，所以发之荣与枯、长与落，常能反映肾精的盛衰。故《素问·六节藏象论》说肾"其华在发"，故精血旺盛，则毛发乌黑润泽；精血亏少，则发早白、干枯、稀疏、易脱。临床发之患，多精血并治。

（2）开窍于耳及二阴

耳的听觉功能灵敏与否，与肾中精气的盈亏有着密切关系。《灵枢·脉度》云："肾气通于耳，肾和则耳能闻五音矣。"肾精充沛，上濡耳窍，则听觉灵敏；反之，若肾精亏损，髓海失养，则每现听力减退，耳鸣耳聋，头晕目眩等症。肾与耳之联系，应源于临床观察及治疗反证。如人到老年，肾中精气渐衰，听力每多减退，以补肾之法则可减轻或延缓之。故常以耳的听觉变化，作为判断肾中精气盛衰的标志之一。

二阴，指前阴和后阴，《素问·金匮真言论》说肾"开窍于二阴"。

前阴是指排尿和生殖器官。肾藏精，主生殖，主水，则前阴为肾之窍不言自明。肾精充足，肾气充盛，天癸按时而至，则男女生殖器官发育良好，精液及时溢泻，月经以时而下，若男女阴阳合则能有子，这是"肾者，作强之官"的另一体现。若肾精亏虚，天癸迟至或不足，则可导致性器官的发育不良和生殖能力减退，而见男子阳痿，少精，精冷，滑精，遗精，精瘀及不育等；女子则见月经异常及不孕。前阴的排尿作用实际是膀胱功能的外显，而膀胱贮尿和排尿功能却受控于肾阳气化。坎阳得施，膀胱就能适时开合及排尿；若肾失气化统控，膀胱则开合失职，若膀胱开多合少，可见尿频，遗尿，尿失禁，尿后余沥等症；若膀胱开少合多，可见小便不利，甚则癃闭。

后阴即肛门，亦为肾之窍。肾与后阴的关系，主要是肾中阴阳，均可影响大便的形成和排泄。肾阴主要影响肠道的润燥，肾阴不足，可致大肠液亏之便秘。《温病条辨》谓之"水不足以行舟，而结粪不下者"，并以增液汤启肾水以滋肠燥为治。方中重用玄参，甘苦咸而寒，色黑入肾，滋阴增液，壮水制火，启肾水以润肠燥，为君药；生地甘苦寒，清热养阴，益水生津，以增玄参之功；又肺与大肠相表里，胃肠均属阳明燥金，故以甘寒之麦冬，滋养肺胃之阴以润肠燥，共为臣药。三药合用，养阴增液以行舟，以补药之体行泻药之用，然究非通药，欲使肠润便通，用量须重。

肾阳则犹如地球之地热暖土，肾阳虚弱，则犹地热不足，土失其暖而见脾阳虚弱，可见五更泄泻，下利清谷等。且肛门的启闭，亦有赖肾气的固摄作用，如肾虚固摄无权可致大便失禁，久泄滑脱。治之之法，参《本草纲目》之论："许叔微《本事方》云：孙真人言补肾不若补脾，予曰补脾不若补肾。肾气虚弱，则阳气衰劣，不能熏蒸脾胃。脾胃气寒，令人胸膈痞塞，不进饮食，迟于运化，或腹胁虚胀，或呕吐痰涎，或肠鸣泄泻。譬如鼎釜中之物，无火力，虽终日不熟，何能消化？《济生》二神丸，治脾胃虚寒泄泻，用破故纸补肾，肉豆蔻补脾。"现多以四神丸加减为治。方中补骨脂色黑，辛苦大温，通君火、补命火以暖脾土。《本草经疏》云："能暖水脏，阴中生阳，壮火益土之要药也。"故以为君。吴茱萸辛热温中除湿燥脾，并引厥阴之火敷布阳和于阴土；肉豆蔻温脾暖胃，涩肠止泻共为臣。五味咸能补肾，酸敛固涩为佐。用法中姜、枣同煮，枣肉为丸，意在温补脾胃，鼓舞运化。方名"四神"，正如《绛雪园古方选注》所说："四种之药，治肾泄有神功也。"盖五更泄，久泄滑脱皆由于肾命火衰，不能专责脾胃，故大补下焦元阳，使火旺土强，则泄自止。

（3）在液为唾

唾即口津，为唾液中较为稠厚的部分。唾为肾精所化，由舌根处左金津、右玉液二穴分泌而出，故唾又可直接称为金津玉液。此外，尚有华池之水、上池之水、灵液、琼浆、神水、玉醴、甘露、自家水、醴泉等称呼。《本草纲目》云："人舌下有四窍，两窍通心气，两窍通肾液，心气流入舌下为神水，肾液流入舌下为灵液。"这里的神水与灵液，均是指舌下之金津、玉液穴分泌出的唾液。其功用是滋润口腔，帮助消化，还可补益肾精。《素问·宣明五气》说："五藏化液……肾为唾。"倘若肾精不足，则唾液分泌减少。反之，多唾、久唾，则可耗损肾中精气。

由于唾出于肾，所以古代养生家多主张以舌抵上腭，以刺激金津、玉液二穴，使唾液缓缓泌出，待口中津满，而后咽下，其功一为生于肾精，还补肾精；二是促心肾相交，水火既济，亦古人"玉液还丹"之意。

舌抵上腭在气功学中尚有沟通任督二脉作用。任督二脉均起于女子之胞、男子精室。任脉总任一身阴脉，为阴脉之海，其下出会阴后沿腹胸上，终于下颏唇沟中点的承浆；督脉总督周身阳脉，为阳脉之海，其下出会阴后循背、颈、头而上，止于上唇系带与齿龈连接处的龈交，两脉在口腔中并没有连接上。舌抵上腭，可以上承下接任督之断处，对于沟通任督二脉气血的运行、形成练功的任督"周天运转"，使一身阴阳之气顺接、交融、调和起着极其重要的作用，故古人称之为"搭鹊桥"。

但单纯舌抵上腭而生之唾其质不如舌抵上腭，同时神照丹田，以坎阳蒸动，炼精化气而生者。此时肾液随气之升循督而升出于舌下，其味甘甜，此液因炼气而生，其质与常液大不相同。此液生后，则吞津下咽，意循任脉送入下丹田，汩汩有声，再炼精化气，则真气不断上升，循至口中，复还为津，而成一个气津循环之小周天。《吕祖百字碑》谓："白云朝顶上，甘露洒须弥。自饮长生酒，逍遥谁得知。"张三丰注曰："甘露满口，以目送之，以意迎之，送下丹釜，凝结元气以养之。"如此周而复始，自能使人肌肤光泽，颜如玉润，气如香兰。《黄庭内景经·口为章》云："口为玉池太和宫，漱咽灵液灾不干，体生光华气香兰，却灭百邪玉炼颜。"医家程国彭在《医学心悟·治阴虚无上妙方》中谓："天一生水，命曰真阴。真阴亏，则不能制火……当此时势，岂徒区区草木之功所能济哉！必须取华池之水，频频吞咽，以静治于无形。然后以汤丸佐之，庶几水升火降，而成天地交泰之象耳。主方在吞津液。华池之水，人身之金液也，敷布五脏，洒陈六腑，然后注之于肾而为精……常以舌抵上腭，令华池之水，充满口中，乃正体舒气，以意目力送至丹田，口复一口数十乃止。此所谓以真水补真阴，同气相求，必然之理也。每见今之治虚者，专主六味地黄等药，以为滋阴壮水之法，未为不善，而独不于本原之水，取其点滴以自相灌溉，是舍真求假，不得为保生十全之计，此予所以谆谆而为是言也。卫生君子，尚明听之哉！"

亦有简便之法谓"赤龙搅水"。《易筋经·十二段锦图诀》云："赤龙搅水津，鼓漱三十六，神水满口匀，一口分三咽，龙行虎自奔。"此处赤龙即舌，神水即津液。以舌顶上腭，搅口内之上下左右，使水津津自生，鼓漱于口中三十六次。待津液满口，分作三次，要汩汩有声吞下。心中暗想，心目暗看，所吞津液，意送至脐下丹田。句中龙即津，虎即气，"龙行虎自奔"即津能下达，气自随之，而纳于丹田，虽为小道，却也真实受用。

近年研究表明，唾液不仅仅是消化液，还有多种功效。其中的唾液溶菌酶具一定的抗艾滋病毒及杀灭口腔部分致病菌而具一定的免疫功用，唾液腺还能生成多种生物活性物质以参与调节生命活动，还含有几种调节骨骼形成和生长的因子，或可作为金津玉液的重要性及肾精所化之旁注。

肾在液为唾，唾为肾精所化之观念起源虽无确论。但《黄帝内经》之后，其发扬与应用主要体现在养生方面。由此反证，此观念源于上古之时养生实践的归纳应是最可接受的推导。

（4）在志为恐

恐，是一种恐惧、害怕的负性情绪活动，发于心而应于肾。

《素问·阴阳应象大论》说："在藏为肾……在志为恐。"《素问·举痛论》又云："恐则气下。"

但为何肾之志为恐？前文提过，五志影响五脏的特点就是该脏怕什么，就来什么。五志实是相应的五脏之恶。我们看看，肾怕什么？肾藏精而位居下焦，以蛰藏为要，其用则肾精化生肾气，气化上行，通过三焦，布散全身，以激发各脏的生理功能。但"恐则气下"却迫使肾中精气失藏而走泄于下，轻则两脚发软，重者二便失禁，遗精，滑精。不但肾之精气不得蛰藏或正常布散，还走泄而失，从而对肾的功能产生较大的病理影响，所以说"恐伤肾"。

何人易恐？由于恐的情志活动主要以肾中精气为物质基础，故肾精充足，蛰藏有度，则表现为遇恐而情绪不过；若肾之精气不足，蛰藏本不牢，则稍逢刺激，即易畏惧，惶恐不安，继而见精气下泄之症。

从五行应象论，"水曰润下"，"恐则气下"均应一"下"字；水行色黑，还能找到比黑色更能代表恐惧情绪的颜色吗？

恐病之治，当补肾固涩、宁心安神，桑螵蛸散意近。

（5）肾与膀胱相表里

膀胱的功能当源于古代解剖观察，其作用是贮尿和排尿。尿液为津液代谢后，在肾的气化作用下而成，其下输膀胱后贮留至一定程度时，在肾气的调控下，排出体外。故《素问·灵兰秘典论》说："膀胱者，州都之官，津液藏焉，气化则能出矣。"

肾为脏，属阴；膀胱属腑，为阳，肾与膀胱通过经脉互为络属，构成了脏腑阴阳、表里相合的关系。两者的表里关系，主要体现在膀胱气化下的贮尿和排尿功能隶属于肾的气化。肾气充足，则蒸化、推动、固摄有权，膀胱开合有度，从而维持水液的正常代谢。若肾气不足，气化失常，固摄无权，则膀胱开合失度。若膀胱开多合少，则见尿频，小便量多清澈、夜尿等现象；若膀胱开少合多，则尿量减少而成癃闭或水肿。故《素问·宣明五气》曰："膀胱不利为癃，不约为遗溺。"可见，膀胱的病变多与肾有关，临床治疗小便异常，常从肾而治。

4. 肾之外应

肾与冬气、夜气、太阴之气、藏气、寒气、黑色、咸味、北方相通应。

水有寒冷、下行、润泽之意，至冬则霜雪凛冽，冰凝密固，自然界的植物经历春生、夏长、秋收后，至冬而藏，不少动物亦进入冬眠蛰藏状态，故冬藏是水的典型应象。北方冷冽，夜间清冷；太阴者，阴盛也，其色黑，其征寒而具水寒之气；咸为海水之本味，应水则份属当然。人体中肾为水脏，有润下之性，藏精而为封藏之本，同气相求，故以肾应冬水之象。《素问·诊要经终论》云："十一月十二月，冰复，地气合，人气在肾。"

据此，五脏之肾、五季之冬、一天之夜、四象之太阴、五化之藏、五气之寒、五色之黑、五味之咸、五方之北，或以四象为凭，或以五行为据，在太极图均居于下（北）格局、象类则比，互相通应。

前述内容，或借冬天、北方喻事，或以寒气、藏气、黑色说理。象同则理同、象近则理近。

譬如冬季万物密藏，人之养生，重在阳气固藏。《素问·四气调神大论》曰："冬三月，此谓闭藏，水冰地坼，无扰乎阳。早卧晚起，必待日光，使志若伏若匿，若有私意，若已有得，去寒就温，无泄皮肤，使气亟夺。此冬气之应，养藏之道也。"即冬天养生，当早睡晚起，日出方作，志伏匿则气内守，无泄皮肤即勿使汗出，总的目的就是"无扰乎阳"，顺冬藏之性使机体阳气潜藏以应坎☵水阳藏于内之象，此即养藏之道。

冬季气候寒冷，阴胜则阳易病，若素体阳虚，或久病阳虚，多在此季发病，即所谓"能夏不能冬"也，治以扶阳固精。

以上冬天与肾的关系推论，置于一天之夜、五方之北也同样成立，道同则理同。

（七）有名无形三焦象

1. 六腑三焦

三焦之名虽出自《黄帝内经》，但其描述，却不像其余十一脏腑那样可以详辨，留下了极大的解说空间，后贤为详其义，各有发挥，尚无一定之论。争论焦点，主要集中在六腑之三焦是"有形"还是"无形"。而持有"有形"说者，对其"形"为何？又众说纷纭，莫衷一是。

余以为，中医是实践医学，其理论的发展，观点的发挥或考据，有些原则是不能违背的：一，能有效地指导医疗实践，这是理论持续发展的生命力所在；二，具有理论本身的解释自洽性；三，符合理论发展的一贯脉络与范式。以此为基础讨论三焦才不至于钻入以经解经的牛角尖，或坠进理论与临床脱节的尴尬境地。

三焦归属于藏象，则三焦之论要符合藏象理论的建构习惯，从临床出发，藏象构象的特征一向是重功能、重气化、重象。既然三焦是"有形"还是"无形"，各执一词，难成定论，倒不如先放下"形"之争，对其不存争议的"用"作出归纳，然后再考虑能与"用"相洽的解释是需要"有形"的三焦，还是"无形"的三焦？

（1）三焦的功能

①通行元气，主持诸气：《难经·六十六难》说："三焦者，原气之别使也，主通行三气，经历五脏六腑。"元气根于肾，由命火温蒸肾精所化，通过三焦别入十二经脉而及五脏六腑，此即元气之别使也。

《难经·三十八难》又说："三焦也，有原气之别焉，主持诸气，有名而无形。"则三焦不但是元气之别使，更能主持诸气。《中藏经·论三焦虚实寒热生死逆顺脉证之法》对此有更为具体的描述："三焦者，人之三元之气也，号曰中清之府，总领五脏六腑、营卫、经络、内外、左右、上下之气也。三焦通，则内外左右上下皆通也，其于周身灌体，和内调外，营左养右，导上宣下，莫大于此也。"元气通过三焦而布达于全身，以激发、推动脏腑经络组织器官的功能活动；宗气以三焦为通路下行，归丹田以资助元气；卫气循三焦，通腠理，走肌表，以温煦、控汗、卫外；脏腑之气的升降运行，如肝从左升、肺从右降；脾气升、胃气降而为气机升降的枢纽；心气下达，肾气上蒸而成既济，均以三焦为通路，故三焦实为人体气化的场所。由是三焦就有主持诸气，总司全身气机和气化的功能。

②运行水液：《素问·灵兰秘典论》说："三焦者，决渎之官，水道出焉。"说明三焦为人体水液运行的主要通道。人体水液代谢是一个复杂的生理过程，牵涉到多脏器的共同协调。《素问·经脉别论》说："饮入于胃，游溢精气，上输于脾，脾气散精，上归于肺，通调水道，下输膀胱，水精四布，五经并行。"这里，水液代谢虽由相关脏腑共同协调而完成，但水液的升降出入，周身环流，是需要通道的，此通道非三焦莫属。为什么呢？

运行水液实与三焦总司全身气机和气化的功能相关。运行水液与总司气机和气化看似两个分开的功能，实质应合二为一来看：水行有赖气行，水化有赖气化，是以气升降出入的通道与气化的场所，必然就是水液升降出入的通道与气化的场所。气与水两者并非各自独立而行，独自而化，而是相互融化成"若雾露之溉"而发挥功用。故在三焦内运行的诸气，蒸化、推动和调节在三焦内运行的水液的作用，就称为"三焦气化"。

三焦作为水道，其通利与否，影响的是水液运行的迟速；作为水液气化的场所，则主要体现在脾、肺、肾等与水液代谢相关的脏腑功能上。如果三焦水道不利，或气化失司，引起水液代谢失常，水液输布与排泄障碍，就可产生水湿痰饮等病变。正如《类经·藏象类》所说："上焦不治，则水泛高原；中焦不治，则水留中脘；下焦不治，则水乱二便。"

③运行水谷精微：《难经·三十一难》所说的"三焦者，水谷之道路，气之所终始也"不但提到三焦此功，亦阐明了其理大

体与水液和气的关系无异。

（2）三焦该是"有形"还是"无形"？

三焦的功用既明，我们再看看与这些功能相洽的机理解释是需要"有形"的三焦，还是"无形"的三焦？

首先，气无形，因此，气化的场所与气升降的道路就不可能是"有形"。若需"有形"，就必须是类似于煤气管道的密度结构才能限制气的运行，人体内有这样密度的管道吗？有着固定运行轨迹的气行通道——经络尚不需具形，更何况以弥漫、熏蒸状态呈现的三焦之气？

其次，水液运行，从西医解剖学角度看，除了淋巴液、血管内液体外，大部分是组织液、组织间液、细胞液、细胞间液，它们也没有固定的脏器来统管与运输。

水谷精微即营养物质，若云其消化吸收就是现代医学消化系统的功能，则消化系统又如何包揽总司全身气机、气化和运行水液的作用？

由是观之，试图找出独立于十一脏腑之外的一个具形脏器又要完满解释以上所有功能，显然是缘木求鱼。不管如何引经据典，不管如何与现代医学的脏器或组织比附，其结果最多仅能捉襟见肘地有限解释三焦的部分功能。因此，从形体方面来探讨三焦实质的脂膜说、胰腺说、淋巴相关说、消化系相关说、神经相关说、体腔静脉血管相关说、微循环系统相关说、内分泌腺相关说和受体相关说等种种假说几乎都是顾此失彼之说。"相关"者多了去了，从整体角度看，何者不相关？但这之中有真命天子吗？

功用的产生难道不能落实到"无形"或"虚空"处吗？《庄子·人间世》有"人皆知有用之用，而莫知无用之用也"之叹，此即"无用之用方为大用"之论。且看日常现象，一间房子由什么组成？通常的回答是：墙、地板和天花。这确是其基本结构。但仔细想一下，你是住在墙、地板和天花的结构里面吗？显然不是，其实您真正生活之处是墙、地板和天花中的空间，这个空间难道没有用吗？再看弹簧，其结构是一圈圈螺旋式的钢线，但如果钢线间没有空间，弹簧还有弹性吗？人们白天工作学习，是生命之实；晚上睡觉是无所作为，从人生的角度看，这是生命之空。但这生命之空是在浪费时间吗？没有生命之空，何来白天工作学习的旺盛精力与飞扬神采？

虽生之、育之、长之、化之在此国度，但失去传统文化熏陶的人们，一直习惯的却是西方式的实中求实法，而不知东方还有"实处之妙，皆因虚处而生"的虚中求实路。唐代司空图《诗品·含蓄》云："不着一字，尽得风流。"明代陆时雍《诗镜总论》曰："诗不患无言，而患言之尽。"书画中笔墨实处的妙趣横生，却要在虚的无笔墨处用心经营。书画的元气淋漓就是通过以虚运实，以实运虚，虚实相生来显示的。清代李调元《雨村诗话》所说的"文章妙处俱在虚空"，讲的就是这"有无相生"之妙旨。

回看三焦的功能，无形之气，熏蒸游行于五脏六腑组织经络之中，温之、煦之、充之、化之，水液、水谷精微随之而行、而化、而养、而泽，不正需要一个无形的运转与变化空间吗？故孙思邈在《千金要方·三焦脉论》谓："三焦者……有名无形，主五脏六腑，往返神道，周身灌体，可闻不可见。"元代滑寿也在《难经本义》说："盖三焦则外有经而内无形。"

若言其为腑，又没有形，的确较难符合一般人的认知习惯。因此张景岳在《类经·藏象类》中将三焦描述为："盖即藏府之外，躯体之内，包罗诸藏，一腔之大府也。"此语虽近有形，实质仍以空为用，并不像胃、大肠、小肠、胆、膀胱真具常态腑形，却是"虚作实时实亦虚"。"有形"论者可见其"腔"，"无形"论者可持其"空"，既符合认知习惯，又与上、中、下焦之分部相吻，给用者提供了较大的想象空间，因而得到较多的引用就可以理解了。此论实质是游走于"有形"与"无形"之间。需要"有形"才能想象者，或可以此为参；不需其形亦能参详至理者，则不必受拘于此。

一个容易被忽略的细节是：本来五脏配五腑均属具一定名实的脏器，且与五行体系相匹，为何还要弄出第六个"有名无形"的三焦腑？这里，除气、水液、水谷精微的运行或气化在阐释上确需一个场所外，应该还有一个天地之象、天地之数相应的问题。五脏属阴，象地，地主藏纳，故五脏藏精气而不泻；阴成形，则配有形之木火土金水五行，故其数五。六腑属阳，象天，"天行健"，故六腑传化物而不藏；阳化气，则配无形之风寒暑湿燥火六气，故数需六。《四圣心源·六气解》曰："天有六气，地有五行……在天成像，在地成形……人为天地之中气，秉天气而生六腑，秉地气而生五脏。六气五行，皆备于人身。"因此，三焦之设，或有以下意图：一应天之气，其数六；二应天之象，无形而包含万物；三应"天何言哉？四时行焉，百物生焉。"（《论语·阳货篇》）天无为，然造化之机，却由"万类霜天竞自由"而显，则其用又何其广大，此无用之用方显大用。

　　"地气上为云"，气腾于天；"天气下为雨"，气流于地。故云出地气，雨出天气，天地氤氲，阴阳交感，万物生生，变化无穷，则天是自然之气升降、交感、气化的场所。人身小天地，三焦就类人体之天，里面一样是"地气上为云"、"天气下为雨"，人体之气液同样在其中升降、交感、气化。

　　天有形吗？宏观的宇宙是由无数的星球与广袤的虚空组成，若以宇宙的星球及其之间的虚空比例算，宇宙应是虚中含实，虚多实少。人体呢？即使是密度几乎最大的骨头，肉眼看似实，但细看内部却是充满腔隙，在高倍电镜下看却几乎是空的，则脏腑、组织、细胞内外含有多少空间就可想而知了。西尔维奥·方迪博士说："从天体到原子，物质虚空普遍存在并具有延续性，构成人体的生物虚空是宇宙虚空的组成部分。"[1]不但指出了易被研究结构的自然科学所忽略的宇宙构成虚实并存的事实，似乎

---

[1] 西尔维奥·方迪. 微精神分析学［M］. 尚衡，译. 北京：生活·读书·新知三联书店，1993：11.

还与东方天人相应的观点暗合。这里其实还有一个启示：既然宇宙从宏观到微观都是虚中含实，甚至是虚多实少，那么，光是研究物质实的部分，真能还原出这个宇宙从宏观到微观的本然全貌吗？

既然天是客观存在，而其之有形、无形是难以名状的，则类似于人体之天的三焦亦当如是看。一个以天为模的腑，需要拘于常态吗？刻舟求剑式地讨论三焦之"形"还有意义吗？从这个意义来说，三焦其实就是一焦，气液氤氲变化的场所而已。其中要紧者是气化的场所，有气化及气的升降出入，方谈得上运行水液与水谷精微。

此外，焦字从火（见图59），火者无形之阳气也，正是气化之动力，能蒸化水液，腐熟水谷而使变化。火之卦为离 ☲，离象中空，空正是三焦的特征，唯有空间的存在，气、液、精微的运行才有场所。火之形若何？同样是难以名状。"焦"之一字用得何其到位！就功能而言，火在水中行，不就是坎 ☵ 中之阳吗？因此，又回到了其最本原处，三焦以元气、元阳为根，元气敷布，则气、液、精微运行而生变化。以卦言，三焦实是一个以离空为象、以坎阳为用，水火交互既济的意蕴之腑。

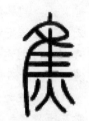

图59　焦(小篆)

回到前述检验中医观点考据与发挥的几大原则，以气化为据，以象为解，以功能之需来证其该"有形"还是"无形"，正符合藏象理论发展的一贯脉络与范式。以下要看的就是三焦如是解能否有效地指导医疗实践？理论本身是否具有解释自洽性？前述内容已多处使用三焦概念以阐发理论及解释临床机理，在此不妨回放几段节选，以资参考与检验。

①由于阳水中病机多属外邪犯肺，肺失宣降，故治当从肺，可用"宣肺利水"和"降气利水"之法……即通过宣肺发汗，可使水从汗孔而出。若水仅从汗孔而出，则排水有限，仍未足以见其奇，此法奇就奇在虽无刻意利水，但小便也见增多。何解？盖

因汗孔通腠理，腠理通三焦，三焦的作用是通行诸气，疏通水道，运行水液，汗孔又称"气门"，"气门"者，体内外气出入之门户，一发汗，气门开，体内外之气自可交流潜通，则三焦之气畅通流行，气通则水行，自然就水道通调，下输膀胱，小便自利……"开鬼门"之法，常被喻为"提壶揭盖"……汗孔关闭，气门不通，就如同茶壶的盖子塞紧了，此时内外上下气机不通畅，水失动力，还如何能流动？于是就停留体内，形成水肿。所以一经发汗，如壶揭盖，肺气宣则太极转，太极转则气肃降，三焦气畅则水道通调。

②湿之治从脾居多，但肺也不是毫无用武之地。《温病条辨》云："肺经通调水道，下达膀胱，肺痹开则膀胱亦开。"又云："宣肺气由肺而达膀胱以利湿。"说明宣降肺气可促气机流通，气行则水行，三焦水道通利，使湿邪从小便而去。其三仁汤、杏仁滑石汤之用即蕴此意。

③腠理之所以不可忽略，是因为其与三焦相通，三焦的功能是通行元气与津液，则元气与津液均可渗流于腠理，以充养和濡润肌肤，并保持人体内外气液的不断交流。卫气亦有"温分肉"、"肥腠理"之功。因此，腠理，是渗泄体液、流通气血的门户，元卫之气合于此而共同抵御外邪内侵……可见，卫气有一强援，就是元气。这就提示，临床上遇人体的防御功能问题不能光盯着卫气，元气的充沛淋漓更是根本。清代熊笏《中风论·论药饵》谓："病在卫气，则当从卫分用药。卫气有表里不同，表者行津为汗，温养形体之阳气也；里者受命之根，水中之火，即肾间动气也。肾间动气，即卫气之根，出于下焦。"此卫气之根，出于下焦的肾间动气不是元气还能是什么？

④元卫互用就牵涉到用药的经验问题……是以古之城守，多城内有城，层层可作抵御。元气就是人体的城内之城，参芪互用，正是元卫互为奥援。此例告诉我们：第一，人体各气并非散兵游勇，而是配合有素的多兵种，就看您这个司令如何调配，如何司其令；第二，腠理、三焦不是没有意义的名词，熟习其内

蕴，必要时可大派用场。

⑤《素问·阴阳应象大论》云："阳化气，阴成形。"内邪多为水、湿、痰、饮，瘀血等有形之邪，元精所化元气（阳）通过三焦流布全身，脏腑之气得元气之助，气化自强，诸邪则难以内生。

⑥当人体水液经利用后下达于肾脏时，肾阳就像温泉地区的地热蒸动，水则自然化气，而成水雾氤氲、云蒸霞蔚景象。此谓人体利用后水液中的有用的部分（清中之浊）经肾的气化作用再分为清浊两部分。浊中之清者，再通过三焦上升，归于肺而布散于周身供人体利用。

⑦心阳离火为明火，肾火坎中之阳为暗火，均属少阴。上下明暗之火相通方为真正的通阳，上下之阳通即三焦通，三焦是全身气化的场所，水液运行之通道，三焦阳气通方能气化而行，即是《素问·灵兰秘典论》所云的"三焦者，决渎之官，水道出焉"效能。附子、桂枝均能温心暖肾，交通心肾之阳，于"君相二火皆能大有补益"，不独作用于肾之气化，更促进三焦气化，气化则能水化、水行，此两药之秘也。

此外，三焦之经配少阳，三阳之中，太阳为开，阳明为合，少阳为枢，此枢指的是负责枢转人体气机。而气运则液转，这不正是依托三焦腑总司全身气机和气化，为水液运行通道之功吗？

如是用三焦，能否阐发理论，解释临床，读者自判。

若将其置换成任何一个有形的三焦，如脂膜说、胰腺说、淋巴相关说……其解释还能如此圆通吗？中医学中的脏腑均是在医疗实践中不断推断、不断印证而来，实为包含解剖、生理、病理、自然应象等诸多意蕴的综合概念。连有名实的心、肝、脾、肺、肾等都不是一个能与西医同名脏器或相关系统直接对应的内脏，而是"虚实相生"、"虚实互映"的系统，更何况是如此一个"气化妙处俱在虚空"的三焦？更不用说"有形之说"还要考虑一个与中医其他理论是否相洽的问题。名词是否越时髦就越科学，于此可见一斑。纯粹追求中医理论与西医形态学的汇通，什么时候证明过有大成功？

2. 部位三焦

从气化和无形的角度看，三焦其实是一焦。之所以云三者，更多的是因应脏腑位置、功能特性而分解成上、中、下三部分，即所谓的部位三焦。三焦辨证宗此，则谓辨证三焦，实属方便法门。这部分内容读者多熟习，此处仅以上、中、下焦的生理特点为引略作复习。

（1）上焦如雾

上焦一般指膈以上的部位，包括心、肺两脏，以及头面部。《灵枢·决气》云："上焦开发，宣五谷味，熏肤、充身、泽毛，若雾露之溉，是谓气。"其生理特点主要是主气血、水谷精微和津液的宣发和升散以充养滋润全身，故《灵枢·营卫生会》将其功能特点概括为"上焦如雾"。

（2）中焦如沤

中焦是指横膈以下，脐以上的腹部，包括了脾胃、肝胆。其主要生理功能是腐熟水谷，化生水谷精微并转输全身，为气血生化之源。其生理特点以"泌糟粕，蒸津液"为主，《灵枢·营卫生会》概括为"中焦如沤"。所谓"沤"，即是形容水谷腐熟时的泡沫浮游状态。不可忽略的是中焦亦为气机升降之枢纽。

还须注意，从解剖部位来说，肝胆属中焦。脉象仍以肝应左关，意属中焦。但至温病学则因肝肾多同病而处于疾病后期，相关之肾位处下焦，肝肾又有同源之说，病则难兄难弟不易分割，更兼中医重功能轻结构的取舍原则，故将肝系病证列入"下焦"范围，所以现今多习惯将肝归属下焦。

（3）下焦如渎

下焦的部位是指脐以下的部位和脏器，如小肠、大肠、肾和膀胱等。其功能主要是排泄糟粕和水液，故《灵枢·营卫生会》归纳其功能特点为"下焦如渎"。渎者，沟渠也。但随着藏象学说的发展，肾的地位越来越高，则肝肾精血、真阴真阳、命门原气都归属于下焦，其内涵在不断扩大，而渐脱"如渎"之限，而日益受到重视。

"如雾"、"如沤"、"如渎",虽特点不同,但本质都是气化,故虽言三焦,实可视作一焦中气化的上、中、下相互呼应。

三焦的"有形"、"无形"以及"何形"之辩,提示我们,研究方法上不管对象是源于解剖结构还是诸般意象的融会,只知一味地实中求实,以西医学的生理解剖知识来阐析或臆测中医藏象之实质,实是对中医的最大误解与扭曲,其结果只能是作茧自缚或画地为牢,限制了中医循自身规律的真正发展。

三焦的"有无相生"之妙亦对中医的学习方法有所启示。英国思想家培根曾言:"历史使人聪明,诗歌使人富于想象,数学使人精确,自然科学使人深刻,伦理使人庄重,逻辑和修辞学使人善辩。"一个博览群书,愿意学习一些看似与医学"无用"知识的人,日积月累后,最易在理论学习及医疗实践中触动灵机,"不知所以神而自神"(司空图《与李生论诗书》)地悟得真意。无他,皆因中医是扎根于文化的一门学问。文化,正是打开老庄"无用之用方为大用"之门的钥匙。

(八)有腑而成奇恒象

"奇恒之腑",是指脑、髓、骨、脉、胆、女子胞六者而言。"奇"者异也,"恒"者常也。"奇恒之腑"就是其"象"异于正常的脏与腑。

然象异何在?

其一,就形态言,多为中空,与腑相近;就功用论,髓含骨髓、脊髓、脑髓,本为肾精所化,骨中蕴髓,脑为髓海;脉中行血;胆具精汁;女子胞蕴生化精气。则均藏精气,又与脏相类。似脏非脏,似腑非腑,故其象另类。

其二,除胆又为六腑,与肝相配外,其余五者均没有表里配合,没表里即没配偶,无偶则为奇,故"奇"字又可作"奇数"之"奇"解。无配偶者,更需朋助,其朋亦"奇",为"奇经八脉"，"奇"、"奇"相系，功能自协。

马莳在《黄帝内经素问注证发微》中概括道："脑、髓、骨、脉、胆与女子胞，六者主藏而不泻，此所以象地也。其脏为奇，无所与偶，而至有恒不变，名曰奇恒之脏。"

"奇恒之腑"中的脉、髓、骨、胆内容已分别在心、肾、肝系统述及，仅余脑与女子胞。

1. 脑

从功用言，脑主宰生命活动之用实为"元神"之显，李时珍谓："脑为元神之府。"而主精神意识，思维活动之功即识神之现。《医易一理》云："人身能知觉运动，及能记忆古今，应对万物者，无非脑之权也。"则脑与神明之心几可互称。

藏象学将五神、五志以及视、听、言、动等各种感觉运动分属相关五脏，显然是将脑的这些生理病理统归于神明之心而再据病机之应与临床之效分为五脏之属，相关的病证对治亦循此思路。这些在之前的相关内容已作过较充分评析，这里不再重复。

略值一提者有二：

其一，以结构论，脑为髓海，由精髓汇集而成，与脊髓相通，髓为肾精所化生，属肾系。唐宗海在《中西汇通医经精义·全体总论》云："盖内经明言肾藏精，精生髓，细按其道路，则以肾系贯脊，而生脊髓，由脊髓上循入脑，于是而为脑髓，是脑非生髓之所，乃聚髓之所，譬犹海非生水之所，乃聚水之所，故名髓海。"《医学入门·天地人物气候相应图》谓："脑者髓之海，诸髓皆属于脑，故上至脑，下至尾骶，髓则肾主之。"至于生理病理之系属，唐宗海又云："肾系贯脊，通于脊髓，肾精足，则入脊化髓上循入脑而为脑髓。是髓者精气之所会也，髓足则精气能供五脏六腑之驱使，故知觉运动，无不爽健。"《医碥·健忘》云："脑者，髓之海，肾之精也。在下为肾，在上为脑，虚则皆虚。"故肾的精气充足，脑脊盈，窍系通畅，则脑主宰生命活动正常，思维敏捷，记忆力强，耳目聪明，嗅觉灵敏，身体轻劲有力。肾精不足，脑脊空虚或窍系阻闭，则见脏腑功能失调，健忘失眠，头晕耳鸣，感觉异常，运动失灵。对治之法，程杏轩在《医述》引《医参》"脑为髓海……髓本精生，下通督脉，命火温养则髓益之"、"精不足者，补之以味，皆上行至脑，以为生化之源"点明了治疗脑病补肾填精、温养命火以益髓为重要法门之一，而祛邪通窍则为近世实践所证之有效法。

其二，"奇经八脉"中的督脉与"奇恒之腑"之脑关系最为密切。然两"奇"如何相系而相协？督脉的循行路线是由下而上，贯脊属肾，通髓而达脑。《素问·骨空论》云："督脉者……贯脊属肾，与太阳起于目内眦，下额交巅上，入络脑。"《难经·二十八难》曰："督脉者，起于下极之俞，并于脊里，上至风府，入属于脑。"见图60。

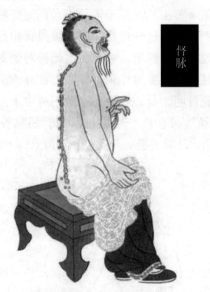

肾脉

图60　督脉循行线路

因此，髓海根于肾，肾对髓海的影响途径并不仅限于广为熟知的肾藏精，精生髓，髓沿脊而聚于脑之一径；督脉总督诸阳经，调节阳经气血，更将阳气输送至脑，使头成诸阳之会、清阳之府，又是一径。《医林绳墨》称："头为清阳之首，位尚气清。"往深里说，还有易被忽略的一途，即养生家炼精化气、炼气化神之径。其理为肾藏精化气，督运真气，脑中泥丸宫藏神。从督脉属肾、贯脊、入于脑的循行不难看出，肾位于下，脑位于上，督连于中，精—气—神之渐次化运与肾—督—脑的内在联系密切相关，即肾精化气循督上充于脑，故《杂病源流犀烛》云："督脉为精气升降之道路。"

督脉一径更成为治疗与养生上的捷径。皆因气无形，其充也易，精有形，其聚较难。丹家运小周天之法，即以此为据，其法多在静坐中，意守下丹田，待静极阳生，丹田生暖，外阳翘举，则活子时至。即提肛，使所生之阳，自会阴，沿督脉过尾闾，上夹脊，冲玉枕，入脑中泥丸，再经上鹊桥，下十二重楼（人之喉管），经中丹田（膻中），归于下丹田。周而复始，此法亦称之为"还精补脑"。即通过一定程序的内练，肾精化真气通过督脉升补脑髓，精盈气充则髓足，不但大增元神对全身本能的主宰、调节与开发智慧作用，更可使识神健旺而精神饱满，记忆强健，思维敏捷，耳聪目明，身心愉悦。本源于房中术的"还精补脑"术经督脉的沟通连接在此一转为丹家的"还精补脑"法。古谚云："要得不老，还精补脑。"见图61。

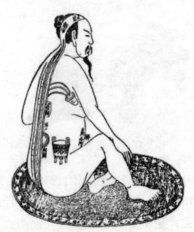

图61　养生四要·还精补脑意象

又由于督脉之循行与脊髓并，故脑脊之病不但可凭督而养，更可循督而治。"病在脑脊，主取督脉"几成医家共识。神庭、水沟、百会、脑户、风府、大椎、神道、命门等督脉要穴常为脑脊病治疗之选。至于通督强脊补脑之品，则首选鹿茸。《神农本草经读》谓："鹿为仙兽而多寿，其卧则口鼻对尾闾，以通督脉。"《得配本草》云："通督脉之气舍，达奇经之阳道，生精补髓，养血益阳。"《本草求真》云："督为肾脏外垣，外垣既固，肾气内充，命门相火不致妄动，血气精津得以凝聚，故鹿茸又云能补督脉之真阳……麋鹿虽分有二，然总不外填补精髓，坚强筋骨，长养气血，而为补肝滋肾之要药也（鹿一牡常御百牝，是肾气有余而足于精者也。故有助阳扶阴之妙）。"此外，茸生于巅而通脑，又一象也。

脑之为病，从结构论以精亏髓空、痰瘀内阻多见；从功能言则可见清阳不升、肝阳上亢、心肾不交、血虚不荣、浊气上犯等，当明辨而治。

2. 女子胞与精室

（1）女子胞

女子胞，又称子宫，胞宫，是女性的内生殖器官，有主持月经和孕育胎儿作用。其处小腹正中之位很有意思，正是养生家丹田之所在，这里或可引发诸多联想。

女子胞的功能活动是一个复杂的生理过程。若简而言之，则一受天癸盛衰影响，表现为女子生殖器官发育，月经来潮，按时排卵，冲、任二脉相应变化等方面。二赖冲、任二脉气血之调。两经均起源于胞宫，一为"血海"、"十二经脉之海"，一为"阴脉之海"、"主胞胎"，因此与子宫的功能密切相关自不待言。三依心、肝、脾三脏功能。三脏功能的共同点均落实在一个"血"字，心主血，肝藏血而主疏泄，脾为气血生化之源又统血。月经的周期来潮以及孕育胎儿，均离不开气血的充盈和血液的正常调节，故赖三脏对血液的化生和运行的调节。

女子胞以经、带、胎、产诸疾为常见病变形式，若要展开，就是半本《妇科学》，限于篇幅，不作详论。

（2）精室

与女子胞相当的男子之胞名为精室。位居下焦，具化生、贮藏和施泄精液，主司生育繁衍功能。因其"能藏能泄"的生理特性，与女子胞相应，当属男子奇恒之腑，而补理论习惯上男子奇恒之腑有缺之憾。唐宗海《中西汇通医经精义·全体总论》云："女子之胞，男子为精室，乃血气交会，化精成胎之所，最为紧要。"教材一般将之表述为与男子生殖相关的解剖学上的睾丸、附睾、精囊腺和前列腺等诸多器官组织。

《素问·六节藏象论》云："肾者，主蛰，封藏之本，精之处也。"《中西汇通医经精义·五脏九窍》曰："前阴为肾之窍，又前阴有精窍，与溺窍相附，而各不同，溺窍内通于膀胱，精窍则内通于胞室，女子受胎，男子藏精之所，尤为肾之所司。"显示精室当属肾系，男子生殖之精涵盖在肾精范畴中，藏于精室，其所生、所藏、所化、所司均主于肾。

上述有形精室较易为现代人所接受，然精室也曾有过形态上似虚还实、似实还虚的指谓，《难经·三十六难》曰："命门者，诸神精之所舍，原气之所系也；男子以藏精，女子以系胞。"这里男子藏精之处指的是命门。张景岳《类经附翼·三焦包络命门辨》云："子宫之下有一门，其在女者，可以手探而得，俗人名为产门；其在男者，于精泻之时，自有关阑知觉。请问此为何物？客曰：得非此即命门耶？曰：然也。请为再悉其解。夫身形未生之初，父母交会之际，男之施由此而出，女子摄由此门而入，及胎元既足复由此出，其出其入，皆由此门，谓非先天立命之门户乎？"这里的命门，在女为产门，在男则为精关。景岳似是在传统命门位置上又玩了一下别出心裁。《中西汇通医经精义·男女天癸》则谓："男子之胞名丹田，名气海，名精室，以其为呼吸之根，藏精之所也。"这里，精室指的是丹田、气海、纳肾气之所在。

在具体运用中有形精室与命门、丹田精室常可互为补充，相互发明。

"肾者，主蛰，封藏之本"。精室之用，生精、藏精均赖肾气之化摄。然盈则当泄，精之施泄，却赖肝之疏泄。若阴阳合，精气施，则可成孕。精室为用，据盈虚而启闭，肝气疏泄可使肾气闭藏有度，肾气闭藏又可制约肝之疏泄勿使太过。精室能藏则不亏，能泄则不滞，一藏一泄而保持藏泄的动态平衡，这种平衡即为保精之法。《医学源流论·肾藏精论》说得到位："精之为物，欲动则生，不动则不生，能自然不动则有益，强制则有害，过用则衰竭。任其自然，而无所勉强，则保精之法也。"精室藏泄有度，全赖肾藏精、肝疏泄的动静无间配合，犹爻位之上下阴阳相应，相协，即《格致余论·阳有余阴不足论》所言的"主闭藏者肾也，司疏泄者肝也"。

此外，心主神志，神宁则君火以安，相火守位，精能内藏。若淫欲心炽，则相火妄动，下扰精室，而见遗精。《景岳全书·遗精》言："盖精之藏制虽在肾，而精之主宰则在心，故精之蓄泄无非听命于心。"《医学源流论·肾藏精论》亦有"盖精因火动而离其位"之说。

精室之病，不外精液夹邪、精冷不能育、精亏无所藏、藏而不能固与精满不能泄几种。

精液夹邪可见脓精、血精、败精、精瘀等证。治当据机祛邪，兼虚者佐以扶正。

精冷不能育实命火之衰。治以补火益精。

精亏无所藏即肾精虚而出现的生长、发育与生殖功能障碍诸症，尤以精少、精薄、无精为典型。治以补肾填精。

藏而不能固则见遗精、滑精、早泄等症。证机多为肾气不固，或相火妄动。治当在补肾气或清相火基础上固精。

精满不能泄则见排精障碍。证机多为肝气郁结、湿热蕴结、痰瘀互结、败精内阻、外伤或手术损伤。治或疏肝解郁，或清热利湿，或活血化痰散结，总以通达为要。

补火、填精、固精之药，前多有述，然通精之品，教材多无归纳，在此一聊。

精亦有窍，凡通窍之品，多能通之，尤以利溺窍者更可旁通借用，以下所举，仍以象会。

滑石：《本草经疏》谓："用质之药也。滑以利诸窍，通壅滞，下垢腻……是为祛暑散热，利水除湿，消积滞，利下窍之要药。……下窍通则诸壅自泄也。"

木通：《医学衷中参西录》谓："木通，味苦性凉，为藤蔓之梗，其全体玲珑通彻，故能贯串经络，通利九窍。"

车前子：《本草新编》言："夫五子衍宗丸用车前子者，因枸杞、覆盆过于动阳，菟丝、五味子过于涩精，故用车前以小利之。用通于闭之中，用泻于补之内，始能利水而不耗气。"《本草乘雅半偈》曰："车前好生道旁，及牛马足迹中……喜通行而好动作者……且车行而前，孰不开让，疏泄之义显然。无子者，子路不疏泄也，其间必有隐曲，车前开道，病去而路通矣。"

菖蒲：《神农本草经百种录》曰："芳香清烈，故走达诸窍而和通之……菖蒲能于水石中横行四达，辛烈芳香，则其气之盛可知，故入于人身，亦能不为湿滞痰涎所阻。凡物之生于天地间，气性何如，则入于人身其奏效亦如之。盖人者得天地之和气以生，其气血之性，肖乎天地，故以物性之偏者投之，而亦无不应也。余可类推。"

穿山甲：《药鉴》云："盖此物遇土穿土，遇水穿水，遇山穿山，故入药用之，取其穿经络于荣分之意也。"《本草求真》说："其性穴山而居，寓水而食。惟其善窜，所以通经达络无处不到。"《医学衷中参西录》谓："味淡，性平。气腥而窜，其走窜之性无微不至，故能宣通脏腑、贯彻经络、透达关窍，凡血凝血聚为病皆能开之。"

王不留行：《本草求真》曰："在古已命其名，谓此虽有王命，其性走而不守，不能以留其行也。"《本经逢原》谓："能通乳利窍，其性走而不守。"

地龙：《本草纲目》谓："上食槁壤，下饮黄泉，故其性寒而下行。性寒故能解诸热疾，下行故能利小便，治足疾而通经络也。"《本草求真》言："此物伏处窪处（水湿）。钻土饮泉，是其本性……且味咸主下，处湿而以入湿为功，故于湿热之病，湿热之物遇之即化。停癥蓄水、触着即消，而使尽从小便而出。"

蜈蚣：《医学衷中参西录》说："味微辛，性微温。走窜之力最速，内而脏腑，外而经络，凡气血凝聚之处皆能开之。"

一般而言，临床病证多参形态精室，解剖学中睾丸、附睾、精囊腺和前列腺等器官组织的病症若影响到精的化生、贮藏和施泄，则属中医精室之患，但精之化生与贮藏，亦赖命火之温与摄，故命门精室之影亦时现。

而养生之道则宗丹田与命门精室。《黄庭内景经·常念章》云："急守精室勿妄泄，闭而宝之可长活。"从养生的角度，精不妄泄，闭而宝之的目的是以之为化气的原料，神存精室，则心阳下达以助命火，以成其练精化气之用。精之施泄，实有两途，一者，肝之疏泄，气行精施，以行阴阳和合之用；二者，精可化气，以充身养神，而成强健益寿之效。

丹田精室同时也解决了一个男子冲、任、督脉的起源问题。有关冲、任、督脉的起源，一般多云"起于胞宫"、"一源三岐"，然男子无胞宫，则男子是没有冲、任、督脉还是有冲、任、督脉而没有起源？教材多语焉不详。既然女子子宫位在丹田，男子精室与之相当，亦位丹田，则男子之冲、任、督脉起于精室当无疑义。以此立论，则丹田之处非同小可，就不仅仅是"气海"能括了。且看，冲脉为"血海"；任脉为"阴脉之海"；督脉为"阳脉之海"；精室者，亦可视为"精之海"。人体精华，不过就是阴、阳、气、血、精五类，其海竟全聚于此或源于此，则丹田实为人身"精华之海"。故而，养生家所谓的练精化气，练化的就不仅仅是狭义的生殖之精了，而应是人身精华之"精"，而所化之"气"的纯度与质量均高于通常意义上的宗气、营气、卫气等。所以丹家称之为"真气"或"炁"，此

"炁"字，就很耐人寻味，下为火，上为无，即以火烹练有形之阴、阳、气、血、精，可化为无形而质纯的"真气"，而"真气"又较常人之"气"功用更广而玄妙。

"精华之海"更可作进一步发挥。"海"者水也，"精华"与"糟粕"相对，糟粕浊而为阴，则精华清而属阳，"精华之海"即阳蕴水（阴）中而为坎 ☵。《类经·阴阳类》曰："精者，坎水也，天一生水，为五行之最先。故物之初生，其形皆水，由精以化气，由气以化神，是水为万化之原，故精归于化。"此即古人万物水中生的观点，更准确一点的说是万物以水为生发之所，以水中之精为生化之基元。至于人之化生，《管子·水地》所云的"人，水也。男女精气合，而水流形……五脏已具……五肉已具，而后发为九窍……生而目视耳听心虑"则是对人与水—精的关系以及水精生脏腑、形体、官窍、感觉等过程的丰富逻辑描述。

我们不妨思考一下，与人体生殖有关的子宫与精室恰处人体生发之海，仅仅是偶然吗？"水流形"，就从这里开始，本无定形之水从源头出发，随流动所至而赋成定形的脏腑、形体、官窍，再化无形的感觉。水蕴而动，既是化源，亦因流动而成形，为生长发育之由。这与子宫和精室的功用是一种何等奇妙的契合！在这里，您不得不惊叹自然造物之妙。从这个意义出发，则不单精室属肾系，女子的子宫亦当以肾系为主要归属。

通过以上内容讨论，我们不难对"藏象"形成一个较丰盈的认识：中医的藏象是以"天人合一"观念为指导，以气—阴阳—五行—五脏为基本框架，以"感乃谓之象"为研究方法，以象类则比为内在逻辑，以功能为取向，以实用为目的。将解剖象、生理病理象、临床反证象、内证象、阴阳象、五行象、易象（卦爻象、图象）、政官象、天人应象等诸象相参、相鉴、相系、相证，有机地融于一体，构成了一个以五脏为中心，形神合一的各脏腑解剖初态、生理功能、生理特性、相系身形官窍、自然社会应象以及脏腑相互关系，并深刻反映古代意象思维的象系统。正所谓"五藏之象，可以类推"。

在此过程中，中医并没有满足于诸象的表面观察，而是不断地对所得之"象"，以上述观念、框架、方法、逻辑、取向、目的进行分析、鉴别、过滤、选择、联系、归纳与整合。去芜存菁，形成对自然环境下活体生命运动的本质认识，并经理性加工，逐渐形成类概念，再进一步滤升为各级概念。走的是从形象、征象→拟象→意象→高级意象（与概念相结合）→法象的路子，由此，感性认识逐步上升到理性，学术得以更顺达地通过比较、分析、综合、抽象、概括等方式，以概念、判断、推理等理性思维形式，从更高的层次上把握自然与生命现象的本质。

因此，中医的"象体系"并不是人们通常想象中的那么简陋，而是一个精彩纷呈却又不乏理性的大世界。

藏象既然是象系统，因此，其内涵的大部就是"像什么"，而不是"是什么"。以寻找"是"的方法来研究"象"，那是错把冯京当马凉，可谓不识真"象"，正是典型的"不识庐山真面目，只缘身在此山中"。若仅将现代结构研究作为藏象原本诸象外的一个微观象以作补充，则无伤大雅甚或有益。但若以之代替藏象全象，并作为中医藏象科学化、客观化的唯一真"象"，那就真是"假作真时真亦假"了。

藏象强调的是整体上，以联系的方式把握人体的功能。若以客观态度看，这种系统整体的运作规律反映，以元素分解或分析的方法是否能够把握，本来不应该是含糊的。

"科学"一词不知什么时候开始，成了"唯科学主义"者们手中挥舞的大棒。喜欢仰视西方文化的他们，却独独对以库恩为代表的西方学者们所论证的不同的科学范式之间不可通约之说采取视而不见的态度。"通约"一词源自数学中分数加减运算时的通分与约分。"不可通约"说白了就是不能互相翻译，更白一点的说法就是没有共同语言。就如物理、化学、生物学，面对同样一个对象，各有自己关注面、切入点与研究方法，其结论描述也大不一样。当然，完全说不可通约或存争议，但若退一步表达为

"通约有限"，则几可无疑。若再考虑到中医的文化背景，则此范式还不仅仅表现在科学方面，还表现在文化方面。不同科学范式加上文化隔阂，不言而喻，能"通约"的部分应十分有限。

中医的"藏象"是天人系统中道—神—气—器相参之"象"，综合体察而来；西医的"脏器"是人体还原之"器"，分析而得。研究对象、研究方法均不同，若以自然学科之间不可通约或通约有限的常识为凭，则认为中医的"藏象"可以被其他学科通约，不知所据为何？当强调各种实验技术与外国接轨时，在科学方法观念上怎就不与外国接轨？

若我们一视同仁地从科学观念到研究方法均与西方接轨时，就会出现一个很好玩的逻辑悖论：即在不同学科范式间"不可通约"的前提下，试图以现代不同学科的研究方法来研究中医的"藏象"，却企望求得可以完全通约的结果。这种可能性有多大？读者可自思。

除了能否"通约"的大前提外，在具体实施中，以实验方式研究中医藏象，至少还会碰到需要考虑的以下问题：

①体现自然之道的"天人相应"观念如何在实验室中对应还原？

②还原分析方法多以不同层级的物质结构为研究对象，来找出它们的相应功能；而现在的藏象研究，则是以中医某一个功能为研究对象，先硬性将其肢解成西医所能理解的块面，再试图找出相对较清晰的物质机制。如脾被理解为消化系统，命门即肾上腺、脑垂体……从而寻找相应的"客观指标"。这里实可一问：从边缘不清晰的中医功能出发，去研究结构，这是还原科学所擅长的吗？如是，西医为什么少用这样的方法？

③中医脏腑的功能或多或少会与精、气、血、津液等中医的物质基础发生关联，作为物质观念的简单转移，以实验方法去寻找相关的物质指标看上去似乎还不太难堪。但脏腑的生理特性则完全是阴阳、五行特征，现代科学并没有对等的范畴，如何研究？气机的升降枢转又如何去证明？因此，以西方研究方法为金

科玉律者对这些命题往往绕道而行，或假装视而不见就不难理解了。

④如此丰富的象源，又如何把它们一一还原为具说服力的指标？我们见到的通常做法是：漠视中医脏器的多样性以及复杂的整体性，而对其进行简单的分割，使之静态化或单一化，再作各种研究，并美其名曰"符合科学规范方法"。但是否符合中医藏象自身客观实在却为什么几乎不在考虑之列？

当然，如果认为不作尝试就始终无法得知中医与自然科学各学科之间是否可做到无缝连接，从而一举打破"不可通约"的紧箍咒？那留下一部分人去做一搏也未尝不可。但几乎把所有的科研力量以及资源都投进去是否一种明智之举？这太容易让人产生一种"风萧萧兮易水寒"的悲壮感了。

在写作本书的同时，作为人民卫生出版社《中医学基础》教材的主编，在教材的编写过程中就碰到了尴尬事。是次教材的编写要求在内容中增加"知识拓展"版块，即将该领域公认的较新研究内容或成果作出介绍，然而藏象内容的现代研究虽然不少，但讨论时众位主编与副主编却大感郁闷，因为几乎无法在现有的研究结果中找出符合"公认"二字的内容？也就是说，几十年的研究下来，到目前为止，仍未见到有一个中医脏系统的研究取得较为公认的既符合中医内涵，也符合中医××化要求的可供示范之模，这难道还不足以发人深省？当然，不排除这类运作可在一些较具形态学特征的局部或小知识点上取得一些成绩。但一场大战役，如果整体上未见胜算，则一村、一寨之夺的意义会有多大？看事情的发展，是否应该有更大的气局及战略眼光，而不是仅仅盯在班、排、连的战术运用及一村、一寨的得失上？现在这样走一步算一步算是一种前瞻，还是一种战略？抑或……这应是值得每一位中医人用心思索、真诚面对的问题。

第二节 经络象—— 一经一纬一世界

（一）经络溯源

经络是一个千古之谜，对习惯于西方"结构科学"以结构决定功能的思维习惯的人来说尤其如此。虽然以现代人的观念或知识体系为判，到目前为止仍未真正揭示出经络的本质，但太多无法推翻的医学实证及各种方式的研究都从不同的侧面或层面证实了经络现象的存在。因此，这样一个无形而实有的系统，实是对西方结构医学，甚至西方科学观念的某种挑战。当然，西方科学若能放开怀抱，相信也能从中得到一些启示。

而对以实用为最终目的，具重道轻器、重象轻体、重功能而轻结构特点的东方医学，经络的存在实在是再自然不过的事了。

在现代科学对经络实在还没有完全弄清楚之前，人们都喜欢用"经络现象"这个词以示对现象的承认及对其本质的未全知或难全知。

对中医而言，说"经络现象"也未尝不可，因为"现象"也是"象"，正与中医"象体系"相吻。但对此"象"的本质，中医却是明白的。为了说清这个问题，我们不妨溯本寻源，从经络的起源谈起。

一般认为，上古时代，经络现象从受关注到临床或养生的应用过程，再到体系的建立，无非就是两种可能，从点到线或从线到点。

1. 从点到线说

此论即持先发现穴位，然后将其联缀贯通便为经络之说。大致就是中国远古时代人们在病痛时本能地使用了较原始的推拿按摩术，当刺激人体某些点时可以减缓某类病症，再由此发展起物理刺激性更强的针（砭石—金属针）与灸术，随着从无意的发现到有意识地寻找和治疗经验点的不断累积增加，将这些具类似主治作用又位置相近的点逐渐如线串珍珠般连接起来就形成了点线结合的经络。此说最符合一般人的认知心理以及劳动人民在日常生活经验中创造并逐渐发展医学的主流观念。但此说却有一个难以解说的弱点。首先，人体十二经脉与奇经八脉这二十条经中只有十二正经与任督二脉有穴位，所以又习称为十四经。按照从穴到经论，则奇经中任督二脉之外的其余六条经就有点来路不明了。同属于经脉的经别也没有穴位，因此，也难以解释来源。更有甚者，经络不单有浮于体表，沿线具穴位的十四经体表路线，还有潜于体内，没有穴位的体内路线，这是从点到线论不能完满解释的。而且早于《黄帝内经》，据考为春秋时期的马王堆帛书《足臂十一脉灸经》、《阴阳十一脉灸经》均没有穴位的记载。因此，从点到线论受到质疑，而从线到点论则应运而生。

2. 从线到点说

此论的实质就是循经感传说，即循经感传是经络路线描绘的主要依据，先有了经络再寻找穴位。典型的说法是古之修炼气功导引术者，会产生气沿着一定路线行进的感觉，或似水流，或如风吹，或像蛛走蚁行，而行走的路线基本与古典经络路线相同或相近，这点不难在现代内练者身上印证。从线到点说的确可能让经络的发现进程快了很多，也隐约可解释体内路线的存在。但此说也不是没有弱点。其一，循经感传能发现经或无疑问，但于穴之动静流敛或有所感，却不一定会很清晰；穴之功效或心有所得，却也不一定会很详细，仍需临证验证。况以修炼之书载，一般多为学识上先知穴而守穴，若云自动清晰地发现各穴，则文献依据未足，而且练功者常用之穴有限，并不需要知道全身穴道。其二，有过气功修炼的人都有体会，气之感传一般是在体表较明显，每呈线状而与经络循行路线大体相符，但在体内则多呈熏蒸弥漫状态，或呈模糊团状、片状或柱状，甚少能形成清晰的线状感觉。但既然循经感传是经络发现的可能来源之一。因此，笔者推测，除从线到点或从线到点外，更理性的思路应是以循经感传为基础的点线相合假设。

3. 点线相合说

这种推测不脱古代较原始的推拿按摩与针灸术，这些物理性刺激作用于人体一些初期发现的穴位后，即可产生酸、麻、重、胀、水流、气流等气感，此感也可循经传导。现代人们把这种循经感觉较分明的人称为"经络敏感人"，这类人并非是少数。以此为据，经络成线就不需逐穴摸索而联缀了，仅需刺激少量的已知穴即可据循经感觉而发现整条经，然后再在经上寻找更多的穴位，从而大大加快了经与穴的发现与完善。其实，光凭循经感觉，其路线的清晰度还多少有点令人思疑。这时，另一类人登场了，这类人可说是"经络敏感人"中的"超敏感人"，他们在针或其他物理性刺激穴位时可伴随感传而在体表循经出现诸如红线、白线、红疹、皮丘、皮下硬结等表征。其循经的显现长短不一，持续时间亦有长短，有人仅出现在某一经，有人可多经出现，甚至可以沿穴刺激，不断接续。这类人不算多，但也不算太

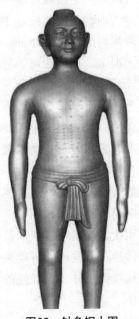

图62　针灸铜人图

罕见。笔者并非专门从事针灸，却也见过几例。其显现的线条颜色并非若隐若现，而是鲜明醒目。只要有这类人就好办了，古人无非就是不断地在他们身上刺穴显经，再如实地描绘下来不就是清晰而准确的经络路线图了吗？如果不放心，多找几个这样的人来做重复印证就可以了。在仲景的《伤寒杂病论》之前，中医的治疗还是针灸唱主角，当时这样的人应该不难碰到。因此，当面对在不太擅长解剖的中国古代制造出来的具精确经络循行及穴道位置的针灸铜人（见图62）时，我们就不应太感惊奇。

4. 返观内视法

点线相合说基本可以解决有穴位的体表路线问题，但仍不能很好地解释无穴位的体表及体内之经。因此，返观内视法再次进入了我们的考虑领域。此法我们在藏象的"内证之象"中有过讨论，这里再略加说明。李时珍《奇经八脉考》中针对经络现象而说的著名一句话——"内景隧道，唯返观者能照察之"并非最早对返观内视现象的描述。晋代葛洪在《抱朴子·内篇》中就有"反听而后所闻彻，内视而后见无朕"之说。前文评述过："一个客观的事实是，虽然经络不能在解剖学上找到完全对等的结构，但几乎所有从古老的、实践的到时行的研究都显示，无形可见的经络是人体内的客观生命现象。如果立足于这一事实前提，则在活体身上，实体、结构研究的方法有着很大的局限，它不能完全反映人体的真实存在就是一个合乎逻辑的推论。因此，内证作为体察人体的方法之一，就存在极大的可能。"历代文献记载的"内视"实例不在少数，或可为参。

虽然以感官接受外界事物信息，以理性意识来认识事物的"外求"法是中医探索医学世界的常用形式。但中医的研究从来就不局限在"外求"法，"内证"法就是一种有效的补充。《太上老君内观经》对内观之理、之法、之果如是说："（人）始生之时，神元清静，湛然无杂。"但在生长过程中，每因境而触，则"形染六情，眼则贪色，耳则殢声，口则耽味，鼻则受馨，意随健羡，身欲肥轻，从此流浪，莫能自悟。"

人如何能离此妄境？则"圣人慈念，设法教化，使内观己身，澄其心也"。

其具体方法是："内观之道，静神定心。乱想不起，邪妄不侵。固身及物，闭目思寻。表里虚寂，神道微深。外藏万境，内察一心。了然明静，静乱俱息。念念相系，深根宁极。湛然常住，杳冥难测。忧患永消，是非莫识。"

其结果是可得四见："四见者，心直者，不反复也。心平者，无高低也。心明者，无暗昧也。心通者，无窒碍也。此皆本自照者也。"其中的心明、心通就是内观一览无余，心如明镜，毫无阻隔，是神明自照的结果。

人在有欲状态中，其感知或被分散，或被干扰，或由于某部分兴奋而致某部分抑制，一些潜在的感知功能未必能完全显现。内证即自己是研究的主体，也是被研究的客体，借助气功类的入静修炼，促使机体形神的高度协调，在物我相融、物我同一的境界中进入老子所说的"玄览"状态，此时对潜在感知功能的干扰或抑制被抹去，潜在的感知功能，尤其是对体内的感知功能就可能发挥出来，然后直参造化，捕获到奇特的生命现象。"内景返观"可能就是这类现象之一，这应是对经络体内路线的最合逻辑的推测。当然，还不能说这是确解。确解，恐非短时内可得。

体内感知是"外求"法所不能完成的任务。同样重视内修的印度，也有类似的描述。《奥义书》云："自体出生者，向外开诸门（各种感官），是故外物窥，而不睹内魂。智人殊罕有，返视求本源，乃见内自我。"其无上瑜伽修炼所言之脉大抵与中医的经络相仿，也是气循行的轨道，亦非解剖所能见。《大圆满禅定休息要门密论》云："心依于身，身之根本为脉，脉中有气与明点，是气与明点依于脉，脉又依于身也。"句中点明与气的关系，类似于中医精于气的关系。可见，东方相类的人体感知方式自会产生出相近的观察效应。

好了，我们可以回到"象"本身的讨论了。

（二）经络本象

1. 感乃谓之象

经络，主要是人体感应而来。物理刺激经上的穴位，或处在气功状态，就会产生局部酸、麻、重、胀、热、凉等感觉，经络敏感者更可出现循经的水流、气流等感觉，此即经络治疗中的"得气"和"行气"现象。现代研究更细化了循经感传的特征：①速度较慢，以每秒厘米量级计；②可双向传导；③可出现回流；④可以物理手段阻滞或阻断；⑤感传可改变相应脏腑、官窍的机能活动；⑥在患病情况下气趋病所。

由于经络络属脏腑并有一定的循行部位。临床就可以根据疾病症状出现的部位，结合经络的循行及其所联系的脏腑，反映出所属脏腑经络的病变。如肝胆经布胁肋，若两胁疼痛，多为肝胆疾患；头痛在前额，多为阳明经病变；头痛在两侧，多为少阳经病变；头痛在项后，多为太阳经病变。由于十四经都联缀一定穴位，穴位是经络气血流行于体表的特殊部位，在病理情况下亦可出现疼痛、压痛、肿胀、硬结等异常反应以助诊断，是为病证应象。

通过调治后，相应脏腑、组织、器官功能改善，症状、体征减轻或消除，体感舒服，则属验之感象。

2. 见乃谓之象

如果以感觉带有一定主观性而质疑经络的存在，则经络也有可客观显现的可见之象，即前述的"经络超敏感人"，他们在针刺或其他物理性刺激穴位时可伴随感传而在体表循经出现如红线、白线、红疹、皮丘带等可见表征。

循经皮肤病也为经络现象提供了客观依据。在特定的内外环境的刺激下，有人会出现沿着某体表经脉循行路线分布的呈带状的皮肤病，其皮损的分布与古典经脉路线基本一致。而经过循经调治后，皮肤病减轻或痊愈则属验之见象。

此外，对经络体内路线的"内视"，本质上也是一种"见象"，尽管要验证其真实性确实存在方法学上的难度，但这仍是目前最合逻辑的一种推测性解释。

3. 调节应象

经络对人体的调节有三个层次。

（1）自身自然调节

经络犹如纵横交错的河道网络，经气有若河水，河水是流动的，按水向低处流的习性，自然就从盈溢处流向低洼处，经气亦如是，这就是经络按"天之道，损有余而补不足"（《道德经·七十七章》）的自然自主补虚法；河道多有淤塞，流动的河水也能冲刷淤泥而开塞，这是经络的自然泻实调整。经络的这种自调节，实际就起到保持气血运行顺畅，协调阴阳，从而使人体机能活动保持相对平衡的作用，这属健康人体的自调。

（2）医调节

当人体发生疾病时，出现气血不足或不畅、阴阳失调、脏腑功能失常而超出了经络的自调节能力时，就须借助针、灸、推拿等物理刺激刻意以补泻之法激发经络的流注调节作用，以起到《灵枢·刺节真邪》所云的"泻其有余，补其不足，阴阳平复"的作用。具体来说，被刺激的经气沿着经脉传于体内有关脏腑、组织，使该脏腑、组织的功能发生变化，从而起到调整作用。而脏腑功能活动的相应变化也可通过经络而反映于体表。这属医者针对患者病理状态的调节。

（3）主动自调节

即利用各种不同的动静功法，如周天功、太极拳、八段锦、易筋经等以意引气循经而行来起到补虚泻实作用。高明者，更可以元神主事，使"真气从之"，在无为状态中达到无所不为的效用。此属养生之调。

后两种调法，可明显看到病理状态的改善或健康状态的提升，这就是治验或养验之象。

4. 功能应象

人体是由具不同生理功能的脏腑、形体官窍等组成的协同有

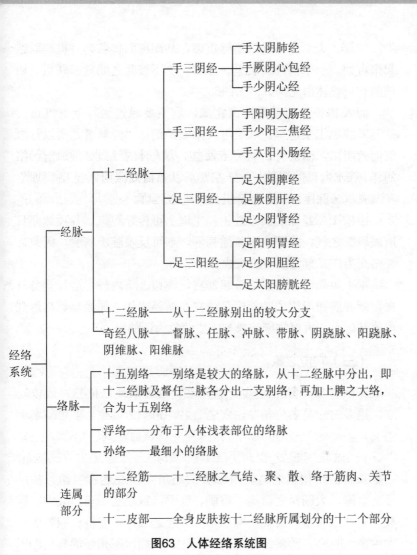

图63　人体经络系统图

机体。各部分的相互联系，有机协调，主要是依靠经络系统的联络、沟通作用来实现的。何以知之？循经感传、循经显象或返观内照使可确知经脉的分布、走向、交接规律与流注次序。则十二经脉及其分支纵横交错、入里出表、通上达下，相互络属脏腑，联络肢节可知；奇经八脉联系沟通十二正经，调节盈虚可知；

十二经筋、十二皮部联络筋脉皮肉，从而使人体各部有机地联结起来可知。一个内外、表里、左右、上下彼此之间紧密联系、协调的有机整体由此构成。见图63。

而人体各种功能的协调完成，则主要通过运行全身气血，营养脏腑组织来达至。《灵枢·本藏》谓："经脉者，所以行血气而营阴阳，濡筋骨，利关节者也。"人体的气血必须通过经络的循环传注，才能通达全身各处，以"内溉藏府，外濡腠理"（《灵枢·脉度》），维持机体的生命活动。

由于十二经脉络属于脏腑，生理上可传导经气，各经脉亦具所属脏腑之气；病理上则传递病邪，亦可反映脏腑病变，因此，经络实为广义藏象的有机组成部分。

据上可知，经络联络脏腑器官，沟通上下内外，运行全身气血，营养脏腑组织的功能应是建立在循经感传、循经显象与返观内照基础上，再以临床治象与养生验象为证的。

（三）穴位之象

经络有象，经上之穴安能无象？穴之象或以位显，或以功立，更多的应是功位相参。穴之命名，常喻之以象，多可望名而生义。

1. 以位显象之穴

知其经，望其名，就可知其约略所在以及连带主治。如肺经之鱼际，大肠经之臂臑、肩髃、迎香，胃经之颊车、乳中、犊鼻，脾经之腹结、食窦、胸乡，小肠经之腕骨、肩贞、肩外俞、肩中俞、听宫，膀胱经之睛明、玉枕、天柱，三焦经的耳门，胆经的听会、颔厌、悬颅、曲鬓、完骨、目窗，肝经的膝关，任脉之下脘、中脘、上脘、膻中，督脉之脊中、大椎、脑户、后顶、前顶等穴。

2. 以功立象之穴

知经望名则知主治所辖。如胆经的风池穴。穴在脑后枕骨下，与风府穴相平，胸锁乳突肌与斜方肌上端之间的凹陷处。风者，其性轻扬，巅顶之上，唯风可至；池者，水汇之处。"风池"喻风邪所聚而入脑之径。治症颇多，头痛、眩晕、颈项强痛、目眦赤痛、目昏耳塞、耳聋、气闭、中风、口眼歪斜、疟疾、热病、感冒、落枕等，尤以祛风见长，故多用泻法。

再如肾经的水泉穴，为足少阴之郄穴。郄者，经脉气血汇聚之孔隙。肾本主水，水泉者，水聚于此而出于此也，亦称水原。其所治症为月经不调、痛经、阴挺、小便不利、腹痛等，尤以月经、小便不利等关于水泉之病，取之犹治水之源也。

又如脾经的血海穴。主治月经不调、痛经、崩漏、功能性子宫出血、产后恶露不尽、风疹、瘾疹、丹毒等血分之患，尤以血不归经者多用。海，众水之汇也；脾统血，血不归经者，多责之于脾。《金针梅花诗钞》曰："缘何血海动波澜，统血无权血妄行。"取治多以引血归经为法，犹如导流入海，故名"血海"。但江河淤塞者，亦可导海水以推荡，并非一味筑堤以遏。

3. 功位相参之穴

知经、望名、识位则知大略主治。譬如胆经的头窍阴穴。位于头部，当耳后乳突的后上方，天冲与完骨的中三分之一与下三分之一交点处。主治头项痛、眩晕、颈项强痛、口苦、耳痛、耳鸣、耳聋、喉痹、目胀、舌强等。头为诸窍之所在，所治多为脏窍或清窍之病，尤以胆经所过之耳窍病效佳。

再如心经的神门穴。主治心病、心烦、惊悸、怔忡、健忘、失眠、痴呆、癫、狂、痫、胸胁痛等疾病。心藏神，此穴之气通心神，取之可安心宁神开郁，故称"神门"。

前述之关元、气海、命门、涌泉以及膀胱经的背俞穴等，亦属此类。

（四）建构法象

古代的经络学说，最有可能是以上述经络本象与穴象为基础，再加以一定的方法学概括而成。下列诸象即为经络系统建构所法的主要象。

1. 阴阳象

经络按其属脏、属腑，分布于人体的内侧、外侧，而有阴经、阳经之别。再进一步，其太阴、少阴、厥阴，太阳、阳明、少阳的三阴三阳方式，直通易学，其模式实是《周易》构卦六爻的投视。其中泰卦䷊的三阴三阳排列或是其雏形。而太阴三阴、少阴二阴、厥阴一阴与巽☴为长女、离☲为中女、兑☱为少女意近。同理，太阳三阳、阳明二阳、少阳一阳的方式与震☳为长男、坎☵为中男、艮☶少男相似。再以督脉统阳经应乾☰父，任脉御阴经而应坤☷母，则一家齐聚。三阴经与三阳经的表里关系就类似于既济卦䷾的三阴爻与三阳爻朋比而排。

2. 五行象

脏腑配五行，每一脏腑又都有一条相连的经脉，则此相配的经脉自然也就跟从所属脏腑而有了五行，再进一步在此大五行的前提下，每一经脉的井、荥、输、经、合穴五输穴又有木、火、土、金、水之分，则是应五行互藏之象了。

3. 天人应象

（1）应天象

《素问·天元纪大论》认为："寒暑燥湿风火，天之阴阳也，三阴三阳上奉之。"即四季六气的形成与变化的本质是阴阳之气消长进退的运动变化。人与天地之气相应，则经络三阴三阳之命名不但取模于易象，亦直接仿效天地阴阳之变化而带有这种变化的痕迹。故《灵枢·经别》云："十二经脉者，此五藏六府之所以应天道。"这为后世仲景创六经辨证，以及六经与六气挂钩做好了基础铺垫。

又《素问·八正神明论》说："凡刺之法，必候日月星辰，四时八正之气，气定乃刺之。是故天温日明，则人血淖液而卫气浮，故血易泻，气易行；天寒日阴，则人血凝泣而卫气沉。"若将卫气理解为经气，则经气运行与日月星辰、天时寒温亦相感而相应。

（2）应地象

经络在天应六气，在地也当有所应。想想看，经络像地面的什么？江河受水而流布天下，经脉受气而营运周身，经气之行，就如河水之流。因此，经络当然是像河流了。《灵枢·经水》说得明白："经脉十二者，外合于十二经水，而内属于五藏六府。"更具体些，该篇还以十二经脉气血多少与地面十二经水具体象作了对应之配，见下引文内之条文。张景岳《类经·经络类》云："以经脉配经水，盖欲因其象，以辨血气之盛衰也。"括号内之解说，即出自景岳此篇。

"足太阳外合于清水，内属于膀胱，而通水道焉。"（足太阳经内属膀胱，是经多血少气，故外合于清水……清水即大小清河，今俱属山东省济南府）

"足少阳外合于渭水，内属于胆。"（足少阳经内属于胆，常少血多气，故外合于渭水……今俱隶陕西省）

"足阳明外合于海水，内属于胃。"（足阳明经内属于胃，常多气多血，为五脏六腑之海，故外合于海水。按海包地外，地在海中，海水周流，实一而已……故东曰渤海，南曰涨海，西曰青海，北曰瀚海）

"足太阴外合于湖水，内属于脾。"（足太阴经内属于脾，常多气少血，九针论云多血少气，故外合于湖水。湖即五湖，谓彭蠡、洞庭、巢湖、太湖、鉴湖也）

"足少阴外合于汝水，内属于肾。"（足少阴经内属于肾，常少血多气，故外合于汝水……今属河南省汝宁府）

"足厥阴外合于渑水，内属于肝。"（足厥阴经内属于肝，常多血少气，故外合于渑水。按渑水即涧水……今属河南省河南府）

"手太阳外合淮水，内属小肠，而水道出焉。"（手太阳经内属小肠，常多血少气，故外合于淮水……今属河南省南阳府）

"手少阳外合于漯水，内属于三焦。"（手少阳经内属三焦，常少血多气，故外合于漯水。按漯水源出章丘长白山，入小

清河归海，今属山东省济南府）

"手阳明外合于江水，内属于大肠。"（手阳明经内属大肠，常多血多气，故外合于江水。按江源出西蜀之岷山，今属四川省成都府茂州，其长万里）

"手太阴外合于河水，内属于肺。"（手太阴经内属于肺，常多气少血，肺为脏腑之盖，其经最高而朝百脉，故外合于河水……一说黄河源出星宿海，在中国西南直四川马湖府之正西三千余里，云南丽江府之西北一千五百余里，合诸流自西而东……历云中、九原，至大宁始入中国，是为四渎之宗）

"手少阴外合于济水，内属于心。"（手少阴经内属于心，常少血多气，故外合于济水……今属河南省怀庆府济源县）

"手心主外合于漳水，内属于心包。"（手厥阴经内属心主，常多血少气，故外合于漳水。按漳水有二：一出上党沽县大黾谷，曰清漳；一出上党长子县发鸠山，曰浊漳。皆入于河，今俱隶山西省）

景岳继云："此以经水经脉相参，而合乎天地之阴阳也。夫经水者，河海行于外，而源泉出于地。经脉者，脉络行于表，而脏腑主于中。故内外相贯，如环无端也……此天地人相合之道。"

中国以农业为本，且择水而居是人类亘古以来的天然生存形态。至战国时期，水利大兴，《管子·度地》云："故圣人之处国者，必于不倾之地，而择地形之肥饶者，乡山左右，经水若泽。内为落渠之写，因大川而注焉。"此处"落"通"络"，"写"即"泻"，"经水"即地面十二经水等河流主道，而"落渠之写"就是从主河道分出的纵横交错、四通八达的网络状支流或水渠，其作用主要是分流与排（泻）水。《管子·水地》更云："水者，地之气血，如筋脉之通流者也。"值此中医理论构型之际，循经感传现象在此找到了一个很好的参照系。于是"经络"两字就成了人体内气血运行通道的专属名词。

经络系统参自然河海，再借古之水利工程以构型，不单反映在"经"与"络"上，也反映在五输穴及穴位的命名上。

先看五输穴（井、荥、输、经、合）：输，即传输、传导之意。古人无非是把经络的传导流注比喻为水之从源而起，从涓涓细流，到波澜壮阔，再汇合入海的变化过程。《灵枢经·九针十二原》："经脉十二，络脉十五，凡二十七气以上下，所出为井，所溜为荥，所注为输，所行为经，所入为合，二十七气所行，皆在五腧也。"

"井"䷯，《易》六十四卦之一。《易·井》之象曰："木上有水，井。"孔颖达疏："井之为义，汲养而不穷。"故井之本意就是水的源头。于此就是十二经脉气所出之处。全身十二经各有一个井穴，多位于手足之端。

"荥"的意思是水如迂回的山溪细流。于经络就是脉气流过的地方。荥穴多位于掌指或跖趾关节上。

"输"是灌注的意思，像山泉水瀑之淌泻灌溉。于经络就是脉气灌注输运的地方。输穴多位于掌腕或跖关节部。

"经"是河流主道，宽广而畅行。于经络就是脉气充盈而顺畅通达之处。经穴多位于腕踝关节以上。

"合"即喻江河之水汇入大海。于经络就是脉气汇聚的地方。合穴多位于肘膝关节附近。

五输穴见表6、表7。

表6 阴经五输穴五行配属表

经名	井（木）	荥（火）	输（土）	经（金）	合（水）
足厥阴肝经（木）	大敦	行间	太冲	中封	曲泉
手少阴心经（火）	少冲	少府	神门	灵道	少海
手厥阴心包经（相火）	中冲	劳宫	大陵	间使	曲泽
足太阴脾经（土）	隐白	大都	太白	商丘	阴陵泉
手太阴肺经（金）	少商	鱼际	太渊	经渠	尺泽
足少阴肾经（水）	涌泉	然谷	太溪	复溜	阴谷

表7 阳经五输穴五行配属表

经名	井（金）	荥（水）	输（木）	经（火）	合（土）
足少阳胆经（木）	窍阴	侠溪	足临泣	阳辅	阳陵泉
手太阳小肠经（火）	少泽	前谷	后溪	阳谷	小海
手少阳三焦经（相火）	关冲	液门	中渚	支沟	天井
足阳明胃经（土）	厉兑	内庭	陷谷	解溪	足三里
手阳明大肠经（金）	商阳	二间	三间	阳溪	曲池
足太阳膀胱经（水）	至阴	通谷	束骨	昆仑	委中

《针灸大成》引项氏曰："所出为井，井象水之泉。所溜为荥，荥象水之陂。所注为输，输象水之窬。所行为经，经象水之流。所入为合，合象水之归。皆取水义也。"因此"井、荥、输、经、合"无非就是借水流来说明经气由四肢末端的向心性流注，经气从源到流，由微而盛，由浅渐深，最后汇合的过程。

再看穴位的命名：井、泉、溪、沟、渠、溜、渚、渎、池、泽、渊、海、谷等与水相关的字眼频频见于穴位之名，足以说明问题。

此外，经络的传递顺序亦以水之流注为称。

若往深里说，借水以喻经，不独是经络构型之参，更具临床实际指导意义。《灵枢·经水》云："十二经之多血少气，与其少血多气，与其皆多血气，与其皆少血气，皆有大数。其治以针艾，各调其经气，固其常有合乎。"《类经·经络类》亦云："合经水之道以施治，则其源流远近固自不同，而刺之浅深，灸之壮数，亦当有所辨也。"至于具体操作，《灵枢·经水》有载："黄帝曰：夫经水之应经脉也，其远近浅深，水血之多少各不同，合而以刺之奈何？"岐伯据此问而对各经的针灸操作作了具体解答（限于篇幅，此处从略）。

（3）应时象

《素问·八正神明论》曰："月始生，则血气始精，卫气始行；月郭满，则血气实，肌肉坚；月郭空，则肌肉减，经络虚，卫气去，形独居。是以因天时而调血气也。是以天寒无刺，天温勿凝。月生无泻，月满无补，月郭空无治，是谓得时而调之。因天之序，盛虚之时，移光定位，正立而待之。故曰：'月生而泻，是谓脏虚；月满而补，血气扬溢，络有留血，命曰重实；月郭空而治，是谓乱经。'"

仍以卫气作经气解，则经气的运行具有"与时偕行"的特点，后世发展起来的子午流注（见图64）等因时取穴法当由本段经义之引领而具。

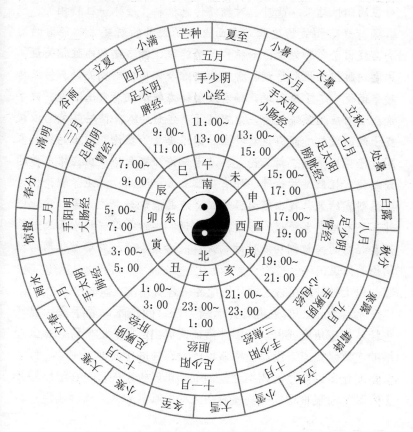

图64　子午流注时辰图

（五）经络真象

所谓经络真象（相）者，经络本质也。关于经络的本质，对现代科学来说是一个问题，但对中医来说却不是个问题。

我们先看现代研究。以下是文献[1]的经络研究进展的节选或归纳：

在经络路线理化特性检测方面：有"以示踪剂测试技术探索循经移行的示踪轨迹"、"对声、光、电、热等物理特性的检测"、"经脉循行线相关组织化学特性检测"等，大多能检测出对应的阳性结果。此外，对循经传感机制、经脉—脏腑相关、经络循行线路相关物质基础方面也作了大量的研究。对经络的实质，提出了各种假说，如结构与功能说、经络皮层内脏相关说、体表内脏植物性联系说、神经体液综合调节机制相关说、第三传导平衡说、二重反射说、轴索反射接力联动说、电通路说、波导说、古老应激系统说等。亦概括了多学科介入和某些实验为依托提出的新设想、新假说对特点。如根据量子理论，提出的经络本质量子观；根据"新三论"、"老三论"概念，提出经络本质的控制论、耗散结构论等。还有从孤立波、液晶、混沌等理论探讨经络研究结果，提出经络孤子说、液晶态说与混沌论等。除此以外，还有信息系统说、经络间隙维说、类传导说、经络干细胞系说、经络的超解剖功能性结构说、经络集合论、经络整体网络结构论等假说……

以上种种均可视为现代佐证经络客观存在之研究象。

不难看出，如果再有什么新方法、新技术、新手段，显然也能从相应角度找出一些阳性指征或提出一些新的假说。那么经络的实质研究出来没有？应该说还没有。多中心即无中心，什么都是即什么都不是，或不全是。唯一可以肯定的仅是在经络路线上有某种肉眼难见到的物质流在流动，唯其如此，才会出现声、

---

[1] 孙广仁. 中医基础理论［M］. 北京：中国中医药出版社，2007：192-194.

光、电、热等物理特性的显现或示踪剂循经移行等现象。当然，经络的客观存在也得到了证实。

那又为什么说经络真象（相）对中医来说不是个问题呢？很简单，既然经络不是有形的管道，也不是现在已知的某种或某类结构，则经络的本质只能是经络路线上肉眼难以见到的物质流，此物质流，在中医本有固定的名称，叫做"经气"，现在的教材一般将其定义为"经络的功能"。这种表达不能算错，但却难说全面，因为只强调功能单方面，即意味着对其物质性的某种轻忽。

那么，什么是经气？笔者认为，经气应是循固定路线而行之气，既然是气，就具气所应有的推动、温煦、气化、防御、固摄、营养等作用，亦受心神调节，所谓意到则气到，意守则气凝，神浮则气躁，神静则气宁，神清则气清。经气与他气的区别主要在于这种气不是弥散无拘状态，而是循经流行。主要通过联络脏腑器官，沟通上下内外；运行全身气血，营养脏腑组织；感应传导；调节机能平衡来体现。简而言之，经气就是循经而行之气及其表现出来的各种功能。这就与开篇处"象"的本质就是"气"的命题和应上了。只是这种气不是宽泛意义上的气，而是更具体的气而已。在这里，据所感、所见、所知之象即可知经气的阴阳、虚实以及流动状态。气是内涵，象是外显。"气"变则"象"变，"象"变显示"气"变。以"气"作解，在理论上全面、自洽，在临床上实用。

而上述现代研究的诸般手段与方法所研究和解释的对象实际就是循经而行之气。那么，解释成功了吗？判断的方法很简单，就是看有哪一种手段或方法能解释上述"气"的所有功能或现象，又能有效地指导临床与养生实践，还能与中医理论有机交融。

如果有公认成功的学说或假说，按照现代科学的发展惯例，则此学说或假说就会取代原本的"经气"之说。但"经气"之说至今还表现出强大的生命力，这至少说明三个问题：一，到目前为止，还没有任何学说对经络现象的解释比"经气"说更完美，更具操作性。二，一种学说的科学与否，不在于其名词的时髦与否，而在于其解释的全面性、合理性、实际应用性以及与原体系的相洽性上。"气"之外文翻译曾有过多种译法，但最终只能老老实实地采用拼音"qi"就很具启发性。三，既然现代学说暂时（或长久）还不能完满解释已在实践中证明是正确的大多数中医理论，则中医原有的理论在相当长的一个历史阶段还将展现自身的勃勃生机与发展潜力。"经气"说之所以易让人下意识地产生科学性不足的感觉，实是现代教育背景下的人们在思维习惯上对古代术语的语境疏离而已。本质上是语境的适应问题，而不是科学性问题。

即便经络现代研究远未成熟与完美，但完全否定却不是可取的态度。个人认为，相较之下，经络系统的现代可解读程度应大于藏象领域。理由如下：

①对象清晰度不同：若对藏象的本质作一形象形容，颇类在解剖初态象上再由各种纷繁象源形成的五大模糊氤氲气团。团中之气或同类，或相近，或相感而相趋。五大气团气性不同，各以功能、特性为显。而又因相互生克制化关系在氤氲中互有混融，边界愈趋朦胧。"天人相应"的时空维度又使气团呈动态变化，文化背景之光影投射又见明暗变幻。因此，藏象是似实还虚，难言其清晰度。

经络则不然，虽然未见对应的形质结构，但却有固定的循行路线、位置不变的穴位以及循经而行的实在"经气"，则经络似虚还实，研究对象反较清晰。

②方法有异：藏象的现代或科学化研究多采用动物实验、还原分析，不断寻找新指标，以分解切割为能事，此类方式能否客观解决"藏"之各"象"？前已详论，不再复述。以为拨云见月可寻真象，奈何云雾本身也属真象。就算高明些知道云遮雾掩也属真象又能如何？云雾岂是可剪裁的对象？

经络研究则多以人为研究对象，更由于虽实似虚，客观上难以分割，是以整体观察或检测方法更为常见。不少观念学说还带有动、变的特性。

两类方式哪种更适合中医体系，不言而喻。

经络研究尽管离找出真象还路途遥遥，但毕竟还可存些遥盼。藏象研究如果还是漠视中医的"象"特点，那么，"只在此山中，云深不知处"，云里雾里找不着北的遗憾或会长留。

第三节　体质象——一形一神一格局

（一）身心各异呈各象

体质，是指个体在生命活动过程中，在先天禀赋和后天因素共同作用下形成的形态结构、生理机能和心理特征等方面综合的，相对稳定的生理性个体特质。

其最鲜明的特征有三：

1. 独特性

每个人，由于其先天遗传与后天饮食、环境、锻炼、年龄、性别等方面有所不同，因而都会形成自己几乎独一无二的形态结构、生理机能和心理特征方面的差异性，而表现出时隐时显的个体差异象。

虽然体质有不同的分类方法，但不管用哪一种方法来分类，大多数人并不是一种体质类型所能含括，多表现为混合型。如阳虚兼痰湿型，气郁兼湿热型，气虚、阴虚、气郁相兼型等。即便是单一体质，如仅为阳虚体质，也可因阳虚所偏脏腑不同而有所差异。由于相兼有多少的不同、有比重的不一，脏腑所偏亦各有异，故而形成千姿百态的个体差异象。因此"一形一神一格局"标题中的"一格局"不是说每个人只能是某一体质分类方法中的某一型，而是说每人均有自己独特的那一种组合类型。

2. 生理性

体质并非病理态，仅是体内阴、阳、气、血、津液等方面的生理性偏向，其成也渐，其偏也轻，其象也稳。而病理状态的证同样也是人体阴、阳、气、血、津液之偏，但其成有快慢，其偏却重，其变也多。体质与证的区别如图65。

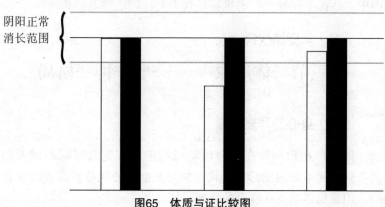

阴阳正常
消长范围

图65　体质与证比较图

图中白色柱体代表阳，黑色柱体代表阴。柱顶横的黑线为阴阳平衡线。黑线上下两条灰线代表阴阳的正常消长范围，凡阴或阳高于或低于灰线范围即为病态。图左黑白两柱均与黑线平，代表阴阳平衡，即健康、正常体质；图中间白柱低于灰线，代表阳虚证；图右白柱略低于黑线，表示机体阳气略偏少，但仍在上下灰线区域内，即阳的减少仍在阴阳消长范围内，即为阳虚体质。可见，体质与证主要表现在程度之差，显隐之别。

3. 时隐时现性

由于体质仅是生理性的偏向，其偏也轻。因此，其外象多时隐时现，隐时多无外症，但若逢诱因则象显。最常见的诱因是饮食与季节气候。

如阳热体质者，往往在进食煎炸、温热食物后产生上火症状，上火症状一显，即为热证。但其平素所处的状态仅是"易"上火而未上火。因此，"易"就是其体质偏向的密码所在。如易为寒凉食物或药物所伤者，则为虚寒体质；进食肥腻则易症现者，多为痰湿体质……如此类推。

在对季节的耐受性方面，"能冬不能夏"者为阳热体质，但至夏方显；"能夏不能冬"者为虚寒体质，但至冬方现。

对寒热食物与寒热季节的倾向性不适，是判断体质寒热的最简单方法。

（二）体质隐伏病演象

疾病是邪正相互作用的结果，体质则为正气的基础。

由于个体阴、阳、气、血、津液等因素构成与代谢方式的不同形成了体质的差异性，而病邪也各有不同的阴阳属性与致病特点。因此，当不同的体质遇上了不同的病邪，就会产生多种变数。

1. 体质与病邪易感性

正常体质谓之人体"气和"，偏性体质即为人体"气偏"，而病邪的本质为致病因素之"气偏"。明于此，则体质与病邪之间的互动感应规律就呼之欲出了。《乾文言》所言的"同声相应，同气相求，水流湿，火就燥"好像就是专为回答这个问题而说的。"同气相求"的内在机理使体质与病邪的易感关系由此而一气相牵。

何谓同气？阳热体质与热邪同气、阴寒体质与寒邪同气、痰湿体质与水湿痰饮同气、气郁体质与忧郁情志同气……既然"水流湿，火就燥"，则阳热体质易感热邪、阴寒体质易感寒邪、痰湿体质易感或易生水湿痰饮、气郁体质易被忧郁情志所伤就容易理解了。吴德汉《医理辑要·锦囊觉后篇》云："要知易风为病者，表气素虚；易寒为病者，阳气素弱；易热为病者，阴气素衰；易伤食者，脾胃必亏；易劳伤者，中气必损。"据此，临床就可依患者对病邪的易感性而反推其体质之偏，这也是临床判断患者体质偏向的又一便捷法门。

2. 体质与发病倾向

中医发病学认为，疾病是邪正相互作用的结果。其中正气不足是发病的内在依据，邪气是发病的重要条件。体质是正气的基础，即发病内在依据的基础，于是体质在发病上就有了举足轻重的意义。

一般而言，体质强正气足者，感邪也未必发病，即使发病也较轻；体质弱而正气虚者，则易感邪或生邪而发病。

由于体质有阴、阳、气、血、津液等方面的偏向，因此，不同个体即使感的是同一病邪，其在发病类型或轻重上就可能存在不同。

如阳热体质感热邪，则如火上添油；虚寒体质感寒邪，则如雪上加霜，此为两害相得，多表现为感邪即发而病重。若阳热体质感寒邪，或阴寒体质感热邪，体质与病邪并非同气，反是对抗性质，则即使发病，其病亦多轻，其发也缓。

《素问·风论》云："风之伤人也，或为寒热，或为热中，或为寒中，或为疬风，或为偏枯，或为风也，其病各异。"同是风邪伤人，为什么会产生寒热、热中、寒中、疬风、偏枯等不同病症？无非就是各人内在体质不同，体质与病邪因缘际会后产生出不同的结果。而"肥人多痰"、"瘦人多火"等就是对不同体质之人发病的倾向性所作的概括。

3. 体质与病证的演化

"演化"，即云病证在不同的体质背景下会有不同的演进，甚至转化。不同的病邪作用到人体，均有其致病特点，并带来发病的倾向性，此为"病势"；而不同体质的阴、阳、气、血、津液之偏，实际也是一种倾向性，此为"质势"。

当不同病势与不同质势相会，就有可能产生多种演化方式：

①若病势与质势一致，如阳热体质感热邪，阴寒体质感寒邪，则两势相叠，不单病重，而且发展较快。

②若病势与质势相反，如阳热体质感寒邪，阴寒体质感热邪，则看两势之强弱比例而有不同的演化。

若病势强于质势，则前者仍发为寒证，后者仍发为热证。但因质势无助于病势，甚或部分抵消了病势，故病多不重，发展也缓。

若质势强于病势，则常见两种走向：

其一，是遏止病势，使病势减缓，转轻。

其二，是容易产生"从化"现象。所谓"从化"，即云病证顺从体质背景而演化。如阳热体质感寒邪，其质势又较强的话，则寒邪每易从阳化热，往往从最初的表寒证，渐往外寒里热证，再往里热证方向发展。《医门棒喝·六气阴阳论》谓："邪之阴阳，随人身之阴阳而变也。"《医宗金鉴·订正仲景全书伤寒论注》亦云："六气之邪，感人虽同，人受之而生病各异者，何也？盖以人之形有厚薄，气有盛衰，脏有寒热，所受之邪，每从其人之脏气而化，故生病各异也，是以或从虚化，或从实化，或从寒化，或从热化，譬诸水火，水盛则火灭，火盛则水耗。物盛从化，理固然也。"

从化的一般规律是：阳热体质者，受邪后多从热化、燥化；阴寒体质者，受邪后多从寒化；痰湿体质者，受邪后多从湿化、寒化。

③若病势与质势不同质，也不相反，则往往叠加。如阳热体质又感湿邪，则易成湿热之证；阴寒体质感湿邪，则易成寒湿之证。

不难看出，质势在疾病演化过程中实际起的是"斜坡"作用。病势作用于不同倾斜度质势的"斜坡"，就可形成病演的顺逆滚动。其结果，或加快滚进，此为顺坡而下；或延缓滑进，甚至滚至中途，力竭而回滚，此为逆坡而演。

（三）治养求本本质象

1. 证质相参方治本

体质是生理之偏，证是病理之偏。由于每人均有自己的体质背景，则每人的病邪易感性、发病倾向性及病证演化方向均有可能不同，是以证的形成多半以体质之偏为基。

如果说"同病异治"的本质是"同病异证"，则"同病证"的基础往往就是"同病异质";若"异病同治"的本质是"异病同证",则"异病同证"的基础往往就是"异病同质"。当拨开云雾见青天时,您会发现,病证发生、发展、变化(病机)的关键处往往就在原来看上去不甚起眼的体质上。抓住了每个人的体质特点,实则就是把握住了复杂病变中的某些共性。

完整的"辨证论治"实应含"辨质论治",而使其治更具层次性与前瞻性。

证质相参而治大体有以下几种情况:

①证质一致者,如阳热体质得热证,阴寒体质得寒证,这种情况最为常见。两害相得,往往病情较重,发展也快。治当药重而程长,此治病与调质并举,更有善后之意。由于证质单纯,因此,临床处理并不复杂。

②证质相兼者,如阳热体质得湿证,则证质兼治。以治显象之证为主,治隐伏的质象为辅,即祛湿为主,辅以清热,要注意的是掌握好两者的比例。

③证与质相反者,如阳热体质得寒证,阴寒体质得热证,由于证质相抵,往往病情较轻,发展较缓,甚至可形成"从化"之局。治当衡量证质比重,预见疾病发展趋向而为。一般不应大寒、大热极端用药,也不应纯寒、纯热单向用药,而应大致按比例错杂而用,以同时兼顾证质,并防止疾病的非良性演化。其中的操作既需要眼光与经验,更需要证质兼治的观念指引。

因此,对已病之体,"辨质论治"不仅是对病证显象治疗的有机组成部分,同时也在调整疾病背景之"坡"的斜度,即隐象部分,从而起到遏阻病证发展、变化,使之有更好预后的作用。故"治病求本",往往就是本于体质。

2. 真治未病调体质

既然体质是人体的生理性偏向,即处未病状态,而此偏向又隐伏了向病证发展的趋向态势,因此,何不从未病着手,先调体质之偏,做到真正的"防患于未然"?这才是中医体质学说的最有价值处。孙思邈谓:"上医医未病之病,中医医欲起之病,下

医医已病之病。"（《千金要方》）

从健康到疾病，其经历大致为：健康（正常体质）→体质之偏→亚健康→疾病。这是一个从无到有，从轻到重的过程。"道"从无到有的演化宇宙过程与病证的发生、发展过程虽一大一小，却可相互印证。

中医的证，可以出现在器质性病变背景下，也可以出现在亚健康背景中。因此，体质之偏的下一步发展实则就是中医之证。

《素问·四气调神大论》云："是故圣人不治已病治未病，不治已乱治未乱，此之谓也。夫病已成而后药之，乱已成而后治之，譬犹渴而穿井，斗而铸兵，不亦晚乎？"是以治未病的重心不是亚健康。亚健康于西医来说不算病，但于中医来说，有证就有病，实属"已乱"状态。由是观之，中医的"病"范畴实大于西医的"病"范畴。

治未病包括两个阶段：未病先防与既病防变。

既然亚健康于中医算病，则调治亚健康已属既病防变阶段，自然算不上是预防疾病的第一要塞。

未病先防的本质实是调理体质，使体质无偏或少偏，从而防止人体向有病的方向演进，这才是防病的第一防线，才是真正的未雨绸缪，防患于未然。

现代医学正从以疾病为中心向以人的健康为中心的方向转变，正契合中医"治未病"的理念。然此等观念我们在两千多年前就有了，既济卦之象曰："君子以思患而豫防之。"看吧！治未病的原始观念还是源于《周易》，而观念的领先必然带来实践的领先。

在治未病领域，中医较西医更具优势的缘由可能是：

其一，以研究物质实体为能的还原论方法不习惯应对仅是功能的改变（象变），更因找不到相应指标的改变而难以确定其面对对象的真面貌。

其二，体质之偏与亚健康（证）本质均属阴、阳、气、血、津液之偏，只是程度不同，因此中医不需在原体系外另立理论来调。而西医面对体质与亚健康则需另寻机理与有效的应对方式，其摸索过程应较漫长。

亚健康人群约占人群总体的70%，体质有偏的人群也不应低于这个比例。两者都属"象世界"领域，因此中医处理起来得心应手。若以"体世界"的方式来处理，至少以目前的科研水平看，还心有余而力不足。则"象世界"方式与"体世界"方式可互为补充，甚至在某些领域存有优势，实在不难得出结论。既如此，我们还有什么理由妄自菲薄？

学科，需要的是客观评价，而不是自我矮化。

又由于体质有偏及亚健康人群远多于有病人群，因此，中医应有着更宽广的用武之地，余下的仅是治未病观念的推广问题。

体质研究于近年再热，这是好事。这是真正的"以人为本"来探讨健康与疾病的问题，不但于自身理论有着内在的衔接与发扬，同时也在宣导真正有益于人类的防重于治的观念，从而使中医市场有了更大的拓展空间，实也弘扬了中医优势，如果不明白什么是"中医研究"，这就是了！

第四节　病邪象——一因一缘一际会

中医认识病因的方式有二：一是直接询问发病的经过及有关情况，再参临床表现，即可判断病因，如食滞、大喜、大怒等；二是辨证求因，即主要以病证的临床表现为依据，通过分析疾病的症状、体征来推求病因。本质上是寻象、据象而推因，这是中医认识病因的主要及特色性方法。此法在六淫、痰饮、瘀血等病因的探求中尤为突出。

（一）六气为模六淫象

六淫，即风、寒、暑、湿、燥、火六种外感病邪的总称。

在《黄帝内经》是指自然界"六气"的异常态，即六气太过或不及、非其时而有其气、气候变化过于急骤等，超过人体的适应能力，从而使人发病。淫者，太过与浸淫也。

中医学的发展有着自身的规律与特点。特征之一就是各种原始"象"在不断地外延丰富中内涵得以拓展。源于气象异变的六淫也不例外，大多从原来的"气象性"病因逐渐转变成与气象因素紧密联系，通过拟象而产生的意象性病因。象之义蕴更见深广，其临床解释性也日趋合理、丰满、自洽。除"气象性"因素外，举凡物理、化学、生物等因素作用于人体所引起的病理变化，只要具六淫病象，亦可归纳之。

下面以风邪为例来说明：

风邪是自然界中使人致病而产生具有风之升发、开泄、善行、致动等特性病象的外邪。注意，这里不直接将其表达为自然界之风的入侵，而是归纳为具风之象的外邪，即表明其并非纯粹的气象病因，而是以风象为括之因，具有更大、更灵活的解释空间。

风邪的性质及致病特点：

①风为阳邪，其性开泄，易袭阳位：风为自然界气之吹布流行，风之所致，无孔不入，其所侵掠多以草木树梢之动为征。取此象则风邪具升发、向上、向外、开泄的特性。

既具升、开、外、上特点，故风属阳邪。风邪无孔不入，易使腠理疏松而开张，故曰其性开泄。

腠理开张则易汗出，汗出则腠理更疏而恶风。风邪袭表，正气趋表抗邪，正邪相争于表故发热，然汗出则热易泄，故其热一般不高。风袭阳位，常伤及人体上部、阳经和肌表，常见头项痛、眩晕、肩背上肢疼痛等。五脏之中，肺位最高，亦属阳位，故易见咳嗽、喉痒，或遇气流入肺即咳（此亦风象）、鼻塞、流涕、喷嚏等肺系症状。故《素问·太阴阳明论》说："伤于风者，上先受之。"正邪相争于表故脉浮；腠理疏松，故脉不紧张而见缓。

此即六经辨证中的太阳中风证，太阳经被风邪所中也；八纲谓之表虚证，以汗出则气越，又血汗同源，气血皆损故曰虚；脏腑辨证云风邪犯肺证；病因辨证曰风淫证候。虽所用辨证方法不同且证之名称不一，但本质不变，均以风邪袭于阳位，卫阳不能外固，营阴不得内守为病机。不过是六经辨证重经络，八纲辨证重表里，脏腑辨证重脏腑，病因辨证重病邪而已。所治亦无异，桂枝汤主之。

　　在《易之篇》桂枝汤（见图66）曾以"应"为解，这里稍换角度，以"风"为解，好方不妨多回味。

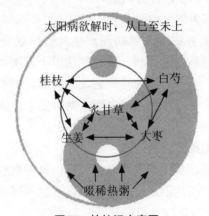

图66　桂枝汤方意图

　　风性袭表，当以却风为首务。方中桂枝味辛甘，辛则发散，故用之以治风达阳，但风性开泄，发散太过则易伤正而使表更虚，桂枝之甘能补虚实表，且甘能缓，使发汗而不致过汗，发中带缓，旋转于表里之间以和营卫，其功用在于半散半补之间。

　　表虚之发散，一当防腠开太过而漏风，二恐阴气走泄，三须会意汗症需补充汗源，以载邪外出。故用芍药酸以收之以固腠理和营阴，酸甘以益阴增汗源并可载邪。

　　桂枝配芍药，一散一收，一外一内，一解卫一和营，开合相济，使表邪得解，里气以和而营卫自调。

再以生姜辛散助桂之祛风，大枣甘守助芍药和营，生姜得大枣乃不至过散，大枣得生姜乃不至过守，生姜"藉大枣之甘缓，不使透表为汗，惟旋转于营卫之间，而营卫遂因之调和也"（《医学衷中参西录》）。

此证之因为风邪外袭，证之机则为营卫不和，而营卫俱生于中焦脾胃。则生姜温燥，与脾喜燥之性合；大枣柔润，与胃喜润之性投；再以甘草补脾益胃以调和，脾胃调则里和而营卫得其化源。

更以甘草配桂枝、生姜，辛甘化阳祛风以攘外；配芍药、大枣酸甘化阴和营以安内；并调和诸药，和协众情。

最后，"而精义尤在啜稀热粥以助药力。盖谷气内充，外邪勿复入，热粥以继药之后，则余邪勿复留，复方之妙用又如此。故用之发汗，自不至于亡阴，用之止汗，自不至于贻患"（《伤寒附翼》）。

如此，则发表兼和里，正气得助而风邪可祛也。

②风性善行而数变：风是自然界流动之气，"善行"自是本性。以病象应风象，则凡见病位游移，行无定处特性之病征，即为"善行"之风候，如游走性关节疼痛，痛无定处，称之为"风痹"或"行痹"；皮肤瘙痒而痒位游移无有定所，谓之"风疹"；喉痒时每有局部凉气游动感，亦为风气偏盛，善行之候。

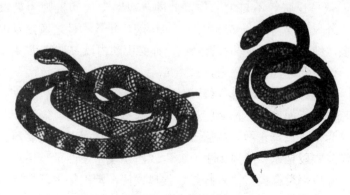

图67　白花蛇（左）与乌梢蛇（右）

有意思的是，对"善行"之风，古亦喜以"善行"之药以追之、搜之、散之。《本草纲目》谓白花蛇："风善行数变，蛇亦善行数蜕，而花蛇又食石南，所以能透骨搜风，截惊定搐，为风痹惊搐、癞癣恶疮要药。取其内走脏腑，外彻皮肤，无处不到也。"《本经逢原》谓乌梢蛇："蛇性主风，而黑色属水，故治诸风顽痹，皮肤不仁，风瘙瘾疹，疥癣热毒，眉须脱落，瘄痒等疮。但白花蛇主肺脏之风，为白癜风之专药；乌蛇主肾脏之风，为紫云风之专药。"两蛇见图67。

风时起、时息，风向亦多变幻，故又言风性"数变"，故病征具变幻无常和发病迅速特性者，亦以风名之。如风疹之皮肤瘙痒，痒位游移，谓之"善行"，但发无定处，此起彼伏则又见"数变"。再如面瘫者多突然起病，故亦谓之风，病机多为经络空虚，风邪入中。以风邪为先导的外感疾病，一般发病多急，传变也较快，亦为"数变"。

《素问·风论》曰："风者，善行而数变。"即是对上述风象病征的概括。

③风性主动：风动则自然之物亦随之而动，如风吹则树动。若身体出现不自主动作，如动摇不定，眩晕而感旋动，抽搐，震颤等亦名之曰风。《素问·阴阳应象大论》云："风胜则动。"如破伤风起病较急，此为"数变"；病发则见牙关紧闭，四肢抽搐，角弓反张等不自主动作，此即"风动"。病机则为染毒生风，外风引动内风。又肝主筋，司运动，凡具动性之风，以内生为多，纯属外风者少。若有外风，亦必引动内风方易致动。

治风动之药亦可意会。

全蝎：《本草备要》云："辛甘有毒。色青属木，故治诸风眩掉（皆属肝木），惊痫搐搦，口眼㖞斜（白附、僵蚕、全蝎等分为末，名牵正散，酒服二钱甚效）……（蝎乃治风要药……破伤风宜以全蝎、防风为主）。"《医学衷中参西录》谓："色青，味咸，性微温。善入肝经，搜风发汗，治痉抽掣，中风口眼歪斜，或周身麻痹，其性虽毒转善解毒，消除一切疮疡，为蜈蚣之伍药，其力相得益彰也。"

蜈蚣：《医学衷中参西录》云："味微辛，性微温。走窜之力最速，内而脏腑，外而经络，凡气血凝聚之处皆能开之。性有微毒，而转善解毒，凡一切疮疡诸毒皆能消之。其性尤善搜风，内治肝风萌动、癫痫眩晕、抽掣瘛疭、小儿脐风；外治经络中风、口眼㖞斜、手足麻木。"

④风为百病之长：由于风性开泄，门户一开，其他邪气自易蜂拥而入，故风邪常为外邪致病的先导。寒、湿、燥、热诸邪均多依附于风而侵犯人体，如外感风寒、风热、风湿等，而风邪之无孔不入更使其致病广泛。故《素问·骨空论》说："风者，百病之始也。"

与风邪同理，寒邪即模拟自然界六气之寒征，临床表现出凝滞、收引、易伤阳气等寒象的意象性病因；湿邪即模拟自然界六气之湿征，临床表现出重浊、黏滞、易阻遏气机、易损阳气、其性趋下等湿象的意象性病因；火邪即模拟自然界六气之火征，临床表现出炎上、耗气伤津、生风动血、易致肿疡等火象的意象性病因。六淫各自的致病特点见图68。

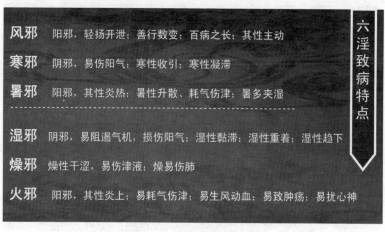

图68　六淫性质与致病特点

六淫中只有暑邪与燥邪为较纯粹的气象性病因。当然，不排除时由人造的温度、干湿度环境所致。其余四邪的气象因素比重若以笔者的经验估算，大约按寒、湿、热、风的次序递减。但即便是意象化后的六淫仍与气象之六气保持着互动关系，如寒证者遇自然之寒会加重，湿证者遇自然之湿会加重。无他，同气相求，同类相召也，天人合一律在此仍然发挥着作用。

有意思的是，西医的病因分类中虽然也有寒、热刺激，中暑等气候性因素，但其应对方式基本是对症处理，较少像中医这样有着系统的辨识方法与丰富的应对措施。如暑邪要先分中暑还是感暑。中暑则有闭、脱之不同；感暑则分感暑热还是感暑湿，还要看有没有伤气？然后再分别处理。燥也有凉燥与温燥之分以及相应的对治法。

常被问及，西医病因中的病原微生物以及理化因素与中医的六淫是什么关系？仍以风邪为例：太阳中风证，以现代病来括当属感冒，若以西医学病因分类，应属细菌、病毒、真菌、支原体或衣原体等微生物因素感染，如说与自然界的风相关，则仅仅表现在"恶风"一症上。而风痹、风疹、面瘫等病症以西医视之，亦多属微生物或理化因素所致，仅遇风加重的特点可与自然界之风稍有干系。可见，风邪并不一定是真正被自然界的"风"所侵。若以现代观念表述，风邪是机体在致病动因（可以是生物、理化、气象等因素）作用下，产生了具有"风"之象的病理特征。寒邪、湿邪、火邪之理同。

这里要注意的是，中医的外感病因若以现代观念视之，本质上并非纯粹的致病动因，实包含了机体对致病动因的反应性，当这种反应性以风、寒、湿、火等不同的"象"状态呈现，就有了中医不同的诊断结论。如流行性感冒，在西医看来是同一地区的人群感染同一种流感病毒，致病动因是一样的，因此，其治法也是一样的，或以同一疫苗，或以抗病毒药物。但为什么中医会有外感风寒、外感风湿、外感风热以及单纯的伤风之别呢？关键是流感病毒是作用在不同的个体，而不同的个体有着不同的体质背景，或阳虚，或气虚，或阴虚，或痰湿等。不同的体质背景若以西医观念来表达大概就是有着不同的生化内环境。因此，虽然甲、乙、丙、丁感染的是同一种流感病毒，但由于体质（生化内环境）不同，各自与致病动因互动后产生的状态就不同，或以风象显，或以湿象见，或以火象露，或以寒象现，因此，就有了中医不同的病因诊断。"同病异治"由此产生，这种据证（象）而推因即辨证求因。"证"者，本质是致病动因与人体体质（生化内环境）互动后产生的状态；"因"者，这种状态所拟的"象"。辨证求因即辨证求象，得风象则推其因为风，得寒象则推其因为寒。

以此理推，所谓的祛风药并不一定是祛除自然界之"风"，而是具有解除或减轻类似于"风象"之证、症、征的药物。而散寒药、清热药、祛湿药之理同。

此外，临床病象多复杂，时见一病之中多象互呈，如见游走性关节疼痛，痛无定处之"风"象；痛处又有沉重、寒冷感的"寒湿"象，更遇风、寒、湿气候而发作或加重，因为风寒湿三象齐现故可判断为风寒湿三痹均具，此即六淫致病的相兼性。换言之，中医的诊断是有是"象"即具是因而诊是证。

不少中医的学习者常问，细菌、病毒在中医如何分类？其实中医并不单独以此分类，它更注重的是细菌、病毒作用于人体之后的状态或病"象"来分类。

下一个问题接着就来了，不按细菌、病毒之分为指引，中医也能解决细菌、病毒引起的疾病吗？答曰：大部分可以！其实在中医看来，细菌、病毒引起的疾病终归是使人处在某一状态（证）下，中医擅长的就是调整状态。这里可以有一个反问，当人体状态恢复正常，症状、体征消除了，细菌、病毒还在吗？或者还起作用吗？抑制或杀灭细菌、病毒只有直接杀灭或对抗一途吗？

在此，不妨借用佛家的因—缘—果关系来作一浅显类比。

先说"因"，因是指最初之动机或所为。在唯识学上，称之为"种子"，就好比植物的种子，播种于地，就有可能生长出植物（果）。果者，被生成的一切现象。

如细菌、病毒，若以西医观念来看是感染性疾病的常见病因（因），它们作用到人体，就有可能产生疾病（果）。但要注意，"可能"不是"一定"。因为，种子要生根、发芽、长苗、开花、结果是需要诸如土地、肥料、阳光、雨露等条件的。不同的条件，植物的长与不长，或长势是不同的，所有可能对此种子产生影响的因素或条件就是"缘"。一颗种子，若置于极地的冰雪中，不管过多久都是不会发芽、开花、结果的。因此，结不结果，或结出来的是什么果，不能光看"因"，还需看因缘是否有际会，以及是如何际会的，缺因或缺缘皆得不到果。换言之，细菌、病毒（因）要引起疾病（果）也是需要"缘"的，这个缘，就是人体不同的生化内环境，中医或会将之表述为不同的体质或正气状态。

如此，万事万物就有了因缘俱同、同因不同缘、同缘不同因、因缘俱不同等因缘关系，各种各样的因缘会合就产生出世间各种各样的现象之果。

因此，要想改变"果"，既可以通过改变"因"，也可以通过改变"缘"，甚至是"因"、"缘"均改来达到。

西医的治疗目标主要是通过改变"因"——抑制或杀灭细菌、病毒等。

中医的方式就有点复杂了。前述辨证求因，本质上说是辨象求因，呈寒象即反推其因为寒。若以《黄帝内经》之六气异常为六淫论，则逻辑简单，寒证之因就是感受了自然界之寒邪。若以意象化后之六淫论，问题就没有那么简单了。这寒证之因实是原始病因（因）作用到人体生化背景（缘）后产生的合力，由此合力导致寒证。因此，这个"因"若套入佛家的"因"、"缘"关系中，就不能以一个"因"字来概括，这实际是"因缘际会"后的共同作用。

因此，中医之治本质来说是"因缘"并治。只是在不同的情况下，作用到"因"与"缘"的比重不同。比如外感风热，若将银翘散、桑菊饮拿去化验，您会发现里面确实有些药物具有直接的杀菌或抗病毒作用。因此，会有人认为这是中医"科学化"的依据，因为它们与西医的对"因"治疗毕竟有着相近的机理。尽管银翘散、桑菊饮这么复杂的药物成分对人体的生化内环境肯定有一定的改变作用，但在机理上常会被忽略。我们也暂且把它们看作是作用于"因"大于"缘"吧。但假如是外感风寒呢？已经千百年临床印证有效的麻黄汤、桂枝汤是通过直接杀菌、抗病毒来起效的吗？又或者换一种方式来说，银翘散、桑菊饮的杀菌、抗病毒作用应该大于麻黄汤与桂枝汤吧？但若以之来治疗外感风寒证，它们的效果会好于麻桂两汤吗？还是恰恰起反作用？若然麻黄汤、桂枝汤不是通过直接杀菌、抗病毒来起主要作用，则它们疗效的主要机制不是已呼之欲出了吗？——不就是通过改变机体寒性的生化内环境（缘），而最终改变了"寒"的结果吗？

还是有一些中医羡慕于西医抗生素的效捷，见炎症就上具有杀菌、抗病毒作用的寒凉药治之。不知道他们有没有注意观察过，对于细菌感染性疾病属于中医热证者，若中医与西医比较，即便中医的辨证处方是对的，如果西医选对了抗生素，客观地说，其起效的平均时间确较中医快捷，这是因为抗生素以中医视之多属寒性药物，其作用既针对了热性的生化内环境（缘），又与细菌（因）有着更好的对应关系；而寒性中药也针对热性的生化内环境（缘），但其抗菌（因）作用往往是广谱而不专门，兼且抗生素静脉给药的途径也使其药效更快显现，因此，若仅以这种状态为较，则总体来说，抗生素的确略占优。

但如果是寒证呢？那就有意思了！虽然从对因治疗角度看，抗生素对细菌应有作用，但寒性的抗生素对体内寒性的生化内环境却不是改善，而是恶化，则此恶缘与恶因会共同产生不良的后果，所以此型患者即便经治疗后血常规结果正常了，痰也查不到菌类，可以说菌之因消除了，但往往会遗留反复不止的咽痒咳嗽，痰白清稀，体更畏寒，则寒之果仍在。此时越用抗生素就越咳，因为寒之果更重了。要知道，一因未必是仅得一果的。面对此境，中医的麻黄汤、小青龙汤、麻黄附子细辛汤等往往就可大显身手。

如是流感类病毒性疾病属于中医热证者又如何？有临床经验者或有所体会，此时应是中医略优，虽然中药抗病毒的作用不算很强，也谈不上专门，但它们同时能改变热性的生化内环境而最后改变热之果；而西药抗病毒之效不一定强于中药，而在改变热性生化内环境方面又不如中药，因此略居下风就一点也不奇怪了。若对此类疾病而属于中医寒证者，则结果不言而喻，中医几乎是完胜。笔者与一些有西学中背景的医师交流过，他们也认为，凡属于中医寒性病症范畴者，西医大多没有太好的针对性方法，因为寒的概念不在他们的研究范围内。

但不要误会，笔者无意为了提高中医人的自信刻意去以中医之长来比西医之短以求得一种心理上的安慰。中医与西医有着的共同敌人，就是疾病。两者是战友，不是敌人。中西医观察视点不同，价值取向不同，方法学不同，肯定各有所长。比如，预防疫苗的应用使传染性疾病大为减少，就属西医学的亮点。在中西医的比较中态度的客观不但必要，而且必须。就如同骑兵善于冲锋陷阵，长途奔袭，乘胜追击；步兵长于攻坚破城，阵地之守，排阵变化。如果步兵嘲笑骑兵骑马不能登墙，骑兵嘲笑步兵两条腿追不上四条腿，都是既不厚道，也不客观。

战友强大，自己也能并肩，才显自身强大。若以贬对方之弱，而显自身之强，多少是有点不自信了。其实中医有足以托起自己自信之强，只是相当比例的中医人并没有真正地把握好中医，中医的内蕴没有被充分地理解并发挥出来而已。许是人之过，并非医之过，中医本有海阔天空气象，何不再显清风明月胸襟？

既谈到病毒，这里就顺便一议，一些人习惯以板蓝根等具抗病毒作用的中药来预防流感类疾病，一些医院甚至还推出板蓝根凉茶以作预防。坦率地说，这应是一种流弊。首先，抗病毒药物可以在治疗中抗病毒不等于可以提前预防病毒。如果可以预防，为什么对病毒更熟悉的西医不以其抗病毒药物来预防？还没有病毒就先吃抗病毒药物与还没有细菌就先用抗生素在逻辑上有什么不同？其次，板蓝根、大青叶等药物是寒性的，没有病而先吃这类药等于先预设所有人都是热性体质，或发病后是往热证的方向发展。现代人真正属热性体质的有多少，临床医师多心中有数。如果一个寒性体质的人先吃板蓝根类药物来预防，他到底是提高了预防能力，还是因阳气被削弱而致抗病能力反而下降？这本来不难想象。这种做法明显地背离了辨证论治的原则。在中医，真正意义上的预防，应该是辨体质而调理，使个体的体质偏差得以纠正，从而提高正气的抗病能力。

说到流弊，还有一个西医"消炎"与中医清热在观念上的混淆，临床还时不时看到一些中医师凡见到西医诊断有一"炎"字，就下意识会用中医的清热法，以为这就是消炎了。"炎"字虽然是由两个"火"字组成，"炎症"患者也确常表现为热证，但问题是"炎症"并不一定都属热证。如扁桃体炎患者的扁桃体可以是鲜红，可以是淡红，甚至可以是淡白，都属热证吗？现代人由于体质变弱，寒证的比例在逐渐上升。即便是初起热证，有时也会因中西医的双重治疗导致治疗过度而转为寒证。不可不察！有是"象"则辨是"因"，知是证而用是方，才是中医最基本的观念与临床最应实施的操作。

因此，中医虽然不以细菌、病毒、真菌、支原体和衣原体等作分类，但针对"因缘际会"合力之果的治法肯定会直接或间接地作用于这些因素而起作用。而细菌、病毒、真菌、支原体和衣原体作用在不同的人身上则多以六淫中某一病因或复合病因的"象"出现，此时"辨象求因"即可。

至于对"因"（西医之因）与对"因缘际会"（中医之因）的治疗孰优孰劣，则难一概而谈，当视从那一个角度看问题。

若以西医的细菌、病毒、真菌、支原体和衣原体为"因"看，假如此"因"清楚，又有针对性强的药物，则疗效应较肯定而快捷。但若"因"清楚，药物的疗效却不太理想，当然疗效就难以肯定；若"因"不清楚，如SARS早期，西医就只能对"症"处理了。顺便一提，在对"症"治疗方面，西医有时的确是力道十足，虽然不是究竟法，有时也存在一些副作用，但在病症急重时，权衡利弊，霹雳手段也属必要，不可抹杀。

若是对"因缘际会"的合力而治，当然应该有效。但既要作用到因，又要改善体内的生化内环境，这种调整较之单纯的对"因"治疗就要复杂，因此在速度上不一定有优势，但其病是在整体状态改善的前提下痊愈，则病人的感觉会比单纯的对"因"治疗所愈要舒服。若然"因"之力量太强，仅仅是对"缘"的改善，或者虽"因缘"并治，但治"因"之力不足，则可能仅能减轻病证，不一定能扭转全局。就如一些烈性传染病，如果要中医独立面对，其整体疗效就不一定很如人意。当然，如果西医独立面对，没有中医的协同，其疗效也会大打折扣，近几十年来中国的烈性传染病治疗史已证明了这一点。

从SARS的例子也可看出：以象推因法还隐藏着某种方法学上的优点，假如有什么类似于SARS的新发疾病，在早期，从西医角度是未知其"因"，但从中医角度却是已知，因为这些疾病有症状、体征等临床表现（象），于中医来说，有象即可推因，原有的"象"理论体系已基本可以满足这种推导方式的需求。有"因"即知治法，不需临时抱佛脚地去寻新"因"。这就可以回答为什么中医面对SARS这种新病，上手就可用药，这也应是中医勃勃生命力的表现之一吧？

此外，病原微生物由于"微"，因此容易变异。我们看到，细菌在抗生素的围剿下不断地产生适应性变异，即耐药性，而人类又不断地生产新的抗生素以对抗。在这争斗过程，人类并没掌握主导权，反是一直处于被动应付的劣势中。因为抗生素的更新换代永远比不上细菌的变异速度，正所谓"船小易调头"。更麻烦的是病毒，因为它的个头比细菌小得多，换句话来说，它的变异更加容易，也更难对付，所以，人类对病毒一直办法不多，或穷于应付。因此，如果以病原微生物为"因"，则人类可能永远都会处在疲于奔命的状态中。

反观中医，倡导的是"与万物浮沉于生长之门"（《素问·四气调神论》），不以自然生物为斗争对象。着眼的是对"因缘际会"的合力而治，其本质是一种状态调整。某种治法，某个方药，针对的是某种相应的状态，所谓"有是证则用是方"。而身体状态并不像病原微生物一样会对相应的方药产生耐药性，因此小青龙汤一千多年前可以治疗外感风寒、内有水饮，现在同样可以，一千多年后应该还是可以，中医药的优势之一于此而显。如果疾病状态出现什么变化，中医不过就是治随证（机）变而已，这种应变方式就是"辨证（机）论治"，证（机）变治亦变，而对治的原则与方法早已存在自己体系内，不需如现代医学般每碰到新的疾病就须"渴而穿井斗，斗而铸兵"般去寻找新的对治药物。有此体系，当中医面对新的病种时，当然就淡定得多了。

（二）形态实相瘀血象

从"辨证求因"角度看，辨瘀血就简单多了，因为其"象"鲜明而直观。

瘀血的病证虽然繁多，但其临床表现归纳起来不外以下几点。

①疼痛：多为尖锐性疼痛，其中以刺痛为常见，亦可为绞痛；痛处固定不移，如瘀阻于心常见心绞痛，瘀阻胞宫则见痛经；瘀为有余之实证，故痛处拒按；阳化气，阴成形，瘀有形，属阴邪，夜间阴盛之时，阴凝更甚，故多夜间痛增。

②肿块：若肌表跌打损伤，见局部青紫肿胀；若瘀积于体内，久聚不散，则可形成癥积，按之有癥块，质较硬，固定不移，如肝脾肿大、各种肿瘤。

③出血：瘀为坏血或陈久之血，故其血色多呈暗紫色，常伴有血块。如瘀阻胞宫者之经血，胃出血之黑便，或咖啡样呕吐物。亦由于瘀阻血脉，血不得循经而旁溢，故常表现为出血反复不止。

④望诊：外观局部色暗紫，如面色晦暗，甚至黧黑，唇、甲青紫，舌质暗紫，或有瘀斑、瘀点，舌下静脉曲张，下肢静脉青紫曲张，肌肤甲错等。

⑤脉象：瘀阻于内，脉来不畅，脉气难以衔接，故多见细涩或结、代脉。

瘀作为病因易辨，但作为治疗却较六淫复杂，六淫是有风祛风、有寒散寒、有热清热，就算是风寒湿至，无非就是风寒湿一起祛，直接对应。瘀之不同在于它不是疾病的首发病因，而是继发性病因，或称病理产物性病因，即它是因缘和合后产生的果，这个果又作为下一阶段疾病之因。因此，瘀血的治疗，不但要针对瘀血这个果，还要针对形成现在瘀血状态的具体"因缘"，即瘀血形成的病因病机。

我们先复习一下瘀血的定义：瘀血是指体内有血液停滞。而血液停滞的可能性有二：一是血运不畅，阻滞于血脉、脏腑、组织内；二是先有出血，但离经之血没有排出体外，仍然积存体内。

具体到每个瘀血患者，其形成血运不畅或离经之血的病机均有可能不同，如何去推导其"因缘"呢？好办，无非还是据"象"而辨，此"象"当为除瘀之外的其余"兼象"。

如瘀兼局部冷感，其机当为寒凝血瘀。常见于冻疮，其症为肌肤局部青紫冷痛，亦见于寒凝胞宫，小腹冷感，经色紫暗夹血块之痛经。治之以温经散寒活血。

如瘀兼热象，如发热，舌红，脉数等，其机当为血热成瘀。但血热之瘀的具体"因缘际会"方式又有可能不同：或为热入营血，煎熬津液，血液黏滞不行而成瘀，治当凉血活血；或是热入血脉，迫血妄行，血液溢出脉外，积而成瘀，治当凉血止血兼活血。

如瘀兼气虚而见神疲乏力，少气懒言，舌淡，脉弱，此为气虚血瘀。其"因缘际会"方式亦可能有异：或因气虚无力推动血行，血行迟缓而致瘀，治当补气活血；或因气虚统摄无权，血液离经，停滞于体内成瘀，治当补气止血兼活血。

或问，止血如何又能兼活血？放心！有是机便具是药！中药止血药中就有一个细分类——化瘀止血药，田七、蒲黄、藕节、茜草、血余炭等就是。

如瘀兼气滞而见局部胀痛，或与忧思郁结相关，即为气滞血瘀，治当行气活血。

而外伤血瘀则有病史可查。

上述各种"因缘"亦有兼夹的可能，如气虚寒凝血瘀，是以瘀血常是多种"因缘"之果。

瘀血既为病因，光是注意其形成的"因缘"还不够，还得注意它作为下一阶段疾患之"因"而可能导致的"果"，如瘀血致气滞，瘀血致痰结，瘀血致出血，瘀阻脏腑致功能失常等。

在中医现代化研究中，如果要说成果的公认性最强的，当属瘀血领域。道理很简单，瘀属形质性病理产物，若以"象"言，属形态实象（相），而研究形质正是现代"实体科学"之长，动物实验、还原分析在此可大展拳脚，观念上的沟通也几可开直通车。但中医像瘀血这种几乎纯粹的形质内容确乎不多，因此，瘀血领域的研究经验往往难以在中医的其他领域大面积推广或复制就容易理解了。

（三）效应符号括痰象

痰是机体相关功能失常，致水液代谢障碍而形成的病理产物。它与瘀血一样，亦属病理产物性病因。作为继发性病因，是多种因缘和合后产生的果，这个果又可作为下一阶段疾患之因。

痰与饮常并称，但两者是有区别的。一般以较稠浊者为痰，清稀为饮。饮又因其停留的部位及症状不同而有不同的名称，《金匮要略》就有"痰饮"、"悬饮"、"溢饮"、"支饮"之分。由于饮不像痰一样具话题性或启发性，因此，这里仅以痰作讨论对象。

较之鲜明直观的瘀血，痰就复杂多了。痰有无形、有形之别，广义、狭义之分，其"象"也变化多端，时而面目清晰，时而轮廓模糊。

1．痰的分类

（1）狭义之痰

狭义之痰即视之可见，闻之有声之痰，或咳吐而出，或呕恶而出，或停于喉而未出，就是人们习惯上理解的痰。

（2）广义之痰

广义之痰包括有形之痰与无形之痰。

①有形之痰：有形之痰指的是视之可见、闻之有声、触之有形的实质性痰。

视之可见：即咳咯，或呕吐而出者。若痰白清稀，属寒痰；痰黄黏稠，坚而成块，属热痰；痰白滑，量多，易于咯出者，属湿痰；痰少而粘，难于咯出者，属燥痰；痰清稀而带泡沫者属风痰。无非就是可见之痰分别兼见寒象、热象、湿象、燥象、风象的据象推因。

闻之有声：即闻喉中有痰鸣声，至于痰之属性，则需视全身或局部兼象而定。如见舌红，苔黄，脉数，就算见不到痰质、痰色，亦可初定为热痰。

触之有形：即可触及痰核类物，多为软性结块或包块状物，可有一定的活动度。如瘿瘤、瘰疬、痰核、乳癖、流痰、阴疽、流注，或现代病名中的脂肪瘤、某些囊肿等。这类病证用化痰散结药往往有效，所以反过来以效应符号——痰来命名。

②无形之痰：是指由痰引起的一些症状或体征，如头晕目眩，恶心呕吐，心悸气短，神识昏糊，癫狂等，看不到实质之痰，但以化痰药治之则效。因无形质可征，故称无形之痰，实质是仍是据效而名"因"。其与有形之痰相似之处为多见滑腻舌苔，脉多滑。

以象归纳，视之可见者为"见乃谓之象"，闻之有声、触之有形者为"感乃谓之象"，而无形之痰与触之有形者又有共同点，即据"效象"而命名。

一言以蔽之，凡以化痰药治之有效的病，统一用"痰"这个符号来概括。因此，中医之"痰"本质上是一个以"见象"、

"感象"、"效象"为据的符号式病因。当然，有效不等于全效，各种痰病以化痰药治之，有的效显，有的效隐，有的效速，有的效迟亦属自然。

符号式病因于现代人看起来似乎有点难以理解，但若平心静气地放到特定的历史环境看古人，您又不得不佩服这可能是一种不失聪明的做法。盖病有一因一果、一因多果、多因一果、多因多果。现代医学较擅长的是一因一果、一因多果等因果分明的病，如感染性疾病。但若碰到多因一果、多因多果之患，则常为之挠头，更何况这里还没有把"缘"放进去，若"缘"一加入，则复杂的因—缘—果关系纠缠交织，讲究精确的还原分析方法面对此局，那只能叫一个纠结！所以，像高血压、冠心病、糖尿病这些常见的慢性病有几个能治好？多半是仅能控制而已，有时甚至连控制也谈不上。为什么呢？因为这些病正是多因之果之病，其因—缘—果纠缠互结，正所谓条条大道通罗马，但条条大道又如迷宫，您就是不知道具体这个病人走的是哪一条道。治疗方法就是在各主要通道上围追堵截，却难以找到精准的方法让他去不了罗马。

而符号式的"痰"本质上是以效命名，对"果"有效，从逻辑上来说，则对引起这个果的"因"、"缘"也当有效，因为是"因"、"缘"的共力产生果。既然因—缘—果关系纠缠交织，难以将之完全明晰，则不如将之简化，以"痰"之一字概括这种"因"、"缘"、"果"复杂的统一体。这也符合中医一贯以效为目的之价值取向。

对千丝万缕纠缠，千头万绪纷纭的问题，西方人的态度是今天疏不清，明天再疏，这一代理还乱，下一辈再理，上穷碧落下黄泉地穷根究底，愚公移山、精卫填海的精神在他们身上似更能体现；而东方人的心性则是，既然千头万绪，欲理还乱，越理越乱，则何必纠缠，不如运般若智慧，慧剑一挥，断！直取本质，化繁为简，以合简易之道。直指人心，明心见性的禅宗能在中土开枝散叶，绝非偶热。"痰"之义即取简为道。不同的文化心理，导致不同的价值取向与处理方式，实是各有各精彩。

2. 痰的致病特点

(1) 易阻滞气血

痰既多为瘰疬、痰核、乳癖、流痰、阴疽、流注等有形之病理产物，则易阻滞气机，致局部胀闷，亦易阻碍血行，成痰瘀相兼之局。如痰滞在肺，肺失宣肃，气失升降可见喘咳咯痰，胸闷；痰阻于心，心血不畅，则见心前区憋闷，甚至绞痛，心悸；痰停于胃，胃失和降，可见嗳气，呃逆，恶心，呕吐痰涎，胃脘痞满；痰浊上犯于头，阻滞清阳，可见头重头胀，眩晕，昏冒；痰气结于咽喉，可见咽中梗阻，如若有痰，吞之不下，吐之不出的"梅核气"；痰阻经络，可见肢体麻木，或半身不遂等。

故治痰必加行气之品，所谓气行则水行，而活血之药也常与化痰药相配。凡触之有形之痰，所选之化痰药必兼有散结作用者方能见效，如半夏、浙贝母、瓜蒌、牡蛎、海蛤壳、浮海石、海藻、昆布等。

(2) 致病广泛、变化多端

痰可随气升降，内而脏腑，外而筋骨皮肉，无处不到，随所到而影响相关功能，产生各种症状。病可生痰，痰又可致病，因果交织，形成复杂病变，故曰致病广泛。有时甚至产生一些难以名状的病症，故又有"怪病多痰"、"百病多由痰作祟"之说。

痰病如何怪？现以一病例窥之：

几年前一50余岁的男性患者寻余诊治面部肿物，症见面左颧部有一约1.5厘米×1.5厘米的微隆起肿物，色微红，质软，无明显热感，推之可微动，此不为奇。奇就奇在病人说此肿物可在面部移位，时在颧，是在颊，时在左，时在右，往往数日一移。肿物微痛，刻诊伴见舌略红，苔微腻，脉略滑。翻看其病历，在不同的中西医院看过，病史约一年，症状描述大抵相近，仅是肿物渐大，由于病人不愿做病理检查，故西医多书为面部肿物待查，没有具体诊断。中西医治疗一年，未效。思之，以西医结构之学实难解释面部可出现游移性肿物，若以过敏论，则一直以来仅出现一个肿物，只是位置不同，也不太像。既然西医未有解，则不如放下，以中医释之：微隆之肿物，质软，无明显热感，推之可微动，当为痰结；病位可游移，因风性善行，当为风；肿物色微红，微痛，舌略红，此为微热之象；病在面部，以阳明经为主属。合之为风痰兼热流于阳明之经。

方以牵正散加味：白附子5克，全蝎5克，僵蚕9克，胆南星9克，天竺黄5克，升麻10克。

牵正散所治病证本为风痰阻于经络之口眼歪斜，多为现代医学的面神经麻痹。病与该患者之病虽不同，但病机却近，均为风痰阻于头面，阳明经脉受病。所异者，该患者多一热因。属意以白附子之辛散，主入阳明经，善行头面以祛头面之风痰，但究属辛温之品，故轻用之，亦有"治上焦如羽"之意；全蝎善走而色青，与风气通，为搜风通络之主将；僵蚕清虚上行，能祛经络之风痰并散结。原方以热酒调服，宣通血脉而助药势，并引药达病所。但酒性热，该患者病性偏热，故弃而不用。胆南星、天竺黄均善祛风痰而清热，亦可制白附子之温性；升麻既可引药上达阳明以代原方热酒之用，亦具清热解毒，宣散风热之功。方开七剂，嘱每日晨服，以助药势升散。

一周后复诊，肿物已消散无踪。此后患者又常因他疾来诊，未见肿物复发。此证在中医看来，实未算奇难，无非就是辨"象"求"因"，再据因而治。西医无诊断，不等于中医就不能以自己的诊断来治。须知在西医进入中国之前，中医一直就是这样看病的。中医看病本无秘诀，不过就是熟习理、法、方、药，再于临床随"机"变通应用而已。

常听人说中医是经验医学，虽然中医的经验成分确实较重，但若仅以"经验医学"四个字来概括却难说恰当，甚至可说是对中医层次的一种无意识矮化。像本例西医既无明确诊断，也无明显治效，医者以往未见，在门诊也不可能查阅古文献有否记载，可说全无经验可凭。可凭者唯患者证象，再据象推理（病机），顺理选法，据法择方，方证合拍而获效。这就说明了中医早已超越了经验医学范畴，是在众多医学经验事实基础上经往复循环的理性疏理、再实践检验、再理性总结而成就自身理性的科学体系。中医师们每天接诊那么多的患者，不可能每一个都有现成的诊治经验，如何处理，不过是据体系内的医理而推，再知行合一，据理而行，因理获效。一门据自身之理操作得如此顺当的学科，若还要质疑其理是否算理，或认为其理非得要以其他体系的方式来说明或判定不可，是否有点滑稽？也有点悲凉？

痰邪致病不仅广泛，且变化多端，如美尼尔氏综合征，平时如常人，一旦风痰上扰而发作时，则见天旋地转般的眩晕。再如痫证，多素有伏痰，平日如常，多因痰而发，发时突然晕仆，不省人事，四肢抽搐，牙关紧闭，口吐涎沫。

（3）痰为阴邪，易蒙神明

津为活水，痰则类死水而暗浊。神以清明为用，尤畏暗浊之蒙。痰蒙神窍，火被水晦，就如污水泼白墙，其症尤显分明。痰蒙清窍，可见头昏头重，精神不振，甚则神识模糊，昏不知人；痰迷心窍则见表情淡漠，神志痴呆，喃喃自语，举止失常之癫证；痰若挟火扰心，轻则心烦失眠，重则狂躁谵语，哭笑无常，狂越妄动，打人毁物，不避亲疏；肝风挟伏痰上蒙神窍则见痫病。

（4）病势缠绵

痰类死水之停蓄，多有形而为阴邪，其黏滞之性较弥散状态之湿更甚，故多病势缠绵，病程较长。我们看看瘿瘤、瘰疬、痰核、乳癖、流痰、阴疽、流注、梅核气、癫、狂、痫这一串病名，有哪一个是能速愈的？更兼痰阻则气滞，痰凝则血阻，气血受阻，反过来又会促使水凝为痰。痰、气、血交结，病更缠绵。死水则易臭，死痰则易变，因此痰、气、血互缠之病的恶性发展屡见不鲜。

（5）多见滑腻舌苔

滑者水多，腻者性湿。水、湿、痰、饮均是水液代谢的病理产物，故滑腻舌苔常为四者的共见症状，也为有形、无形、广义、狭义之痰所共见。

既然痰为继发性病因，则如瘀血之治般，求其病本、位属，再据机而治，是为必然。然痰之病有否枢机所在？有！痰既为死水一潭般的阴性病理产物，则其病机就在于水之不化、不运。然水之化、运靠的是什么？阳气！故"病痰饮者，当以温药和之"（《金匮要略·痰饮咳嗽病脉证并治》）就为痰病的治疗指引。脾得阳温则湿运，肾得阳温则水化，水湿之源得控，痰自难生。

然痰之变亦须明察，"肺为贮痰之器"，肺与天气相通，天气者，风、寒、暑、湿、燥、火六气也，故痰在肺，有风痰、寒痰、湿痰、燥痰、热痰之变，当因变而治。肝主疏泄，气通则水行，气滞则水停，故瘿瘤、瘰疬、痰核、乳癖，梅核气，囊肿等触之有形之痰多凝于肝经，当效大禹治水，以疏为治，若结块阻塞，则散之、破之。痰阻心脉，仍法大禹。痰蒙神窍则宜温化与开窍，心为火脏，痰蓄每易化火而成痰火扰心，以化痰清心开窍为宜。

瘀属形质性病理产物，以还原论方式开展科研如鱼得水。痰也属形质性病理产物，则其科研开展能否也如瘀血研究般顺达？就目前所见，难以如此乐观。

其实道理并不复杂，以现代科研眼光看，瘀血是定义清晰的病理产物，研究对象清楚，当然研究结论也容易下。而痰本质是归纳多种表象信息，概括众多经验事实，以"效象"为据的符号式概念。其内涵与外延常随语境、病证名之变迁而改变。"致病广泛、变化多端"已说明了这一点。因此，欲以一些特异性指标来概括痰的共同特征，使其整体面貌清晰应是难于走蜀道。如果是以各种痰病各自分类研究的方法进行，又会碰到另一个尴尬的问题。因为瘿瘤、瘰疬、痰核、乳癖、流痰、阴疽、流注、梅核气、癫、狂、痫、肥胖等痰病几乎都可在现代医学中找到对应的疾病或范围，而这些疾病或范围的微观机理，西医多有现成且较成熟的解释，就算研究者的切入点略有不同，但以同样的方式研究同样的对象，似也难做到不同结论的突破，就更不用说另辟蹊径了。是以每个具体的痰病总体上应该不会与西医相关范畴的机理相差太远。这就带出了这么一个尴尬的问题：能否把西医的现成之理置入中医体系内，使其互相通融？其实，两者相参或可，至于相融这个问题就几乎不用回答了。因为这等于问，中西医两套体系在理论上是否可以通约，是否完全相洽而无边界？如果是，中西医早就全面结合了。因为，在中医、西医、中西医结合领域最不缺的就是时时刻刻瞄准着各种结合可能性的聪明人。

因此，符号式的概念该如何去开展研究？着实考人。

第五节　诊象——一症一证一病状

（一）望闻问切四诊象

1. 望象

望诊，是从"见乃谓之象"中获取生命信息，以了解健康或疾病情况的诊法。不管是全身还是局部，基本上是按望神、色、形、态的程序进行有目的的观察。

（1）神象

有经验的医师都知道，除了神志类疾病外，望神几乎不诊断任何具体病，是属"形而上"的内容。但为什么要先望神？《素问·移精变气论》曰："得神者昌，失神者亡。"一语中的。作为人体生命活动综合外在表现的神是机体精气盛衰、疾病轻重、预后良恶的重要标志。

怎么理解？其解有二：其一，精气是人体生命活动的最基本物质。在精、气、神关系中，精化气，气化神。故精充则气足，气足则神旺；反之，精亏则气衰，气衰则神疲。是以望神可以观察人体的精气盛衰，以知生命活动状态。其二，就形与神的关系言，形神合一，神藏形中，有形才能藏神，形健则神旺，形衰则神疲；而神则主宰形之生命活动。《素问·上古天真论》云："形与神俱。"故诊神亦可知形之健衰，生命活动是否有序。

简而言之，望神可诊察体内精气盈亏，正气存亡，形体强弱，脏腑功能盛衰，也可判断病情轻重，预后良恶。一般可从得神、失神、假神、神疲以及神志异常等方面作判断。此外，脉有脉神，舌有舌神，神主形从，中国古代文化中的重神观念在此得到充分体现。

（2）色象

望色须注意，望的不独是颜色，也望光泽。光泽即气；望色一般是气色并称，气色并望，尤以望气为重。如属黄种人的中国人，正常面色是红黄隐隐，明润含蓄。则以明润含蓄为得气，为有神。即使是病色，仍以五色光明润泽者为善色，说明虽病而脏腑精气血未衰，预后良好；如五色晦暗枯槁者则为恶色，示脏腑精气血衰败，阴阳亏虚，多预后不佳。这实际是望神的余绪。

至于面部、局部以及舌的青、赤、黄、白、黑五色变化，主不同脏腑系统和不同性质的疾病，是大家所熟习的内容，本书不是教材，凡此类，不啰嗦，免生厌。

（3）形象

形之象有二：

一是形体之象，即通过观察患者体型的强弱、胖瘦及体质类型情况，以了解健康与病情。体强者为内脏坚实，气血充盈，阴阳调和，抗病力强之象，即使患病也易治疗，预后较好；体弱者为内脏虚弱，气血不足，阴阳不足，抗病力弱之象，病多虚而难治，预后较差。而"肥人多痰"、"瘦人多火"亦为经验之谈，各有其机及病演趋向。

二是舌形之象，如胖大舌、瘦薄舌、齿痕舌、裂纹舌、芒刺舌等，各有其主病。以象会意即可知大略：

胖大舌常与齿痕舌并见，多主湿盛，尤以脾虚为常见。水多而泡舌则肉软松浮而胖大，以胖大松浮之质，压于固定之齿，质弱者输，故舌现齿痕，自然之事。脾主运化水湿，若水湿不运，则先淹自身，故此舌以脾虚常见。

裂纹现于舌面，就如地旱田裂，凭直觉就可知阴血不足，舌体失润为多。至于细辨，尚可参舌色或舌苔。

瘦薄舌者，不充也，虚也，至于何者不充，可参舌色。

芒刺多为有热，其舌多红。

此处虽仅论形，但舌诊不独舌形，尚有舌神、舌色、舌态、苔色、苔质之辨，全称谓之舌"象"。

（4）态象

态即姿态，人的动静姿态、动作和体位与其阴阳、虚实，以及脏腑所辖的皮、肉、筋、骨、脉五体的状况密切相关，故可借以判断疾病性质、邪正虚实、脏腑部位。

态之象亦有二：

一是身之态，主要观察病人的行、坐、卧、立时的体态、动静与动作。如卧时常面向里，身重不能转侧，多为阴证、虚证；卧时面常向外，身轻自能转侧，多为阳证、实证、热证。不难意会。

二是舌之态，常见强硬舌、痿软舌、颤动舌、吐弄舌、歪斜舌、短缩舌等，各可据不同象而诊不同病。如强硬舌、颤动舌、吐弄舌、歪斜舌、短缩舌均属不自主之态，则其主病中定有动风或为动风先兆。至于动风外的其余所主，多可结合舌色而辨。痿软者，无力也，定主虚。若细辨，再参色。

2. 闻象

闻者，听与嗅也，此属"感乃谓之象"。闻之象感觉上好像没有望之象直观，其实不过是换了感官而已，去除心障，其象其实更为简单鲜明，易于把握。

（1）闻声象

举凡病人的语声、呼吸（喘、哮、上气等）、语言（谵语、郑声、独语、狂语等）、咳嗽、呕吐、呃逆、嗳气、太息、喷嚏、肠鸣等声高有力者多属实，实证中又以热的比例居多；反之，低弱无力者多属虚，虚中又以寒者居多，此为总括。再细分，则参声音之清浊、缓急变化，以及发出声音的脏腑及相关兼证。《四诊抉微》云："听声审音，可察盛衰存亡。"

（2）嗅味象

是指嗅辨与疾病相关，包括病室、病体、分泌物、排出物等气味。亦有简则：如口气、痰、涕、汗、二便、经、带、恶露、呕吐物等气味酸腐、臭秽、浓烈者，多属实热；微有腥气者，味淡薄者多属虚寒。细辨则参发出气味的脏腑及相关兼证。

3. 问象

问之象不是直接所见、所感之象，而是医生通过对病人或陪诊者有目的地询问，以求取望、闻、切诊难以获得的生命信息。再以中医理论为参，按"任物→意→志→思→虑"的过程而得的"分析象"，以此来把握病情。

问象之得，重在会问。不会问者，东一榔头西一棒，不知所谓；会问者，据圆通无碍的中医理论步步进迫，终获欲得。

如头痛是病人的主诉，若仅"头痛"两字则只能定位在头而不能定性，也不能准确定经。因此就得有目的多环节地询问，以获取更多的可资判断信息。

若头痛绵绵，时痛时止，延续较久，一般判断为虚。但究属何虚？还须进一步提问，让病人回答。若有头脑发空的感觉，多为肾精虚，因为肾藏精生髓通于脑，此脑髓空虚之象；若其痛于劳神后加重，多为血虚不能上荣于脑所致，因神志活动所耗者主要是血；若为劳力后头痛加剧，则气虚头痛居多，此据"劳则气耗"而知；若具气虚头痛征，其痛又具冷感，则为阳虚头痛，因气属阳，"阳虚则寒"故。如单纯头部症状还没有把握准确判断何证，则有指引性地再询问兼证，如初判为气虚头痛，则继续追问有否神疲乏力，少气懒言等症以助辨识。

如欲精确定位，则重点询问头的何部疼痛？若头痛连项背，为太阳经头痛；痛在前额或连眉棱骨等处，为阳明经头痛；痛在两颞或太阳穴附近，为少阳经头痛。此以经脉循行为据。

4. 切象

仍属"感乃谓之象"，以手触而得。据所触之位不同则得"象"有二。

其一为按之"象"，即对病人体表进行触、摸、按压，以了解局部软硬、冷热、润燥、压痛、肿块及其他异常变化，从而推断病情。

其二就是脉象。脉称"象"，舌也称"象"，已很好地说明了"象"为四诊之据。脉之象是通过脉位、至数、形态、力量、流畅度、紧张度、气势、来去、节律等方面来体察。

浮脉、沉脉是脉位深浅之"象"不同，分主表里。

迟脉、数脉是至数快慢之"象"不同，分主寒热。

大脉、细（小）脉是形状之"象"不同，大主邪盛，细主正虚，尤以阴血虚常见。

虚脉、实脉是力量强弱之"象"不同，仍分主虚实。

滑脉、涩脉是流畅度之"象"不同。滑者，实盛于内，气实血涌；涩者，瘀、痰、食胶固，血行受阻。

紧脉、缓脉是紧张度之"象"不同。紧者，寒性收引，脉道紧张；缓者，风性开泄，脉气不紧张。此外，虚者又可见怠缓无力。

结、促、代是节律之"象"不同。三者均脉有间歇，此脉气受邪阻或正虚脉气不得接续之征。结脉缓慢，故主阴盛气结，寒痰血瘀；促脉急数，故为阳热亢盛，气滞血瘀，痰食停滞；代为有规律的间歇，多主脏气衰微。

不难看出，就主病来说，脉象与病象几可相应直推。

然脉诊是否真如文字表面看上去那么容易把握？其实不然。脉象是四诊中得"象"技术最难的一种。常使医者有"心中易了，指下难明"之叹。脉诊之难，难就难在要将心象转成触象。如涩脉，其象是"脉来艰涩，如轻刀刮竹"，我们在学习脉象理论时，看字面是容易明白的，心里都知道这是一种脉来不流畅的表达，但要将此形容性质的"轻刀刮竹"心象转成指下的精确感觉就不那么容易了。心象是心领，触象是指按，看上去是心象虚，触象实，实际运用却是"心中易了"，较实；"指下难明"，反虚。

虚实之间的清晰转换有以下几难：

很多时候，连"心中易了"也未必尽然。盖因脉象的描述，多半是形容词。且看：弦脉，端直而长，如按琴弦；滑脉，往来流利，应指圆滑，如盘走珠；紧脉，脉来绷紧有力，状如牵绳转索。都有一个"如"字，"如"是形容词，不是精确表达词。况且古琴的琴弦谁也没按过，都是心中揣摩着，大概是这样吧？此一难。

前例还是单一脉之"象"，有些脉却是多"象"相兼，如濡脉是浮而细软（软即无力）；弱脉是沉而细软；洪脉是极大（形状），状若波涛汹涌（气势），来盛去衰（力量与来去）。难度又增，此二难。

比濡、弱、洪这种一脉兼多脉更麻烦的是真正的相兼脉，如脉弦细数，弦、细、数相兼。有时还凑热闹般地加上一个程度形容词"略"，如脉细略滑。相兼则使触象、心象均分散，此三难。

还有完没完？没完！别忘了，还有左、右手，寸、关、尺，浮、中、沉之三部九候。其内容我们在《中医诊断学》中均学过，但这些知识在其后的临床各科教材就形同虚设了。有时看到一些书对证候脉象的描述就想发笑，比如肝火旺，脉象多半写脉弦数，三部九候都弦吗？脾气虚则多写脉弱，三部九候都弱吗？真正的脉象是三部九候均有差异，如此才有定位、定性之别，此四难。

还有没有？有！脉象还有春夏秋冬、昼夜晨昏、饱肚空腹之不同，脉象出现的生理背景也需考虑，此五难。

因此，要沟通心领与指按而达到"神会"，还真的要做有心人，下大工夫。当然，明师的手手相传也必不可少。

不过，话又说回来，脉诊有被民间神奇化、中医初学者神圣化之嫌。君不见，电影、电视上凡中医的扮演者一律是仙风道骨，面对病人，三指一按，气定神凝，略问数语，笔走龙蛇，处方用药。脉诊成为中医的形象代表，使人觉得中医水平的高低就在脉诊水平的高低。诚然，脉诊水平高，中医水平也高的概率确实较大。但脉诊并不是决定中医诊断水平乃至诊疗水平高低的唯一依据，只能说是依据之一。何以见得？《难经·六十一难》云"望而知之谓之神，闻而知之谓之圣，问而知之谓之工，切脉而知之谓之巧"。望、闻、问、切对应神、圣、功、巧，其诊病意义的大小或可参此序。

但为什么感觉上古人诊病很注重脉象呢？仲景就常"辨……病脉症并治"，像晋代王叔和的《脉经》、明代李时珍的《濒湖脉学》这样的脉学专著在中医古籍中的地位也不低。窃以为，脉诊在中医学发展的早期所占的份额确实较大，因为当时望、闻、问三诊还处在发育早期，远未成熟。《伤寒论》中几乎见不到舌象就是明证。随后在望、闻、问诊的不断发展、充实过程中，脉学的发展并没有超出《脉经》太多，说明其发展空间远小于前三诊，尤其是问诊。因此，脉诊在四诊中提供诊断依据的份额实际是下降了。再加上还有一个难易度的问题，您说是以问诊诊出气虚头痛容易，还是以脉诊诊出容易？看舌象客观还是"指下难明"的脉象客观？花同样多的时间，学其他诊可能是精进，学脉诊可能是寸进。人都有舍难从易的心理，这应该也是脉诊发展较慢的一个原因吧？

那么脉诊为什么会被选作中医的形象代表呢？通常能作形象代表的，无非就是两样：要么是强项，要么是特色。西医也有望、闻、问诊，但没有系统的脉诊。因此，脉诊实是以其特色可作为中医与其他医学不同的辨识标志而在形象上走红的。况且，脉诊有典型的造型，符合广告学原则。而其他三诊没有，自然不受青睐。

常有学生问，中医是否存在只凭脉诊就可以诊病的医师？道理上一诊是难以完全取代或涵盖四诊的。若有能以一诊涵四诊之高人，其诊就不独是教科书所言的以脉的位、数、形、势来辨那么简单了，他候的可能是直指本质的脉气，这是脉诊的理想境界。有没有这样的人？世界之大，无奇不有！但如若有，即为奇，奇则绝不会多，这种别类境界，或得自家传心诀，或得自明师指点而兼苦练，或源于心指之间信息特别容易沟通的天赋，未必是通过通常意义上的学习而习得。一般意义上擅长脉诊之人大多还是需以望诊、闻诊为佐，只是问得较少而已。

严格来说，一诊独大是不应该鼓励的，独尊一诊，总不如四诊合参。道理很简单，四诊所得的生命信息总多于一诊，以之分析判断病情，参照系也多，最后诊断准确的机会肯定就更大。因此，脉诊虽难，但功夫是必须下的，如果四诊三缺一，所得信息同样是不完整。四诊合参，是中医诊断的基本原则，也是基本道德。

因此，当以平常心看待脉诊，它就是四诊中的一诊，搜集基本信息的手段之一。脉诊除在常规诊断中可起作用外，更能显其价值的可能是在碰到诸如寒热真假、虚实真假等复杂情况或病情危重需判断时，因为它还有"胃"、"神"、"根"之识，"七绝脉"之辨。"危难之处显英雄"也许就是脉诊的闪光点。

（二）证象

1. 证象内涵

中医观病，是以症象、证象、病象叠合，点、线、面互参为法。其中证象往往是症象之叠，又是病象某一阶段的病理外现。以动态观之，最能反映疾病演变本质及中医诊疗特色，故以之作代表性讨论。

证之象其实是望、闻、问、切四诊之象合一的综合象，一般表现为由一组症征在一定病机作用下衔接起来而成的状态。证的本质是人体在疾病或亚健康背景下所处的某一综合状态，因此，亦为状态总象。态则有势，故状态者，非静象、非定象，而是因时而演的动象、变象。这是证的基调。

证的内涵，证型与证候的区别，病、证、症的关系，证与机的比较等在《易之篇》已作过讨论，这里不再重复。

2. 证象研究

作为中医诊断的主要体现，证肯定需要且值得研究，目的是提高其可把握度及临床实用性。目前证的研究大概可分两大类：证的临床规范化、标准化研究以及证的实验指标化研究。这两方面的研究均存大量经验，也可看出一些得失。笔者较关心的是研究前景问题，在此略呈浅见，以待高明。

（1）证的临床规范化、标准化研究

客观地说，这种研究确有必要。既然"辨证论治"，作为现代中医学固定术语的真正出现是在1955年。那么，之前的中医对其应用多是介乎有意与无意之间，仅是顺着仲景模式在惯性运作，其所辨的证多较粗糙。查看古籍，尤其是古代病案，就可佐证这一基本判断。因此，中医证的规范化雏形应始于中医诊断学教材。之后再引入现代的各种方法与手段，这个领域多以流行病学调查方式为引，或病证调查，或专家讨论，或专家问卷，再结合现代各种统计方法以及计算机技术，做了大量的工作，也取得不少经验。尽管规范化标准于科研与临床的实用性未能完全对等，病证相杂、兼证的复杂性问题未能完全解决，标准化的精确度追求与临床证的实际辨识需一定灵活度间存在一定矛盾等尚未协调好，但这种研究毕竟是以中医理论为据，以人的四诊为凭，尊重证的状态本质，因此并无方向性问题，属于真正的"中医研究"，剩下的就是观念的调整、"度"的把握、方案的优化、技术手段的改进等问题。随着经验的丰富，方法与手段的不断进步，这些都应是可把握或可企盼的，因此，在这方面研究的突破乃至逐渐成熟应是假以时日的问题。

（2）证的实验指标化研究

如果说，这类研究的成功几无可能，似过于武断，但难度很大，应是公认的事实。我们不妨分析其难何在。

①动物研究：证的动物模型若能成功，应是中医科研的一大福音，很多不方便在人体进行的实验都可以在动物身上做，但动物实验至少可能碰到以下问题：

其一，人的证主要是由四诊症状、体征合参来体现，动物身上不可能四诊合参，尤其是问诊与闻诊的缺失。小动物也不可能有脉诊，大动物即使有，也不太可能与人的一致，则以什么来判断此模型就是欲得之证。

其二，人的证现在基本不以指标为判，在人身上大多数证都找不到特异性指标，则在动物身上就能企盼？

其三，若以方药的有效性反推造模的成功性，其结论只是或然性而不是必然性。以往大多数研究的设计分组都不太敢将证相近者作对照组，而仅以毫不相似之证作为对照，如研究肾阳虚就不太敢将肾气虚、脾阳虚、心阳虚作为对照组，因为如果这样对照的话，其结果可能是一个方四个证都有效，只是各自起效机制不完全相同罢了。如果都有效，只是机制不同，就说明此模型不具有确定该证的特异性。

其四，人工致证的造模与自然病因致证在机理上存有很大差异，由此导致了其痊愈机制的不同。当动物用药复原后，很难说这是方药的单纯对证效果，还是因直接抑制了造模因素而获效。且较低等的动物造模后的自愈能力一般强于人类，又加大了这种不确定性。

其五，人具精神性与物质性，心理与生理的互相影响在人类身上是很明显的，尤其在重视"形神合一"的中医，这方面尤为看重，不少证存在心理症状。动物仅具物质性，即使或存心理，也相当低级，难以与人完全类比。

就目前来说，动物造模与人之证的相似度还是不高，作为方法探索未尝不可，但若真想把它上升为可用，则至少要先解决以上问题。难度有多大，不难想象。况且，以上问题尚属个人的不完全考虑。

②人体实验：若在人身上做指标检测，情况之复杂就真的是一言难尽了。

首先，我们先把证的要素归纳出来：虚证不外阴、阳、气、血、精虚五种，再发展则为脱；实证主要有风、寒、暑、湿、燥、火六淫，痰饮，瘀血，结石，食积，虫积，精滞，气闭。此外气滞以实居多，也可由虚而致；疫疠虽重，但其定性主要还是参照六淫。以上归纳虽不一定全，但也八九不离十了，在此基础上再加上定位，基本上就是中医的证了。读者或疑，看上去构成中医证的要素并不太多，何来复杂？不要忘了，以上因素是可以相互叠加，排列组合的，仅仅阴阳两爻就可以"太极生两仪，两仪生四象，四象生八卦"八卦再叠为六十四卦，理论上还可以叠下去，更何况上面因素远多于阴阳两爻？因此，证的复杂就在于其因素的可组合。

我们不妨先把问题简单化，看看有哪些因素是以指标之测较易完成的？下列领域或许有门：

"血"因素：中医的"血"与西医的"血"在本质上并没有太大区别，故此领域是最容易沟通的。前已述及，在中医现代化研究中，属形质性的瘀血领域的成果公认性是最强的，而研究形质正是现代"实体科学"之长，动物实验、还原分析在此可大展拳脚，观念上的沟通也几可开直通车。而中医的"血虚"与西医的"贫血"虽概念不一，本质却大同小异。"血寒"若属冻疮类外寒加瘀血也较好办，无非就是温度因素加瘀血而已，但若属阳虚致瘀就没那么简单了。"血热"不一定是温度加出血的问题，但研究的难度似乎不应该太难。因此，单纯"血"领域应该较易找到突破口。但血之为病，原发的少，继发的多，在中医较少纯证，经常与之纠缠的因素除寒热外，就是气与水湿痰饮。要把这种纠缠因素也算进去的话，即便是这个看上去最简单的领域也变得复杂了。

精范畴：如果不牵涉到广义问题，也相对好办。生殖之精的虚主要表现在男子精少不育，女子经少或经闭不孕。大多可在现代医学中检测到相应的指标或器官改变。精滞也多源于精囊、输精管等器质性病变，与现代医学沟通应该不存太大困难。

若是生长发育之精病，在儿童可见五迟，五软，身材矮小，动作迟钝，囟门迟闭，解颅，枕秃，鸡胸，龟背，X形腿、O形腿，智力低下，反应迟钝，痴呆等病症；在青少年则可见发育迟缓，筋骨痿软，肌肉瘦削无力等现象；成人早衰，腰膝酸软，足痿无力，发脱齿摇，发早白脱落，骨脆易折，骨质增生，耳鸣耳聋，健忘痴呆。只要略加注意就会发现，以上大多数表现是以体征为主。现代医学对症状的解释虽然不太擅长，但对体征的解释却到位得多，况且体征本身就具有一定的指标意义。因此，精范畴研究的指标化应该不算太难。当然，前提还是建立在证较纯的基础上。

其他因素：六淫中的暑、燥是较纯的气象因素，应该不存研究难度；结石、食积、虫积作为病因，可与西医直接对译，病因解决了，证迟早会消解，因此，也不是难点所在。

因此，以宏观四诊为主，以成熟的微观指标为辅，应是以上范畴的证研究可走之路。

剩下的大部分内容，要指标化就是较难啃的骨头了。以下问题个人认为需要考量，大家也不妨一起参详。

第一，既云指标研究，则泰半情况可以擅长研究指标的西医为参。西医学擅长解释病，不擅长解释症状，譬如"疼痛"这一症状，在西医的机理解释上就颇为复杂，也未见得完全明了，更遑论要解释由一组症状在某种病机作用下衔接起来而成的证状态。几乎未闻西医针对自己熟悉领域的症候群去找对应的指标群。则在不熟悉的中医领域，面对形式上也是症候群的"证"，能找到对应指标群的可能性有多大？

第二，证的指标研究对象应是无兼夹的纯证，这样找出的指标群才有精确性可言。但稍有经验的中医师都知道，临床上出现纯证的概率并不高，大多是有兼证，或兼多，或兼少，或并证，或合证，甚至数病数证并存，更不用说证还有轻重之分，且多为临时性症状组合，具有时间性与易变性。因此，即便找到了纯证的对应指标群，那碰上临床机会大得多的非纯证又怎么办？要知道，医学研究的最终目的是为临床服务。

第三，还原分析方法长于研究线性、叠加性、均匀性及对称性对象，最好是整体中不存在交互作用。人是复杂的有机体，各种关系不可能完全呈线性而不相交互，此法严格来说用于西医学研究也不见得很给力。而中医的证是一种动、变状态，是典型的非线性过程，如果有相应微观变化的话，全身状态与局部状态下的微观指标当呈非叠加性、非均匀性及非对称性交互。这么复杂的指标关系当如何处理？如果不知道难度有多大，我们可以看看更简单一点的如天气预报、地震预测这种无机复杂现象，其数据处理都不能尽如人意，那么人体这种复杂的有机体中的复杂数据就更不用说了。擅长将事物简化、清晰化的还原方法碰到这样的对象又岂止是头痛那么简单。

第四，证作为一种状态，从目前的研究看，找到某证特异性指标的报道并不多。假设有，则将之作为对望、闻、问、切四诊外的一种补充，我们姑名之为"测"，当作第五诊就好了。但就目前的情况看，如果证确实存在指标变化的话，最有可能的应是多系统、多指标的同步变化。既然指标多不特异，则很可能大多数指标单一计算时统计学上并没有差异，但统计学上没有差异的众多指标的细微改变之合力，即"多因微效"作用可能最终形成了证。如果这样，那么统计学又当如何处理这些单独统计可能没意义，而在综合作用中又有意义的指标？同时，要研究的不仅仅是构成证的指标，还有其内在机制。则"多因微效"中的"多因"若越微观，则对其影响的因素、相关关系就越多，海量的指标带出错综复杂的天文数字关系，又如何处理？

第五，证可以发生在西医的疾病背景下，也可以发生在亚健康背景下。如果发生在疾病背景下，则病的指标与证的指标如何区分？相互存在什么关系？要知道，同病可以同证，也可以异证。更麻烦的是亚健康背景，所谓亚健康者，是有身体的不适，但没有实验室指标的异常，构不成西医病的诊断。但有不适即有症状，有症状就可以有证。换言之，此证是不太可能找到异常指标的，则又如何指标化？

第六，动物可以在任何脏器、组织取材，在人身上则不能为所欲为，就算在动物实验身上发现一些指标苗头，也未必可以移到人身上使用。

第七，由于证是患者当下的状态反映，中医辨证论治治的就是患者看病当下的状态。如果证能指标化的话，则从临床角度考虑，应是全身各种的指标同步、同时、即时在诊病当下得出结果才有意义。因为证比病易变得多，如果三四天后才有结果，则看病当下如何处方？如果要等三四天才能处方，则三四天后的证可能已经变了，之前的指标诊断已经过时。换言之，四诊所得之证与实验室指标之证几乎不可能同时相参，则其应用价值有多大？

第八，证若作证候解，则四诊病理候还与体质候、气候、地候、物候等起着互动的作用，由此构成中医完整的证。这些均超出人体指标的可测范围，如何处理？

第九，如果证的诊断能全面指标化，则还须面临一个医学伦理学或法规问题。因为这时开出的处方理论上是要先证实对这些指标有效才能开。世界上没有两片相同的树叶，则世界上应该也没有两个完全相同的病人，中医的辨证的本质就是找出不同的个体差异，然后再量体裁衣地处方。则每一个针对指标之证开出的处方，每一次加减变化从道理上来说都得先经实验验证有效，再经各种手续批准方能用。既然指标化了，当然就得服从指标化后的规则，则中医临床还如何操作？

讨论了那么多，问题是：不分研究对象，在任何情况下均以是否全面指标化以及量化程度来界定科学程度的看法真的是最科学的吗？尚未指标化的中医就真的不科学吗？

应该清醒地认识到，证首先是一种生命状态，其轮廓既有倾向性，也带模糊性。我们平时总感觉到可以代表中医从宏观到微观的各种状态的"气"有些粗糙，然而细思之，"气"并不粗糙，各种证名、证机之名无不是"不同形式不同质地的气变"的总体称呼。

为了更好地说明这个问题，不妨重温一下《道之篇·气之道》之例：

胸胁或少腹胀闷窜痛，情志抑郁易怒，喜叹息；妇女见乳房胀痛，月经不调，痛经；舌淡红苔薄白，脉弦。不需多言，大家均熟，这是肝气郁结证。肝气郁结的实质是"狭义之气"这种无形而流通性很强的极细微物质停滞于肝经，若在此基础上再见梅核气，或瘿瘤、痰核，我们会判断为肝气郁结兼痰凝，本质即为肝气郁结基础上再兼可聚可散之"气"聚成痰之形而表现为梅核气、瘿瘤、痰核，是气变的另一种形式。若在此证基础上再见胁下积块，则是可聚可散之"气'以瘀的形式聚于肝经，是气变的又一种形式。此时，诊断当为肝郁痰凝血瘀证。"肝郁痰凝血瘀"六个字既是"证象"的概括，也是人体基元之"气"多种形式变化的概括。

故气实是一体两面，外以象为征，内以理为本。

如此看，不同质地、不同形式的"气"或聚或散的不同状态均在证的名称中得以显示，证的名称既是象变的概括，也是气千般变化，万般组合的总汇，尽管用的不是生物理化名称，其变化的繁复也绝对可观。

若以中医的"证"为对象，中医的"气"与现代生物理化指标的使用差别在哪里？

若以生物理化综合指标来标识证，可能各指标是以量化的形式出现，单看数据可能很漂亮，但总体生物理化指标的寻找难度、组合难度、统计难度、背景难度……使之难以形成一个类似于"肝郁痰凝血瘀"这样一个具总的形成机理的精确概括实在不难预料，其临床指导性及实际操作性更易受到质疑。要想实用而不受质疑，则至少要解决以上所提的所有问题才有可能。而这些问题，又有哪一个是容易解决的？

假设！假设以上难题真的如有神助，通通迎刃而解！则还须面对一个问题，成本问题！全身、同步、多系统、多指标的检测是一个什么样的诊断成本？现代医学似乎还没有一个病的诊断需要如此奢侈的成本。血压一测量，高血压的诊断就可以终身使用。有些诊断虽然价格不菲，但多数诊断的有效期均较长。但证的诊断却是每次复诊所必需，为了一个随时可能变化的证，值吗？医学是要计算诊疗成本以及患者的经济承受力的。若如此，以后要炫富可能就不是比什么豪宅、豪车了，只需轻描淡写地说一句："我今天看中医了。"别人就会感觉到，牛！真牛！

若以"气"的或聚或散不同状态变化为"证"的本质，则"气"的微观变化从还原分析角度看虽是不清不楚，名词也不显时髦，但其对证的总体概括却不走样，与"证"的状态也对应得严丝合缝，不管多复杂的证之变化，多能以因素组合从容以对，证的天人各"候"的内外沟通也不存问题。气既是证象的来源，又是证理的根本，内容与形式高度统一，以之为据来指导临床实践也行之有效，还不需任何成本，不违任何法规。

除较易与指标结合的"血"、"精"领域外。上述讨论实际就引回了《道之篇》的那一问：我们花了那么多的精力去找证的指标诊断或本质，有没有可能是骑马找马？这些以"研究中医"角度来看是问题的"问题"，若换以"中医研究"角度看，根本就不是什么问题。因为，中医一直在用，理论自洽，逻辑顺达，临床实用。在倡导多元价值，承认科学的多态性和科学评价标准的多元性的今天，中医，难道就不能有自身的科学话语体系与话语权？以另一话语体系来翻译中医，就一定比中医以自己的语言来说话更科学？

第六节　药象——一草一木一太极

中药的取象比类，大家已在之前的内容多有领略，并不完全陌生。这是个使业界人士很感兴趣的话题，同时，也是个向存争议的话题。既是话题，就值得一议。

在以象思维为主要思维方式的古人眼中，大千世界，无不是象。中药是天然生成药物，有着其天然的气、味、色、形、质、性情、部位、所生之时、所成之地等，均无不可成象，其本质无不过是构成万象之"气"的不同表现形式。诚如徐灵胎在《神农本草经百种录》所说："凡药之用，或取其气，或取其味，或取其形，或取其质，或取其性情，或取其所生之时，或取其所成之地，各以其所偏胜而即资之疗疾，故能补偏救弊，调和脏腑。深求其理，可自得之。"汪昂在《本草备要》中更以例相附："药之为物，各有形、性、气、质，其入诸经。有因形而相类者（如连翘似心而入心，荔枝核似睾丸而入肾之类）；有因性相从者（如属木者入肝，属水者入肾；润者走血分，燥者入气分；本天者亲上，本地者亲下之类）；有因气相求者（如气香入脾，气焦入心之类）；有因质相同者（如药之头入头，干入身，枝走肢，皮行皮，又如红花、苏汁似血而入血之类）……药有以形名者，人参、狗脊之类是也；有以色名者，黄连、黑参之类是也；有以气名者，豨莶、香薷之类是也；有以味名者，甘草、苦参之类是也；有以质名者，石膏、石脂、归身、归尾之类是也；有以时名者，夏枯、款冬之类是也；有以能名者，何首乌、骨碎补之类是也。"此自然之理，可以意会也。

因此，中药之象首先是构成中药各要素如气、味、色、形、质……的合象，这是中药的原象。面对中药原本无限丰富的构象要素，若仅以四气、五味、升降浮沉来论中药功效之理，实是将之肤浅化、平面化之举，诸象合参的立体象才是其本来面貌及真正的药理所由。

中药是应用到人身上的，药有其象，人亦有着诸如阴阳象、五行象、部位象、藏象、证象等各种象，因此，药象与人象或病象就有可能通过气相感，类相应而发生关联效应。唐容川在《本草问答》云："人生本天亲地，即秉天地之五运六气以生五脏六腑。凡物虽与人异，然莫不本天地之一气以生，特物得一气之偏，人得天地之全耳。设人身之气偏胜偏衰则生疾病，又借药物一气之偏以调吾身之盛衰，而使归于和平则无病矣。盖假物之阴阳以变化人身之阴阳也，故神农以药治病。"徐灵胎在《神农本草经百种录》亦有类似表达："凡物之生于天地间，气性如何，则入于人身，其奏效亦如何之。盖人者得天地之和气以生，其气血之性，肖乎天地，故以物性之偏者投之，而亦无不应也。"说明了中药的效象实为药象与人象或病象在某些方面的相应而以效为显。

大致上，中药应有四气象、五味象、升降象、五色象、部位象、形态象、质地象、习性象、时间象、地候象、炮制象、配伍象、合卦象等。以下逐一分析。

（一）四气象

四气者，温、热、凉、寒也，亦称四性，分别取象于自然之春温—少阳、夏热—太阳、秋凉—少阴、冬寒—太阴。《景岳全书·气味》云："气本乎天，气有四，曰寒热温凉是也……温热者，天之阳；寒凉者，天之阴也。"《神农本草经疏》亦云："夫物之生也必禀乎天，其成也必资乎地。天布令，主发生，寒热温凉，四时之气行焉。"

理虽法四时，效却取人应。具体每味药的温、热、凉、寒之定当源于效象，即在人身上反复使用试验推导而出。凡能减轻或消除病人寒证，或常人服之有温热、上火感觉的即为温热药，如附子、干姜、鹿茸等；凡能减轻或消除病人热证，或常人服之有寒凉类感觉诸如寒凉感、口淡，分泌物、排泄物变清稀等即为寒凉药，如黄连、石膏、金银花等。温与热，凉与寒同类，不过是药效程度之分。若服后寒热效果或感觉不明显者，则为平气，或称平性，说是四气，实为五气。有些药物很有趣，就以四气命名。如《侣山堂类辩》所说的"寒水石、腽肭脐、火硝、香薷之类，以气而命名"（注：这里的"香"不属四气，为气味之气）。

因四气象源于功效证实与反推，因此，在诸象中可信度最高，实用性最强，以此为据评分当为"优"。但此象虽借自然四气为象，却非从药物本身的形、色、状、态等原象出发而演，而是据效而推，因此其经验性、临床可信度近乎十足，但真正意义上的原象药理性反不太强。

（二）五味象

既有"神农尝百草"之说，且相当多药物本身就是食物，因此中药之五味当以口尝而得为主，有些药物甚至以味命名。《侣山堂类辩》谓："甘草、苦参、酸枣、细辛之类，以味而命名也。"但天然药物之味复杂，真正的味当不仅有五种。只是辛、甘、酸、苦、咸的味象鲜明，较易辨别，又可与五行、五脏相配，故以之为类。《本草备要》曰："凡药酸属木入肝、苦属火入心、甘属土入脾、辛属金入肺、咸属水入肾，此五味之义也。"这里就产生了一个疑问，五味入五脏是五味配五行的生搬硬套，还是证之药物大多有据？笔者认为是大多有据。首先，五味配五行并非源于药物，而是源于木、火、土、金、水本味之括，药物参之，以为初步基准。然药物是治病的，以之硬套，尚未足为凭，当以临床为证。

且看外感之病，多犯肺而见表证。治外感之药，简称为解表药，分细类而称之为辛温解表药、辛凉解表药。可见治肺之表药，不论寒热，"辛"味之具几乎是不言而喻的，此属大概率归纳。而咸入肾，酸入肝在概率上也相当靠谱。甘入脾是没有错，但在感觉上却有点泛，因为甘具补益之功，五脏均有虚，故甘味实是五脏均入，但以脾为主。盖脾为后天之本，气血生化之源，不管补哪个脏，似乎都绕不过脾，因此，若言甘味入哪个脏的概率最高，自然还是脾。何况甘味最显的几味药：甘草、蜂蜜、饴糖、大枣确是以入脾为主。这里还须明白一个道理，五味入五脏并不是五味独入五脏，不入他脏，而是五味各自喜入哪一个脏？先入哪一脏？以入哪一个脏的概率最高？不妨回忆一下，当我们吃辛辣的食物，如辣椒、芥末时，以哪一脏的反应最敏感？第一时间应是肺系的鼻子最感刺激。当我们吃过甜的食物时呢？脾胃的腻滞感应是最易产生的反应。从这个意义上来说，甘入脾是说得过去的。五味与五脏的对应关系中，联系最不密切的当属苦味，皆因苦味的功效有点漫散，能燥、能坚、能泄，作用范围较大。著名的三黄均苦，所入之脏就不一样，虽然最苦的黄连还是入心，但若对照其余四味，还是显得有点失分。总而言之，若五味入脏全班总体评价，除个别同学表现不理想外，得分当为"良"。

五味除了入五脏外，又各具自身的功能。《景岳全书·气味》谓："辛主散，其行也横，故能解表。甘主缓，其行也上，故能补中。苦主泻，其行也下，故可去实。酸主收，其性也敛，故可治泄。淡主渗，其性也利，故可厘清。咸主软，其性也沉，故可导滞。"《本草备要》概括得更精当："凡药酸者能涩能收、苦者能泻能燥能坚、甘者能补能和能缓、辛者能散能润能横行、咸者能下能软坚、淡者能利窍能渗泄，此五味之用也。"现代的归纳大体是：辛味具发散、行气、活血作用；甘味具补益、缓急、调和药性作用；酸味具收敛、固涩作用；苦味具泄和燥作用，泄又分通泄、清泄、降泄等；咸味具泻下、软坚、散结作用；淡味具渗湿利水作用。

五味功能的来源与四气不同，四气是先知效，后反推药性；五味多是先知味，后体察药效，再有意识地总结归纳，此以原象纳效并可阐理，更具真正的中药药理学意义。

中药又有赋味一说，因不是所有的药物味道都那么明显，又或者多味混杂，不能每味均可以以舌细辨时，就产生了因效赋味之法，即在单纯依尝或嗅未能清晰地判定某药的五味时，则据其长期应用所知的大概功能，以五味之效为参，给该药赋之与功能相应之味，方法近似于四气之赋性。

但赋味即便有，也不应属主流。因为如果赋味盛行的话，则所有的中药必是味效完全一致，但细考中药，味效一致者确占大多数，但有是味无是效，或有是效而无是味者也并不乏见。以辛味为例，解表药均具发散之功，教材所列二十余味解表药中，蝉蜕、桑叶、木贼三味就不具辛味。木贼很多人不一定熟，但蝉蜕、桑叶不具辛味为什么又能解表，如果具一定想象力者，当不难取象。且古本草著者多有个良好习惯，后期的本草作者若要改前期所载药物之味，多强调亲尝而得，若赋效盛行，何须如此？现在一些老药工可闭目辨药，除手感外，嗅与尝是基本功夫。又如果一味药完全尝不出味道的，则还有一种"淡"味候在那里，可直接归于淡味。

所以，五味与功效的关系应是以知味察效为主，赋味为次。不管是哪一种方法，均以临床为证。因此味与效的关系应该对应得还不错。且其药理源于药之原象，其说理性强于四气，总体评分可为"良⁺"。

中药尚有嗅之而来的香、臭、腥、臊、腐等气味，时作五气解，时作五味读。《本草蒙荃》"凡称气者，是香臭之气……如蒜、阿魏、鲍鱼、汗袜，则其气臭；鸡、鱼、鸭、蛇，则其气腥；狐狸肾、白马茎、近阴处、人中白，则其气臊；沉、檀、脑、麝，则其气香。"这类气味与脏腑的对应关系是：臊入肝，焦入心，香入脾，腥入肺，腐入肾。其中香入脾观念用之最广，如脾恶湿，芳香可化湿，又香能醒脾，闻香则食欲增。至于其余四种气味与脏腑的对应性有多高，对药之气味熟悉而又有临床者可自忆。

又有纯以气味浓淡而辨药之走向者。《本草问答》曰："气本于天，味本于地，气浓者入气分，味浓者入血分。入气分者走清窍，入血分者走浊窍。有如大蒜，气之浓者也，故入气分走清窍，上为目瞀而下为溺臭。海椒味之浓者也，故入血分走浊窍，上为口舌糜烂而下为大便辣痛。观此二物，即知入气分入血分之辨矣！"此段或可作他药气味浓淡及其走向的参考。

药有四气、五味，各具其功，互为补充，临床用药，或偏气用，或偏味用，更多的是气味合参。《景岳全书·气味》云："用纯气者，用其动而能行；用纯味者，用其静而能守。有气味兼用者，和合之妙，贵乎相成。"于是就有同气异味者：如同为温性，其味不同，其效各异，如白芷辛温发散，黄芪甘温益气，石榴皮酸温收敛，苍术苦温燥湿，肉苁蓉咸温润肠。亦有同味异气者：同为辛味，其气不同，其功亦异，如生姜辛温发散风寒，薄荷辛凉疏散风热，附子辛热温阳散寒，石膏辛寒清热泻火。

《本草蒙筌》谓："治疗贵方药合宜，方药在气味善用……有使气者，有使味者，有气味俱使者，有先使气后使味者，有先使味后使气者，不可一例而拘。有一药两味，或三味者。"一药有数味者，其作用范围就相应扩大，如蜈蚣辛、咸、温，可熄风止痉、祛风通络、解毒散结；当归辛、甘、温，可以补血活血；知母苦、甘、寒，既能清热泻火，又能滋阴退蒸、生津止渴。

四气五味，无疑为中药效用的主要依据，然中药之效，以气味之说未必就能全解，必以他法辅之方全。《本草问答》就举辛味为例："散能去闭。薄荷辛而质轻，气极轻扬，轻则气浮而走皮毛，以散风寒，扬则气升而上头目，去风寒。辛夷花在树梢，其性极升，而味辛气散，故能散脑与鼻间之风寒。荆芥性似薄荷，故能散皮毛，而质味比薄荷略沉，故能入血分，散肌肉。羌活、独活根极深长，得黄泉之水气，而上升生苗，象人身太阳经，秉水中之阳以发于经脉也，味辛气烈故入太阳经，散头顶之风寒。独活尤有黑色，故兼入少阴以达太阳，能散背脊之风寒。细辛形细色黑，故入少阴经，味大辛能温散少阴经之风寒，少阴为寒水之脏，寒则水气上泛，细辛散少阴之寒，故能逐水饮。防风辛而味甘，故入脾，散肌肉之风寒。紫苏色紫入血分，味辛气香能散血分之风寒。苏枝四达，则散四肢。苏梗中空有白膜，则散腹中之气。苏子坚实，则下行而降肺气，以行痰。同一辛味，而有根枝子叶之不同，总视其轻重升降之性，以别其治也。"此段大妙，同一辛味竟因形、质、色、气、部位、兼味等不同而"以别其治"。

即便是气味完全相同的药物，因气与味之间，又有主次之别，如黄芪、胡桃仁，气味均为甘温，然黄芪之温是微温，故偏于补气；胡桃仁之温是正温，则偏于助阳。更有气味组合、主次程度完全一样者，仍有区别，如牡丹皮与赤芍，气味均苦、辛，微寒，其色均赤，象同则功近，教材均谓具清热凉血、活血化瘀之功，表面看确实一样，然就不能再细辨了吗？《神农本草经百种录》云："牡丹为花中之王，乃木气之最荣泽者，故能舒养肝气，和通经脉，与芍药功颇近。但芍药微主敛，而牡丹微主散，则以芍药味胜，牡丹气胜。味属阴而气属阳也。"一样吗？更何况尚有"牡丹皮清神中之火以凉心，地骨皮清志中之火以安肾，丹皮治无汗之骨蒸，地骨皮治有汗之骨蒸"（《得配本草》）之说，而赤芍则无退虚热之功。如果把肾气丸、六味地黄丸、大黄牡丹汤的牡丹改成赤芍，您觉得功效会一样吗？

学生学中药怕的是记不住性味、功效、主治，临床医生对中药的性味、功效、主治已大致心中有数，但也不是无所惧，他们怕的是什么？怕的就是分不清相近药物的细微区别，有时细微处即是关窍处。四气五味仅为定调之基，未足为细析之据。故《神农本草经疏》叹之曰："同一苦寒也，黄芩则燥，天冬则润，芦荟能消，黄檗能补，黄连止泻，柴胡苦寒能升，龙胆苦寒能降……良由气味互兼，性质各异，参合多少，制用全殊。"

当代的白话系列中药书有一个怪现象，中药之理，只提四气五味，时论升降浮沉，即便论升降浮沉，说的还是气味之升降。好像中药除了气味外，就再无别解。前已论及四气并非从药物本身的原象出发而演，而是据效而推，其药理性并不强。五味以知味察效为主，其药理源于药之原象，说理性强于四气。但仅以味为理，以气佐之，实嫌单薄，更不能应对诸如同性味却不同功效的问题。这容易让人产生中药纯粹源于经验总结，几无药理可言的感觉，本从经验医学脱胎，但已发展出体系性理论的中医药，经此处理，几被打回经验医学原型。

中药究竟除了四气五味，还有没有真正的药理？应该说有。诚然，《神农本草经》只是实实在在的论性味、功用、主治、有毒无毒，基本没有理论探讨。但中药药理一直在发展，从色、形、质、习性、时、地等方面说明效理的药物专著从宋元发端，兴于明，盛于清，民国仍见余韵。但至当代白话系列，竟一扫色、形、质、习性、时、地等枝叶，仅留气味之主干。因此，习医者学习中药时知其实用，但总觉得获得的是一些干巴巴的知识，学习也几乎仅余强记一途。

虽然气味确是主干，被砍掉的枝枝叶叶中也肯定有枯枝败叶，这么大一棵树，完全没有才是怪事了。但枝繁叶茂显生机之处也不乏见啊！一并砍之，只剩主干那还能叫树吗？倒脏水要连孩子也一起倒掉吗？这里真有一大疑问，难道从宋元到民国的历代医家、药学家们在著述林林总总的本草时一起在集体梦游，发出的都是呓语，其中就没有一些合理之处、闪光之点？

当整个体系的理论有深度，而中药理论仍舍深就浅，难道不虞影响其与整个体系的相融性，进而也影响到临床用药的有效性？如在《中医诊断学》及《中医内科学》中均介绍到失眠的总病机为"阳不入阴"，则其对治当为"引阳入阴"。但您翻遍所有的现代中药书，竟找不到可以"引阳入阴"之药，实则有没有？有！夏枯草、半夏等即是，此两药均有一个"夏"字，其效显然源自时象之取。但现今所见，时、地之象均被删，当然就看不到了。

当然，四气五味之外的他象或存争议，或太有深度而导致以今人的知识背景难以完全把握。如果是前者，则既存争议，那就不明论到明，不清议到清，科学不就是这样发展的吗？哪有因为存争议就一律不教而诛的？现代法律实行的是"无罪推定"，但不教而诛法却无异对学科内容进行"有罪推断"，不但有违当代法理精神，更违科学探索精神。如果是太有深度难以全明就更不应该完全砍掉，从来没有见过一个学科因为含有深奥的东西就不作介绍的，若如此，恐怕相对论就难以见天日了。"珍藏"二字不该是这样理解的吧？能让业界人士各凭己功，有着自己深浅不同的选择，或者孰真孰伪的判别不是更好吗？

当四气五味不足以解释中药的各种药理时，重议这些内容，以达去芜存菁目的不是很好吗？或许教材之编需要严谨，其进程慢些可以理解，但其他中药书就很应放下包袱，大胆讨论，以成百花齐放之局，这既是还中药本来面目之举，也是对历代医家、药学家们心血的尊重与致敬！以下之议，或可略窥除四气五味外的中药药理，看看是否尚存启发？

（三）升降象

自然界讲阴阳交感，阴阳交感实源于自然之气的升降浮沉，既然自然有升降，则天人相应下的人体自然也讲升降，与之和应的中药当然也就涉及升降了。此即《侣山堂类辩》所云："凡物感阴阳之气而生，各有清浊升降之质性者也。"

升降讲的其实是两个字："位"与"效"。升者，或指作用部位在人体上部，或指作用趋向向上，如升发清阳之气；降者，或指作用部位在人体下部，或指作用趋向向下，如平肝潜阳，降逆止呕等。不同药物须具体分析，其升降是言"位"，还是论"效"，或二者均具。

由于中药不强调一象定乾坤，而推崇多象互参补，故形成的中药升降之理也有多种。

1. 气味升降

一般谓四气中温热者多升浮，寒凉者多沉降。五味中辛、甘、淡属阳，多升浮；酸、苦、咸属阴，多沉降。这是教材仍涉的内容。若气味单论，以临床为证，可说基本靠谱。但须注意，气味的升降易受其他因素影响。

《本草蒙筌》云："辛，散也，其行之也横；甘，缓也，其行之也上；苦，泻也，其行之也下；酸，收也，其性缩；咸，软也，其性舒；上下、舒缩、横直之不同如此。"此为单以味论，其上下、舒缩、横直特性与其功效基本一致，不难掌握。当一药多味时，作者则强调综合察之。"合而用之，其相应也。正犹鼓掌成声，沃水成沸。二物相合，象在其间也。有志活人者，宜于是而取法。"

有以气阳、味阴对举而论升降者。《本草问答》云："此本于天地之阴阳也。本于阳者，以气为主，而上行外达，故升而气浮，能走上焦以发表；本于阴者，以味为主，而内行下达，故降而气沉，能行里达下焦。气本于天，味成于地。《黄帝内经》谓天食人以五气，地食人以五味，本天亲上，本地亲下，而升降浮沉之理见矣。"中医之用，确时以气为主，时以味为主，可作参考。

《本草备要》更从气味厚薄、气味组合而进一步论述："味薄者升而生（象春），气薄者降而收（象秋），气厚者浮而长（象夏），味厚者沉而藏（象冬），味平者化而成（象土）。气厚味薄者浮而升，味厚气薄者沉而降，气味俱厚者能浮能沉，气味俱薄者可升可降。酸咸无升，辛甘无降，寒无浮，热无沉，此升降浮沉之义也。"其立论依据大致是：自然之气春升、夏浮、秋降、冬沉。气属阳，阳主升浮，浮高于升，气浓则阳显，故像夏之浮；气薄则阳衰，故像秋之降；味属阴，阴主降沉，沉低于降，味浓者，阴盛，故像冬之沉；味薄者阴少，故像春之升。除小部分气味特征特别明显的药，一般的药物实难一一弄清其气味厚薄浓淡，故此论虽然在理，但临床指导性却明显打折。

《本草备要》所言的"气为阳，味为阴。气厚者，阳中之阳，薄者阳中之阴；味厚者阴中之阴，薄者阴中之阳。气薄则发泄（表散），厚则发热（温燥），味厚则泄（降泻），薄则通（利窍渗湿）"亦是气味升降的发挥。类似论述，在明、清本草中时见，但因意蕴较为模糊，近人较少引用。

从实用言，部分气味特征较明的药物如薄荷、当归、麝香之类，确可参上理以为用。但大多数药物实难一一辨清其气味厚薄浓淡，故上论虽然在理，但临床指导的普遍性却不一定很高。

而《本草纲目》"升者引之以咸寒，则沉而直达下焦；沉者引之以酒，则浮而上至巅顶"的药引之论就较为明确而实用，临床可验亦可效。

2. 药质升降

《本草备要》谓："凡药轻虚者浮而升，重实者沉而降。"此云药质轻重对升降的影响。前述《本草问答》举辛味例亦有："同一辛味，而有根枝子叶之不同，总视其轻重升降之性，以别其治也。"即言植物药通常是通过不同部位的轻重来显其升降。

验之临床，植物的花叶较轻，确是升多，子实较重，确是降多。如紫苏一药，苏叶、苏梗均有辛温发散、理气宽胸的作用。但苏叶为叶，"凡叶皆散"，故偏于解表散寒，有升散意；苏梗为茎则不以散为主，而以顺气为主，故长于理气宽胸、止痛安胎；而苏子为子，则主收降，故功偏降气消痰、止咳平喘、润肠。《本草备要》云："叶发汗散寒，梗顺气安胎，子降气开郁。"《神农本草经读》亦云："其子下气尤速，其梗下气宽胀，治噎膈反胃心痛。"

《医学南针》曰："诸花居茎梢之上，翩翩欲舞，其气之轻扬可知。居至高之位，禀轻扬之气，故多能散头目之邪。"《本草问答》云："银花、连翘、甘菊味清而质轻，故能升清气，清上焦头目之热。"《医学南针》又谓："温热家治病，喜用花与叶，以温邪初感，多在上焦，花与叶体轻而主散，所谓'上焦如羽，非轻不举'。"金银花、桑叶、菊花、竹叶，这些花与叶不是温邪初感，邪在上焦时最常用的吗？升浮与否，效果如何？医师们可以自答。这已不是纯粹的联想，而是以此思路来指导临床，并以确获良效来证实其所含的理性成分了。若以为中医几千年来一直在玩联想游戏，而不以临床为证，则也不需别人来取消，早就自己玩死自己了。

面对中医的取象，一些人常轻飘飘的来一句"感性认识"，以此来否定古人的思考—探索—实践—归纳的过程与结果，这种以临床为验，以概率为据的归纳难道就不含理性成分？比如金属、矿石、介壳类药物，多具平肝潜阳、重镇安神、降逆止呕、纳气平喘等降效，降之概率或达90%，且效验肯定。如果西医有一指标在临床效验达到80%以上，当可算特异性指标了，至少无人敢说是非理性指标。但面对概率更高的中医的金属、矿石、介壳类药物之用肯定还会有人说是感性，或非理性。既然大家都以效验、概率为据，凭什么中医就成了非理性，不科学？下结论的人才真的是凭感性吧？若罔顾基本事实，就已失科学的基本态度，还奢谈什么科学与理性？

古人的观察其实是很细微的，有时就连一个具体小部位，还再进行分割来细论升降。以植物的根为例。《本草蒙筌》谓："根梢各治，尤勿混淆。生苗向上者为根，气脉行上；入土垂下者为梢，气脉下行。中截为身，气脉中守。上焦病者用根；中焦病者用身；下焦病者用梢。盖根升梢降，中守不移故也。"这里是将植物的根一分为三，近苗者仍称根，根之中部为身，根之尾梢为梢，分别行上、中、下焦。这不是纯理论，而是有药物为佐，大家熟知的当归就是草本植物当归的根。《本草纲目》论之曰："凡物之根，身半以上，气脉上行，法乎天；身半以下，法乎地。人身法象天地，则治上当用头，治中当用身，治下当用尾，通治则全用。"

在总结出规律的基础上，古医家们并非不分青红皂白什么都往这个药质轻重模式里生搬硬套，而是具体情况具体分析。如《本草问答》说："炉甘石、海石质皆轻浮，然究系石体乃沉中之浮也，故不能达巅，而只能散肺胃痰火之结。"一般而言，石体本应沉，但此二石之质并不重，因此具"沉中之浮"的特性。而大家熟悉的"诸花皆升，旋覆独降；诸子皆降，蔓荆独升"一语也是这种鉴别思维的体现。旋覆之降，恐与其味咸有关；蔓荆之升是其虽为子，但"蔓荆子气烈，而质亦轻，故主散头目之风"（《本草问答》）。有了鉴别之心，求客观之举自然也就随时而见了。

至于诸花是否皆升，诸子是否皆降，其实也不尽然，因为升降除受药用部位影响外，也受制于如气味、真实质地轻重、用药分量等因素，故应诸象合参。古人喜用一个"皆"字，往往并非言"一切"，而是比喻"多"，因语不惊人则难引关注，广告心态而已。《黄帝内经》就有此习惯，后人则上行下效，因此，阅读古籍时，有时要虑及古代文人的写作习惯。上语若以严谨计，改为"诸花多升"、"诸子多降"可能就稳妥多了。

《本草问答》亦提醒："根主上生，故性升；子主下垂，故性降；茎身居中，能升能降，故性和；枝叶在旁，主宣发，故性散。然每一药性，或重在根，或重在实，或重在茎，或重在叶，各就其性之所重以为药之专长，未可泛泛议论也。"可见古代医家也注意到在循规律之中还要因异而变，切忌刻舟求剑、胶柱鼓瑟。

3. 药形升降

药形升降的普遍意义当小于气味与药质因素。一般多为据具体药物之形而生意象，如能引火下行、引血下行、引药下行、引水下行的牛膝。唐容川《医易详解·爻位》云："草木惟牛膝之根下行入土甚深，如卦之初爻，故牛膝下达足胫。"《本草乘雅半偈》谓："纤细之质，径直下三四五尺，非百倍其力者，那能如是。"《神农本草经百种录》言："此乃以其形而知其性也。凡物之根皆横生，而牛膝独直下，其长细而韧，酷似人筋，所以能舒筋通脉，下血降气，为诸下达药之先导也。"牛膝下行之力确强，如从气味，质之轻重上求解，均难有所得；若从形会，则其理较顺，如此不从形解，又当从何而解？

《本草问答》云："薄荷细草丛生，不只一茎，故能四散，又能升散颠顶，以其气之轻扬也。辛夷生在树梢，而花朵尖锐向上，味辛气扬，故专主上达，能散脑与鼻孔之风寒。麻黄虽一茎直上，而其草丛生，与薄荷丛生之义同，故能上升又能外散。薄荷得天气之轻扬，而其味辛，是兼得地之味，故兼能入血分。若麻黄则茎空直达而上，且无大味，纯得天轻扬之气，故专主气分从阴出阳，透达周身上下之皮毛。"亦云"藿香身、紫苏身气味和平，所以专主和气。藿香味甘，则和脾胃之气，紫苏味辛，则和肝肺之气，可升可降皆以其为草之身茎故也。"有没有道理？请自揣摩。

4. 量之升降

用药分量也是构成药物升降之因。吴鞠通《温病条辨》云："治上焦如羽，非轻不举；治中焦如衡，非平不安；治下焦如权，非重不沉。"这里的轻、平、重既指药之气、质，也指药物分量。邪犯上焦，病位在上、在表，治当以清轻宣散之品，如桑叶、菊花、金银花、连翘等，更以轻量，如羽之轻扬，使邪从上、从表而解散。脾胃为升降之枢，病在中焦，升降易于失调，择药当气、质、量皆平，犹秤之杆，取持平之势，以调节升降。若兼顾脏腑之性，则脾可偏升，胃可偏降，是为机变。病在下焦，治当质重以镇，厚味以填，量重以达，如秤砣之坠，沉于下焦。此三焦之治法不独用于温病，也可推于杂病。火神派温补肾阳，喜用大剂量的附、姜、桂，其理论依据之一就是"治下焦如权，非重不沉。"

中药的量效与西药不完全一样，西药之量效，只要在药用范围内，一般量与效成正比。而中药则未必，如风热犯肺，多以桑叶、菊花、金银花、竹叶等清轻宣散之品治之，如有效而未愈，一些医生往往就习惯加大药物分量以竟全功，殊不知一加分量，药不"如羽"却"如衡"，径入中焦清脾胃去了，欲求之反不得，此用力过度也。因此，中药之用不能机械地以药物有效浓度为引，还须虑及三焦用药的升降特点。

以上几个因素，若论对升降影响最大的当属药质轻重，是否升降，或升降的力度大小，基本与轻重成正比。比如气温热、味辛甘之药，但若质重，则大约是降中蕴升意而不是反之；又若质轻清但气味苦寒者，则其调仍升，如连翘苦、微寒，质轻清而上浮，以解散上焦风热，清心泻火解毒为主，但升不纯升，因此又能消肿散结。

或问：西药为什么不论升降。盖中医源自天地人合参，人与药均天地自然所生，故升降相应，体系自洽。西医基本不以天地规律为参，所用多为人工合成药物，无所谓质性轻重与形态特征，故不必论升降，即便想论，实验也难以设计。试想想，人是直立的，上、中、下焦有上下之分，而动物大部分是横长的，怎么看，三焦都基本在一个水平线上，谁比谁高？要论，也只能论前、中、后焦了。以动物实验来验证原汁原味的中医药内容，难度于此可见一斑。

（四）五色象

五色入五脏已是老生常谈了。《灵枢·五色》曰："以五色命藏，青为肝、赤为心、白为肺、黄为脾、黑为肾。"以药—脏相应论，《本草备要》谓："凡药青属木入肝、赤属火入心、黄属土入脾、白属金入肺、黑属水入肾，此五色之义也。"此见之用，可以五色参为例。《本草纲目》云："五参五色配五脏。故人参入脾，曰黄参；沙参入肺，曰白参；玄参入肾，曰黑参；牡蒙入肝，曰紫参；丹参入心，曰赤参。"因中药没有青参，故肝之应，时珍以紫参代之。

这里须注意，五色与五脏的对应关系不是以解剖脏腑为据，而是以五色与中医五脏系统（含经络）功能为对，因此，如果设计一个实验，以某种手段跟踪药的主要成分是否到达相应的五个解剖脏器就是笑话了。该观察应是能否改善相应中医五脏系统的相关功能态，以人的疗效为据是最为实际的。同时，所谓五色入五脏也不是五色独入五脏，不入他脏，而是五色各自喜入哪一个脏，先入哪一脏，以入哪一个脏的概率最高而已。

这里，还是以临床之用为凭，来一个大概评估。

色偏红者入心系或入血，如朱砂、红花、赤芍、丹参、牡丹皮、枸杞子、红藤、茜草根等。概率极高，几无例外。

色偏黑者入肾系或入阴分为主，时入血分，因血属阴故。如玄参、熟地、磁石、黑芝麻以及炭类药等。概率也高。

色偏白者入肺或气分，在经则因为阳明属燥金，故也可以入阳明。如石膏、山药、沙参、百合、白芷、白前、白及、白茅根等。概率尚可。

色偏黄者入脾，如甘草、人参、黄芪、饴糖、大黄等。但黄色有点漫散，如著名的三黄就各走各道，其概率一般。

五色中指导意义最小的可能是青色。因植物多为青色，虽然入药部位不一定色青，但毕竟青还是较为常见，如果说都以入肝为主，似乎讲不过去。但若确以青为最显特征者，则又另当别论，如青黛、青皮、秦皮等。《本草乘雅半偈》谓秦皮："木小岑高，木皮翠碧，甲木少阳胆，乙木厥阴肝药也。"《本经逢原》亦云："秦皮浸水色青，气寒性涩，肝胆药也。"因此，青色之指引当以特异者为参，余者未足为凭，五色应五脏中概率最低。

上述五色分论，虽未敢言精确，但大约如是；合而论之，由于五色入五脏的概率有参差，故评分约为"良"。

药之象一般不独看，皆因独看，欲举一、二反例，实非难事，易存争执。若气、味、色合看，则所入更为肯定。如玄参色黑、味咸，气寒，则入肾；石膏、白芷均色白、味辛，故入肺与阳明，参照系越多，越准确。古人也明此理。如同为赤色之药，《本草问答》较之云："红花色赤，自入血分；而味苦，则专能泄血。又凡花性皆主轻扬，上行外走，故红花泄肌肤脉络在外在上之血。丹皮色味亦类红花，而根性下达，与花不同，故主在内及泄中下焦之血。桃花红而仁味苦，皆得地火之性味者也，仁又有生气，故桃仁能破血，亦能生血。茜草色赤味苦根甚长，故下行之力更重，专能降泄行血也。"这是在色赤的基础上再参形质则可在入血的前提下再细辨、细别其效。

此外，又有五色均具的看法。《本草崇原》谓："防风茎、叶、花、实，兼备五色，其味甘，其质黄，其臭香，禀土运之专精，治周身之风证。盖土气厚，则风可屏，故名防风。"因土载四行，土统四行，放五色具备者，以入脾为主。

（五）部位象

《本草问答》自问答曰："药有用根、用苗、用首、用尾、用节、用芽、用刺、用皮、用心、用汁、用筋、用瓤，其用不同，请详言之。答曰：此无他意，只取药力专注处，以与病相得而已。"故"只取药力专注处，以与病相得"便是中药选取药材部位的依据。

此段继论："有如麻黄必用苗，以其苗细长中空，象人毛孔，而气又轻扬，故能发汗，直走皮毛。亦有时用麻黄根者，则以其根坚实而味涩，故能止汗。苗空则通，根实则塞，亦阴阳通塞互换之理。常山用苗，取其上透膜膈以导痰上出。商陆用根，取其内透膜膈以导水下行。用苗者则升，用根者则降，升降异用，亦各从其类也。当归有用首尾之别，首之性升，故主生血；尾之性降，故主行血。地榆有用首尾之别，首之气味浓，故行血更有力；尾之药味薄，故行血之力轻。用节者如松节，治人之骨节。牛膝其节如膝，能利膝胫，以其形似也。藕节中通，能行水，故用以行血分之湿热，而能清瘀血。藕在水中节又结束极细，而其中仍能通水气，用治淋症尤宜。淋是水窍通而不通，藕节在水中，不通而通，且色能回紫变红，又入血分，以治淋症尤宜。用芽者，取其发泄。如麦本不疏利，而发芽，则其气透达疏泄水谷，以利肝气。以谷本不能行滞，因发为芽，则能疏土，而消米谷。黄豆发芽，则能升达脾胃之气，故仲景薯蓣丸用之以补脾。赤小豆发芽，则能透达脓血，故仲景赤豆当归散用之以排脓。用刺者有两义，攻破降利用皂刺、白棘刺是矣。二物锐长，故主攻破。设刺不锐而钩曲，刺不长而细软，则不破利而和散，能熄风治筋。如钩藤刺、红毛五加皮、白蒺藜之类是也，盖勾芒为风木之神物，秉之而生钩刺芒角，故皆能和肝木，以熄风治筋也。用皮者，以皮治皮之义，故姜皮、茯苓皮、橘皮、桑皮、槟榔皮皆能治皮肿。用心者，取其以心入心之义，故桂心以温心气，茯神木用以安心神；莲子心用以清心火；竹叶心亦能清心火，是皆以心入心之义。其用汁者，或取象人之水津，如姜汁、竹沥以去痰饮，从水津治之也，或取象人身之血液，如藕汁、桃胶以清瘀血，从血液治之也。用筋者，如续断多筋，故续绝伤；秦艽肌纹左右交缠，故治左右偏风，筋脉疼痛之症。杜仲内有筋膜，人身之骨连于筋，筋连于膜，杜仲之筋膜能伸能缩，极其坚韧，故能坚人之筋骨。竹茹象筋脉，则清脉络之热，以和血。橘络、栝蒌皆能治胸膈间之结气，取橘之筋络、蒌之膜瓤，有似人胸中之膜膈，故治之也。橘皮腹毛形圆而红，有似人腹之象，故二物又治人大腹之气，皆取其象也。各物略有不同者，又在气味各别。故各归其脏腑，而主治亦异，药难尽举，当通观之。"

洋洋洒洒，真的将用根、用苗、用首、用尾、用节、用芽、用刺、用皮、用心、用汁、用筋、用瓢的"其用不同"与大体作用机制尽列，要目在于"皆取其象"，又恐医者刻板以对，不知变通，故又提示"各物略有不同者，又在气味各别……当通观之"。

即欲知药用部位如何能与病相得？泰半情况是先"以象相推"，然后再"以效为验"。如果没有这种象思维的引导，则古人试药，于一物之中，可能根、苗、首、尾、节、芽、刺、皮、心、汁、筋、瓢都得尽试，才能确定哪个部位是最佳选材部。这样做尽管可能是最严谨的，但也是最笨的。不妨想想，中药几达万种，如果每药的每个部位都要试一试，就算是试到猴年马月，也可能还试不出几味来。但有上古经验的总结，在识药过程中慢慢就能摸索出一些有效的"象规律"，再在此思维指导下去寻找药物的最佳药用部位，就可大大缩短这个过程。寻找规律，应是人类科学发展过程中的最本能探索。唯如此，才有效率可言。

而同一部位尚可因形、质、气、味之不同，再加细别。《本草问答》以花、叶、枝为例："故凡花多散头目之邪，头目居上而花居茎梢之上，气更轻扬，故多归头目而散其邪也。甘菊花气香味平，散头目之风邪；金银花散阳明头目之风热；辛夷花散脑鼻内之风寒；密蒙花散眼内之风邪；总见花在梢上，故上行头目。若夫叶在四旁，则主四散，故能去周身皮肉内之风寒。竹叶能清肌肉中之热，仲景竹叶石膏汤正取竹叶之散也；菊叶为治疮要药，亦因其性散去肌肉中之风邪也，豨莶叶亦然。但菊叶小而多尖桠，故主散疮；豨莶叶大有毛，性专重在叶，专得风气。故古有豨莶膏，主去周身之风；荷叶能散皮肤之热；桃叶能散血分之寒热；苏叶能散气分之寒热。盖凡草木之叶，多得风气，故多主散，周义所谓'风以散之'也。叶大有芒角，如八角风、苍耳叶、巡骨风之类，皆叶大而有芒角，均主散风。凡枝多横行，故主四散及达四肢。紫苏旁枝，散胁肋之结气；桂枝行四肢；桑枝、桃枝、槐枝皆行四肢，皆取横行四达之象。"这段同中能见异，鉴别求客观，正是医者思维所需，临证所求。

为证部位之用，这里就以教材所载两类药的统计为参：整个补益类五十多味药中主要是血肉有情的动物类以及植物的根、子、果实。即便有茎，也不是一般的茎，而是肉质茎（肉苁蓉、锁阳、百合）；全草仅一味（旱莲草）；叶也仅一味（淫羊藿，也可用全草）。为何没有出现纯粹的花，叶也仅见一味？皆因花、叶之发散与补益呈反象，也没见金石类，这更易理解，血肉有情，而金石无情，故具补益之功者少。

再看解表类二十多味之中，以植物的花、叶、茎、根或全草为主。植物的子仅两味（牛蒡子、蔓荆子）、果实一味（苍耳子），这三味能解表是因三者皆味辛，且"蔓荆子气烈，而质亦轻，故主散头目之风"（《本草问答》），而苍耳子有刺，牛蒡子有毛刺，亦具散象；动物药仅蝉蜕一味，蝉蜕为什么能解表，不难想象；完全没有金石类，这更容易理解了。

两类药的统计均显示出药物不同部位与质性对功效影响的明显倾向性，是偶然，还是必然？请参自然之理自思。

部位象虽不如气、味、色、轻重等以大类来分，然终有小类意义，因此，拿个及格应该不难。由于部位常与形、质结合，故细微之处，当与形、质相参而定。

（六）形状象

药物的形状与功效的关系，因"以形补形"、"以脏补脏"两句话一直备受争议。首先得说明，这两句话并不是中医术语，而是民间对中医家采用药物形态与人体结构类似性原则的用药方式所赋的一种非专业性形容。这里的"补"并非中医的补益义，而应解读为"相关"，即药物形态结构与人体类似的形态结构间可能存在某种相关性，或可指导临床用药思维。

或从"以脏补脏"说起更容易使人理解。此语大体是指动物内脏或器官对人体同名内脏、器官的功能具有相应的调治作用。其用又大致可分为三，或为狭义的补，或为广义的调治，或作为药引。比如民间常用朱砂炖猪心以治疗癫痫、心悸、失眠等病症，这里的猪心除具助益作用外，更多的应该是起着药引作用。现在由于朱砂的应用需要专业指导，因此在民间的应用渐少，但在医生指导下应用还是有。而胃寒者猪肚煲白胡椒，肝血虚者吃猪肝以补肝明目，肺燥者猪肺煲西洋菜，腰酸背痛者猪腰炖杜仲，小儿骨骼发育不良者予动物之骨，阳痿以动物之外生殖器以治等一直行之有效。现代研究证实肝含有的维生素A可治夜盲，所含铁可治贫血；骨头所含的钙、镁可促进骨骼生长；动物的胆汁及所含的胆酸钠、去氢胆酸等有明显利胆作用，可治胆囊炎、胆石症等，可为中医脏器药物之用提供部分现代药理佐证。

再说了，此理之用，现代医学一样玩得得心应手，他们不也经常从相关动物脏器或组织提取成分以治对应脏器或组织功能失调吗？最时髦的羊胎素之用不就如此吗？而提纯骨中的成骨蛋白用于治疗骨质损伤；食用骨粉用于各种钙质强化食品；以脑磷脂治疗神经衰弱；以动物胃黏膜为原料提取的胃蛋白酶用作消化药，胃膜素则治疗胃及十二指肠溃疡、胃酸过多；从胰而得的胰岛素治疗糖尿病；从甲状腺分离出的甲状腺素治疗甲状腺机能减退等更是不胜枚举。只是西医进入中国之前，"以脏补脏"的民谚已有，这类争议自然就不会落在西医身上。

生物化学药中有一类脏器生化药物，就是从动物的组织、器官、腺体、体液、分泌物等提取具有生理活性的化学物质。其作用特点是针对性强、副作用小、容易为人体吸收。人和动物的对应脏腑、组织、器官都有大体相近的结构、微观物质组成和功能，而人病变脏器之所需最容易在动物对应脏器那里找到，这就可能形成脏器药物进到人体后与那个部位的亲和力和趋向性更强的问题，其针对性强、容易为人体吸收的特点或由此而来。这不就是中医"同气相求"的现代表达吗？同一种潜在思路，只是西医更关注的是药物微观物质与病变部位的同源，中医看到的是外观结构、功能与病变部位的同源。

"以形补形"不过是"以脏补脏"思路的外延。当然，由于动物为"血肉有情之品"，与人体的亲近性较植物或他类物更大。故上论对动物药的指导意义或大于他类药。但天地万物，各自长成自己独特的样子难道是白长的吗？西方的观念是"结构决定功能"，东方的观念是"象类则比"，在这一点上倒有异曲同工之妙。因此，基于"同气相求"原理，非动物药的形态与人体结构的类似性于用药思维指导上，亦应可参。但须注意的是，凡有所推，均应以临床之效为准绳以校验。这种校验古人一直在做，今人的临床也有意无意地在继续检验着。

回看以形见效之古识，《本草备要》云："药之为枝者，达四肢；为皮者，达皮肤；为心为干者，内行脏腑；质之轻者，上入心肺；重者，下入肝肾；中空者，发表；内实者，攻里；枯燥者，入气分；润泽者，入血分。此上下内外，各以其类相从也。"是为括要。

又云："药之为物，各有形性气质。其入诸经，有因形而相类者（如连翘似心而入心，荔枝核似睾丸而入肾之类）。"连翘何以被称为"疮家圣药"？皆因"诸痛痒疮，皆属于心"，连翘似心又性寒，故清心，心火清则诸疮平。治睾丸之疾用荔枝核就不消说了，几为必用之药。

《本草问答》谓"竹茹象周身之筋脉，则能和筋脉，松节象人身之骨节，则能和骨节；白通草象人身之膜油，故能通达膜油，上可通乳下可通小便。皆是茎身主和，可升可降，各从其类之义。至于苇茎，中空而直上，且其味淡，故属气分，功专于升，《金匮》用以吐肺中之脓，正取直上透达之义。荷茎中空而气味淡，从水底而上出于水，故能升达清阳之气。葱白中空而气味烈，则升兼发散。此皆茎也，气味皆轻清，故皆主升。他如木通茎亦通透，然系藤蔓，形与一茎直上者不同，且味苦泄，故主下降而通利小便。苏木者，木之身也，色红味咸，象人身周身之血，故主于行血。秦皮者，木之皮也，象人身之皮，味苦兼降湿热，故仲景用治皮肤发黄之证。棕皮丝毛如织，象人脉络，味涩能收降，故用治吐血、衄血，以降脉络之血、血结。乳香树身之脂，象人身之脓血，故治人身疮脓等病。杜仲柔敛，象人筋膜色紫黑，味纯厚，故入肝肾，以强人身之筋骨。"

又云："升麻味甘能升脾胃之气，其所以能升之理，则因根中有孔道，引水气上达于苗，故性主升。然无四散之性，以其为根专主升，不似柴胡系苗叶，故有散性也。"

以上之论，是形中又见细形，以示同中之异，这种形中寻理法有没有道理，自可因各人学识而见仁见智。形之象在诸象之中其实是最不独立的，多与部位象、质地象互依，难以截然分开，只不过前两者类象特征更明显，而形之象往往是类象之中显个性。论质还是论形往往是视角问题。譬如动物五脏相比，外形不同，内里的质性也不同，若五者相较，一般会先注意到形之不同，更进一步会发现质性不同；但若五脏与皮、肉、筋、骨相比，则质之异更著；若与植物、矿石类比，就更不用说了。因此，形之象不独立评判。

（七）质地象

质之象更强调的是构成药物的具体质地，但药之质往往又同药用部位有关，如根、茎、花、实的质地肯定不同。动物、植物、矿物的大体质地也肯定不同，所以质之象与部位象当互参来看。

《本草问答》云："禽兽血肉之品，尤与人之血肉相近，故多滋补。比草木昆虫金石之品，更为见效。草木，植物也；昆虫，动物也。动物之攻利，尤甚于植物，以其动之性，本能行而又具攻性，则较之植物本不能行者，其攻更有力也……动植之物，性皆不镇静也，惟金石性本镇静，故凡安魂魄、定精神、填塞镇降，又以金石为要。"《医暇卮言》云："滋益之味，骨肉为重；疏利之气，草木为先。"此大类之质别。

《侣山堂类辩》云："皮以治皮，节以治骨，核以治丸（松节、杉节及草根之多坚节者，皆能治骨。荔核、橘核之类，治睾丸），子能明目，藤蔓者治筋脉……各从其类也。如水草、石草，其性主升；梢杪子实，其性主降。"此为植物类再据质或部位而论。"皮以治皮"有五皮饮（陈皮、茯苓皮、生姜皮、桑白皮、大腹皮）为证；"子能明目"有青葙子、决明子、枸杞子、女贞子、车前子、菟丝子、沙苑子等为参。至于"藤蔓者治筋脉"就更夸张了，几乎难以找到不具"舒筋活络"作用的藤。

这就带出一个问题：藤蔓几乎都能治筋脉，难道仅仅是出于偶然？就没有形质意义上的某种必然？如说偶然、碰巧，则如何解释这种概率？其实是否碰巧是可以计算出来的，两种藤碰巧有相同功能的概率是多高？三种呢？四种呢……恐怕二十种以上都碰巧的概率是难于中六合彩了。不妨也找多种藤来检测一下它们的微观成分，看看有没有相同之处。不一定会有，即便有，其一致性恐怕还是难敌藤的形质，那么最具功效意义的相同点可能就是藤这种形质了，这难道还不足以进入我们的考虑视野？还要说这类象的归纳是感性认识？如果还要这样认为，那请给出一个更理性的"藤蔓者治筋脉"之解。

从中医的视野看，这并不纯粹是个统计学的问题，还含一个天地万物自然而然之理的问题。藤为什么能"舒筋活络"，我们先复习一下木之象："木曰曲直。"在人体内最能体现这种"曲直"之性的就是"筋"，筋性韧，附在关节，由其舒缩带动关节运动；在植物中最能体现这种"曲直"之性的就是藤，藤性也韧，可曲可直。若藤不舒筋，难道以植物的花、叶、子来舒筋？或拿矿石类药物来舒筋？再往深里想，藤之外象曲直而韧当源于其构成之"气"质性的曲直而韧，而其所舒之"筋"的"气"之质性也同样曲直而韧。由此而产生 "同气相求"效应。前述的"形象、征象、意象的相同、相通、相似、相感，实质就是同气相求、相感、相通"于此再证。别忘了"自然之象中形状、颜色、质地、性质、构成等以形而显者实为不同方式的气聚，而声音、气味、味道、感应、习性等无形但可感者则是不同方式的气布。"因此，中药诸象的效应实可"以气为本"作解。其实反证一下也挺能说明问题的，矿石类药物没有一味能舒筋活络，植物的花、叶、子也基本不具备这一功能，这就说明了药物的形质作为药效是有所能，也有所不能的，则形质对中医药效及其指向性确存影响的结论不就很容易下了吗？

再往更细的层级论，《本草问答》论油滑之药："凡食麻油、当归，皆能滑利下大便，巴豆、蓖麻子皆有油，皆滑利皆能下大便。但麻油不热则其行缓，不辛则气不走窜，故其下大便也缓。蓖麻子味辛气温，是有气以行其油滑之性，故其行速。巴豆之油与麻油、蓖麻同一滑性，而大辛则烈，大热则悍，以悍烈行其滑利，故剽劫不留也。麻仁亦油滑，而无辛烈之性，故但能润降不能速下。葶苈子亦有油，自能滑利，又有辛味，是与巴豆之辛而有油相似；其味又苦，是又与大黄之苦而滑润相似。然则葶苈隐寓巴豆、大黄二者之性，故能大泻肺中之痰饮脓血，性极速降。盖有大黄、巴豆之兼性，诚猛药也。恐其太峻，故仲景必以大枣补之，杏仁亦有油，但得苦味而无辛烈之气，故降而不急。"

质之象，有以类概象性质，以之为参，评个合格，当没问题，但别忘了，它还有"形"、"部位"这些兄弟，使用时一并考量吧！

（八）习性象

习性指的是动物的生活习性，植物的生长特性这些药物的最自然本性。《本草备要》云："有因性相从者（如属木者入肝，属水者入肾；润者走血分，燥者入气分；本天者亲上，本地者亲下之类）。"

我们再欣赏几段：

《本草问答》谓："此以其性为治者也，夫辨药之形色气味，正以考其性也，果得其性，而形色气味之理已赅。故凡辨药，先须辨性。有如磁石，久则化成铁，是铁之母也。其引针者，同气相求，子来就母也。以药性论之，石属金而铁属水，磁石秉金水之性，而归于肾，故其主治能从肾中吸肺金之气，以归于根。琥珀乃松脂入地所化，松为阳木，其脂乃阳汁也。性能粘合，久则化为凝吸之性。盖其汁外凝，其阳内敛。擦之使热，则阳气外发而其体粘。停擦使冷，则阳气内返而其性收吸，故遇芥则能粘吸也。人身之魂阳也，而藏于肝血阴分之中，与琥珀之阳气敛藏于阴魄之中，更无以异，是以琥珀有安魂定魄之功。"

《续名医类案》曰："虫蚁皆攻，无血者走气，有血者走血，飞者升，地行者降。"

《本经疏证》谓麻黄："故栽此物之地，冬不积雪，为其能伸阳气于至阴之中，不为盛寒所凝也。"故阳和汤治阳虚寒凝痰留之阴疽，以麻黄"伸阳气于至阴之中"并祛寒外出。

《温热经纬》云："冬瓜子依于瓤内，瓤易溃烂，子不能浥，则其能于腐败之中，自全其气，即善于气血凝败之中，全人生气，故善治腹中结败诸痈，而涤脓血浊痰也。"具此效，故冬瓜子常用治肺痈、肠痈。

《本草便读》云："凡用药有宜陈久者，有宜新鲜者。陈者取其烈性渐减，火性渐脱。新者取其气味之全，功效之速。学人亦宜考求，然后立方可以灵应。"陈皮、青皮可参。

人人皆有习性，习性又影响着每一个人的人生走向，这才构成这个世界的丰富与精彩。天然的物物之间差别更大于人，作为药物，物之习性影响药性，不也是很自然的事吗？"此自然之理，可以意会也"，有没有道理？可自玩味！

（九）时间象

药物因时而生、长、化、收、藏，四季所得之气各异，其效亦异。是以，时也成了药象之一。时象主要包括药物生成时、用药法时与采药法时。

1. 药参生成时

《本草问答》云："然天时者，五行之流运，阴阳之分见，故凡论药，又当论其生之时，与成之候。虽不尽拘于时，而亦有以时为治者。夏枯草生于冬末，长于三春，是正得水木之气。遇夏则枯者，木当火令则其气退谢，故用以退肝胆经之火。款冬花生于冬月冰雪之中，而花又在根下，乃坎中含阳之象，故能引肺中阳气下行，而为利痰止咳之药。二物皆以时名，皆得其时之妙用也。"药参其生成之时即可知其从时而得之效。

2. 用药法时

《素问·六元正纪大论》云："用寒远寒，用凉远凉，用温远温，用热远热。"即寒凉季节慎用寒凉药物，温热季节慎用温热药物，此为要则。

《侣山堂类辩》曰："经云：升降浮沉则顺之，寒热温凉则逆之。谓春宜用升，以助生气；夏宜用浮，以助长气；秋时宜降，以顺收令；冬时宜沉，以顺封藏。此药性之宜顺四时者也（见图69）。春气温，宜用凉；夏气热，宜用寒；秋气凉，宜用温；冬气寒，宜用热（见图70）。此用气之宜逆四时者也，而病亦如之。然时气、病气，又皆有常有变，知其常变，反其逆从，可以把握阴阳，裁成造化矣。"此升降、寒温法时之用。

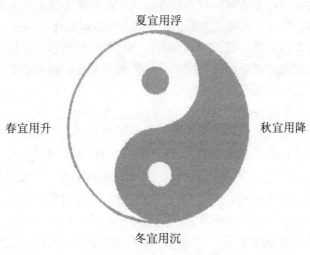

图69 药性之宜顺四时图

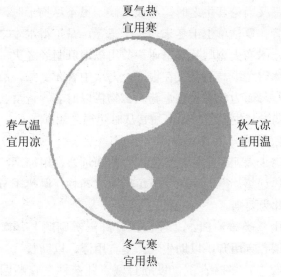

夏气热
宜用寒

春气温
宜用凉

秋气凉
宜用温

冬气寒
宜用热

图70　药气通四时之气图

　　《本草纲目》曰："《经》又云：春省酸、增甘以养脾气，夏省苦、增辛以养肺气，长夏省甘、增咸以养肾气，秋省辛、增酸以养肝气，冬省咸、增苦以养心气。此则既不伐天和，而又防其太过，所以体天地之大德也。"此五味法时之用。

　　《本草蒙筌》说："昼服之，则从热之属而升；夜服之，则从寒之属而降。至于晴日则从热，阴雨则从寒。所从求类，变化犹不一也。"此顺应自然而得服效。

　　3. 采药法时

　　《千金翼方》云："夫药采取，不知时节，不以阴干暴干，虽有药名，终无药实。故不依时采取，与朽木不殊，虚费人功，卒无裨益。"《用药法象》谓："凡诸草木昆虫，产之有地，根叶花实，采之有时，失其地则性味少异，失其时则性味不全。"故药需依时而采，性味方全，药效方实。

　　《本草蒙筌》谓："草木根梢，收采惟宜秋末、春初。春初则津润始萌，未充枝叶；秋末则气汁下降，悉归本根。今即事验之。春宁宜早，秋宁宜迟，尤尽善也。茎叶花实，四季随宜。采未老枝茎，汁尚包藏。实收已熟味纯，叶采新生力倍。入药诚妙，治病方灵。其诸玉、石、禽、兽、虫鱼，或取无时，或收按节，亦有深义。匪为虚文，并各遵依，毋恣孟浪。"此言不同药用部位或不同类别之药法时而取的道理及具体操作。

沈括《梦溪笔谈》云："古法采草药多用二、八月，此殊未当。但二月草已芽，八月苗未枯，采掇者易辨识耳，在药则未为良时。大率用根者，若有宿根，须取无茎叶时采，则津泽皆归其根。欲验之，但取芦菔、地黄辈观，无苗时采，则实而沉；有苗时采，则虚而浮。其无宿根者，则候苗成而未有花时采，则根生已足而又未衰。如今之紫草，未花时采，则根色鲜泽；花过而采，则根色黯恶，此其效也。用叶者取叶初长足时，用芽者自从本说，用花者取花初敷时，用实者成实时采。皆不可限于时月。"所论以事实为据，即显大科学家求实风采。

上古之采药因时，又有"司岁备物"的更高法则，现代已难仿效。何谓司岁备物？《侣山堂类辩》谓："上古以司岁备物，谓得天地之专精。如君、相二火司岁，则收取姜、桂、附子之热类。如太阳寒水司岁，则收取芩、连、大黄之寒类。如太阴土气司岁，则收取芪、术、参、苓、山药、黄精之土类。如厥阴风木司岁，则收取羌活、防风、天麻、独活之风类。如阳明燥金司岁，则收取苍术、桑皮、半夏之燥类。盖得主岁之气以助之，则物之功力倍浓。中古之世，不能司岁备物，故用炮制以代天地之气。"这是以五运六气为参，收取与当年司岁之气相应的药物，"得主岁之气以助之，则物之功力倍浓"也。现今以利为先，以价高之时为收取之据，古风、药效两失矣。

药采法时对药效是否确有影响？可参农作物与茶叶之种收，不言自明。

（十）地候象

道地药材一般是指在某些地域内特定的自然生态环境如地

形、土壤、水分、气温和光照下所产的某种药材而较其他地区所产品质好、疗效佳者。可见地理环境对药效之影响非同一般。

至于道理，《本草蒙筌》谓："凡诸草本、昆虫，各有相宜地产。气味功力，自异寻常。谚云：一方风土养万民，是亦一方地土出方药也。摄生之士，宁几求真，多惮远路艰难，惟采近产充代。殊不知一种之药，远者，亦有不可代用者。可代者，以功力缓紧略殊，倘倍加犹足去病。不可代者，因气味纯驳大异，若妄饵反致损人。故《本经》谓参、芪虽种异治同，而芎、归则殊种各治足征矣。他如齐州半夏，华阴细辛，银夏柴胡，甘肃枸杞，茅山玄胡索、苍术，怀庆干山药、地黄，歙白术，绵黄芪，上党参，交趾桂。每擅名因地，故以地冠名。地胜药灵，视斯益信。"

一些药物之效与产地关联较大的，古本草也多有介绍。如《本草问答》云："河南居天下之中，则产地黄。人见地黄黑色，不知其未经蒸晒，其色本黄。河南平原土厚水深，故地黄得中央湿土之气而生，内含润泽土之湿也。人徒见地黄蒸成色黑，为能滋肾之阴，而不知其实滋脾阴……山药亦以河南产者为佳，味甘有液，是得土湿之气，功能补脾，亦补脾之阴也。惟山药色白，则得土中之金气，故补脾而兼益肺。地黄能变黑色，实得土中之水气，故润脾而兼滋肾。虽同产一地，而有种类形色之不同，故功亦略异。"此产地与种类形色相参之论。

又云："此正人参所由生之理，不究及此尚难得人参之真性也。盖北方属水，于卦为坎，坎卦外阴而内阳。人参生于北方，正是阴中之阳也。坎卦为水，天阳之气，皆发于水中……人身肾与膀胱属水，水中含阳，化气上行，出于口鼻，则为呼吸；充于皮毛，则为卫气。只此肾与膀胱，水中之阳，化气而充周者也……此与天地水中含阳，化而为气，以周万物，本属一理。水在五行属北方，人参生于北方，秉水中阳气，故与人之气化相合，所以大能补气。"卦有方位，此地象与卦象相参之理也。

自然药效会受地域内自然生态环境的影响应属常识，不再饶舌。

（十一）炮制象

药物炮制的目的，四字可尽括，曰：减毒增效。《寿世青编》曰："药之制度，食品之调和也。食品之加五味，非调和不能足其味。次药有良毒，不藉修治，岂能奏效？"继云的"假如芩、连、知、柏，用治头面手足皮肤者，须酒炒，以其性沉寒，借酒力可上腾也。用治中焦，酒洗。下焦生用。黄连去痰火，姜汁拌炒；去胃火，和土炒；治吞酸，同吴茱萸炒。此各从其宜也"。可为例证。

不同炮制法的效用在《本草备要》有概括："酒制升提，姜制温散；入盐走肾而软坚，用醋注肝而收敛；童便制，除劣性而降下；米泔制，去燥性而和中；乳制润枯生血，蜜制甘缓益元；陈壁土制，藉土气以补中州；面裹曲制，抑酷性勿伤上膈；黑豆、甘草汤渍，并解毒致令平和；羊酥、猪脂涂烧，咸渗骨容易脆断；去穰者免胀，去心者除烦，此制治各有所宜也。"

至于如何助药力？《侣山堂类辩》例之曰："如制附子曰炮，制苍术、桑皮曰炒，盖以火助热、以炒助燥也。制白术以土拌，制黄连以水浸，皆所以助之也。"《本草问答》云："仲景炮附子亦是制其毒也，其用生附又是以毒追风，毒因毒用，一生一炮，有一定之理。读《金匮》者，可考而别之。葶苈不炒则不香，不能散，故必炒用。苏子、白芥必炒用，与此同意。半夏南星非制不用，去其毒也。礞石必用火硝煅过，性始能发，乃能坠痰，不煅则石质不化，药性不发，又毒不散，故必用煅。山甲不炒珠，则药性不发。"

（十二）配伍象

伍者，配伍也。每药均有个性，或药力过专，过专则难兼，难兼则须辅；或药力不足，不足则需佐；或药性过猛，过猛则需制；或剑走偏锋，过偏则需纠……凡此种种，均需伍之以为用，方能尽其药性。

《本草蒙荃》将配伍之法列为以下七种："有单行者，不与诸药共剂，而独能攻补也，如方书所载独参汤、独桔汤之类是尔。有相须者，二药相宜，可兼用之也。有相使者，能为使卒，引达诸经也。此二者不必同类，如和羹调食，鱼肉、葱豉各有宜，合共相宜发足尔。有相恶者，彼有毒而我恶之也。有相畏者，我有能而彼畏之也。此二者不深为害，盖我虽恶彼，彼无忿心，彼之畏我，我能制伏。如牛黄恶龙骨，而龙骨得牛黄更良；黄芪畏防风，而黄芪得防风其功愈大之类是尔。有相反者，两相仇隙，必不可使和合也。如画家用雌黄胡粉相近便自黯，妒粉得雌则黑黄，雌得粉亦变之类是尔。有相杀者，中彼药毒，用此即能杀除也。如中蛇虺毒，必用雄黄；中雄黄毒，必用防己之类是尔。凡此七情共剂可否，一览即了然也。"

　　这里欣赏一下《本经疏证》对相须为用的虻虫、水蛭（见图71）的描述："虻虫水蛭，一飞一潜，皆吮血之虫也。在上之热随经而入，飞者抵之，在下之血为热所瘀，潜者当之……合而推之，虻虫之性飞扬，故治血结瘀下而病在上者，水蛭之性下趋，故治血结于上，欲下达而不能者，其逐瘀破积，两者相同，而一为搜剔之剂，一为滑利之品。"有些意思吧？

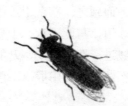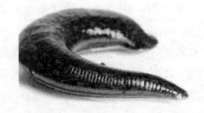

图71　虻虫（左）和水蛭（右）

　　临床所见，相使、相畏、相杀、单行者较多用，相恶者较少用，相反者更少。然相恶，尤其是相反者是否必不能用，恐亦有权变之道。《本草纲目》谓："古方多有用相恶相反者。盖相须相使同用者，帝道也；相畏相杀同用者，王道也；相恶相反同用者，霸道也；有经有权，在用者识悟耳。"《侣山堂类辩》亦云："有云相畏者，如将之畏帅，勇往直前，不敢退却；相反者，彼此相忌，能各立其功。"如中药配伍"十八反"中明言半夏反乌头，附子又是乌头的子根，所含成分相差不远，故人们多认为附子不宜与半夏同用，然附子与半夏同用古今并不乏见。李可老中医就善于以附子伍半夏治疗疑难重症，用其"霸道"耳！但此类药配尤须谨记：圆机之士，辨证准确，病情需要，药性熟悉，分量能把握方可。经验不足者，不可孟浪而行。

（十三）参卦象

卦象并非药之原象，而是其中的意象转注，知卦者，当有助理解。

《温病条辨》解小定风珠中淡菜云："淡菜生于咸水之中而能淡，外偶内奇，为坎卦之象，能补阴中之真阳，其形翕阖，故又能潜真阳之上动。"此以五味淡属阳，咸属阴为据而解。淡菜之味淡应阳数，为坎卦☵中之阳爻，此即"内奇"；淡菜生于咸水，咸属阴，应坎卦☵外的两个阴爻，此即"外偶"。观此象，淡菜本身是为阴中之阳，故曰"补阴中之真阳"。

《本草问答》谓："生地质润，中含水液，阿胶济水煎成，性本水阴。二药皆能生血，何也？答曰：离卦中之阴爻即坎水也，阿胶、生地以水济火，正是以坎填离，有此阴汁，而后得心火化赤，即为血矣！正《内经》中焦取汁，奉心火变赤为血之理，知血之生化，凡入血分之药从可知矣。"《温病条辨》解清宫汤中云："且离以坎为体，玄参味苦属水，补离中之虚；犀角灵异味咸，辟秽解毒，所谓灵犀一点通，善通心气，色黑补水，亦属补离中之虚，故以两物为君。"这两段中"离卦中之阴爻即坎水"、"离以坎为体"即言离卦之中的阴爻可视为一个内藏的小坎卦，"补离中之虚"即补心阴。

（十四）论药象

现行白话化的主流中药理论选择的框架是以药物的四气五味、归经、功用为主，再纳入相关内容，间以气味论升降，后附现代药理分析。由于功用已基本能体现归经之意，故除意义特别大的如引经药等少数药外，医师们对大多数药物并不太注重其归经。功用则主要由性味而演，故现行中药药理的主要支柱就是性味。然仅性味就能充分说明中药药理吗？

以上以象论药有无道理，当以临床为证，有临床体会者当可自揣。由于各人对中医的认识深浅不一，临床体会不同，故结论不外是：大有道理、较有道理、有些道理、全无道理几种。只要不是最后一种，则舍弃四气五味之外的其余认识中药的诸象内容是为理据不足，甚至可说是简单粗暴。而没有临床体会者，最好不要以感性妄议来反充理性。实践出真知，这是讨论这一问题的基本平台。

中药源于古人的经验与思维总结，若以纯粹今人之识来揣古人之意，始终存有隔阂。在这里，我们不妨做个小小的思维测试，拿性味相同的几味药：甘草、山药、蜂蜜、阿胶、冬虫夏草、枸杞子、黑芝麻比较一下，代入古人的思维，以自然之理为参，看看性味相同的药物为什么功用同异互见，理在哪里？一可度古人之意，看古意是否在理；二可看现代的医者能否部分还原古医家对中药思维与实践的过程；三可顺带评议一下现行药理体系的得失。

先看性味、归经与功效。

甘草：甘、平。归心、肺、脾、胃经。补中益气、祛痰止咳、清热解毒、缓急止痛。

山药：甘、平。归脾、肺、肾经。补益脾胃、补肺益阴、固肾涩精。

蜂蜜：甘、平。归肺、脾、大肠经。润肠通便、润肺止咳、补中缓急。

冬虫夏草：甘、平。归肾、肺经。补肾助阳、补肺止血化痰。

阿胶：甘、平。归肺、肝、肾经。补血、滋阴润燥、止血。

枸杞子：甘、平。归肝、肾经。补益肝肾、益精明目。

黑芝麻：甘、平。归肝、肾、大肠经。补益精血、润燥滑肠。

上药的共同点是味甘、性平。这几味药甘味都较明显，无疑是口尝而得；平性则因基本不涉人体寒热，以效反推而知。这里冬虫夏草虽具补肾助阳之效，却不以温见功；阿胶、枸杞子、黑芝麻、山药、蜂蜜虽然都有不同程度的益阴作用，也不以清虚热见长，基本与平性相符。

甘能补益，上药均不违此则，确能补益。这也是这几味药的共同点。

然甘味当入脾，上药前三味确入脾，然枸杞子、冬虫夏草、阿胶、黑芝麻却不入脾，此值一思。

更值得思考的是仅此几味竟补阴、补阳、补气、补血、补精齐备，其他功效也不尽相同。为什么？仅甘、平二字就能给出答案吗？显然不能。若言古医家就仅以甘、平性味而执其补益之功，不揣阴、阳、气、血特性之偏属而乱试一通？终得其效，则是低估了古人的智慧。古人如何揣？我们不妨先看看这几味药的来源、部位、形、质、色、时、地等因素之别，再作思考。

甘草：药用部位是根及根茎，根呈圆柱形，质松，纤维多成束，非木化或微木化。色黄，外皮松紧不一，表面红棕色或灰棕色。根茎呈圆柱形，表面有芽痕，色黄。

山药：块根圆柱形，可因其生长之地的质性不同而变形，肉质，肥厚。毛山药有黏胶质；光山药足干，质细腻，横切面肉质呈雪白色。主产于河南省北部，尤以古怀庆府（今河南焦作境内）所产山药名贵，习称"怀山药"。

蜂蜜：是蜜蜂从开花植物的花中采得的花蜜在蜂巢中酿制的蜜。以稠如凝脂、味甜纯正、清洁无杂质、不发酵者为佳。浅色蜜在质量上大多优于深色蜜，可有水白色、特白色、白色、黄色、特浅琥珀色、浅琥珀色、琥珀色及深琥珀色等。

冬虫夏草：是麦角菌科真菌冬虫夏草寄生在蝙蝠蛾科昆虫幼虫上的子座及幼虫尸体的复合体，是真菌寄生于虫草蛾幼虫体内。经一个冬季，第二年春天霉菌菌丝开始生长，到夏天时长出地面，外观像一根小草，因此得名。真正的冬虫夏草为野生，生长环境是在海拔3 000～5 000米的高山雪线附近的草坡上。以虫体色泽黄亮、丰满肥大、断面黄白色、菌座短小者为佳。

阿胶：是驴皮去毛后经煎煮浓缩制成的胶块。用蛤粉炒成珠者称阿胶珠。呈长方形块状，表皮棕黑色或乌黑色，有光泽。对光照视略透明。质坚脆易碎，断面棕黑色或乌黑色。

枸杞子：为宁夏枸杞的成熟果实。夏、秋二季果实呈红色时采收，表面鲜红或暗红，果肉肉质，柔润而具黏性，种子多数，类肾之形。

黑芝麻：为胡麻科脂麻的黑色成熟种子。呈扁卵圆形，表面黑色，富油性，味甘，有油香气。

现在，我们可以进入有着天人合一、阴阳五行、气血津液、藏象等明晰观念的古医之思路。在知道甘、平具补益的基本功效外，面对这些来源、部位、形、质、色、时、地等均有异的诸药，您会认为它们的补益功效不存差异吗？如果有人认为气味已决定一切，气味一样，即使存在其他不同，对药效而言，应该影响不大了，则就此打住，不往下一步。

但大多数人应该还是会起分别心，愿意往下一一探究。这里要问一句，果如是？是什么诱发您的探究心？不就是以上各药种种不同的象吗？

如果这时有人对您说，认为药物的来源、部位、形、质、色、时、地等因素会影响药物的功效走向的想法是幼稚的，非理性的，科学依据不足的。您会怎么想？通常的想法应该是：如果面对这么多不同因素，还认为没有影响，或不导致药物功效之异，恐怕才是非理性的吧？

好了，既然以上因素差异可能导致药物功效之异，则有何不同？效理如何？我们可以进入下一步的思考了。

　　我们先看最容易理解的蜂蜜。蜂蜜最明显的象是什么呢？其一，稠如凝脂的液态，此其质；其二，味甜纯正，此其味；其三，色白或黄（此处将琥珀色，尤其是浅琥珀色按五行归入黄色），此其色。隐象是什么？蜂采百花而酿得。

　　以象推效：液能润，稠如凝脂当不仅润，还能养；甘能补益，能缓。然功归何处？甘入脾胃，色白入肺与大肠，色黄入脾与胃。燥易伤肺与肠，肺燥则干咳，肠燥则便秘，故曰"润肠通便、润肺止咳"；脾喜燥而恶湿，故不曰"润脾"而曰"补中"；中焦常有挛急，故又能"缓急"。

　　蜂蜜尚有解毒之功，尤其是解附子、乌头之毒，何解？一者，蜜之味大甘，甘为土化，土可生万物，亦可化万物，观毒埋土中，久则毒消即明此理，甘草解毒之理亦同；二者，《神农本草经百种录》释之曰："蜜者，采百花之精华而成者也。天地春和之气，皆发于草木，草木之气，皆发于花。花之精英，酿而为蜜，和合众性则不偏，委去糟粕则不滞。"

　　此外，滋补丸剂、膏剂，多以之为赋型剂。何故？一者稠如凝脂可黏合；二者味甘纯正可矫味；三者蜜主解毒，能和百药；四者缓和药性，丸者缓也。

　　若炮制以蜜，则起甘缓补益之功。

　　蜂蜜之用，尚有活法。《本经疏证》云："仲景诸法，有和蜜入药，化蜜入药，化药入蜜，化蜜入水，四者之殊。和蜜入药者，泄药得之缓其泄，毒药得之缓其毒，热药得之和其燥，寒药得之和其洌，补药得之俾留恋而不速行，散药得之俾行徐而不尽量，如两书诸以蜜为丸者是也；化蜜入药者，或固护其阴液，或滑泽其途径，或资其芳香润中以启脾胃，或假其至甘以化阴火，如两书诸药成更化入蜜者是也；若夫化药入蜜，惟乌头汤、大乌头煎二方神矣，盖药之过燥，使化为润，则无燔灼之虞，药之过健，使化为缓，则无孟浪之患，以形而论，正似骨节屈伸泄泽之液，以用而论，则能驱风寒湿杂合而成之痹，不然，蜜非治痹治疝之物，何用之而不爽耶？至化蜜入水，惟大半夏汤为然，则更神矣，夫化蜜入水，欲水之不冲激也，扬之欲其水纵上涌仍就下也，以多水煎消其五之四，欲其纯化为气以嘘枯泽槁也，故用治胃反……名为胃反因知胃反非饮不成，化蜜入水，扬之二百四十遍，以水一斗二升煮取二升半，皆所以治饮者也。"

蜂蜜之用有宜有忌。《本草衍义补遗》谓："甘，喜入脾。其多食害必生于脾。而西北人得之有益，东南人得之未有不病者，亦气之厚薄不同耳。虽然，东南地下多湿，宜乎其得之为害也。西北地高多燥，宜乎其得之为益也。"为什么"其多食害必生于脾"？盖脾喜燥恶湿故也。

以上功效宜忌之悟，哪个不是赖于象？面对蜂蜜诸象，如果古医家没有任何思路指引，在临床任意乱试一通，比如看看能否解表？能否疏肝？能否重镇？能否行气？能否开窍……您认为这才合理吗？有经验不会概括，不会利用，还要面面俱到地试，这是严谨还是愚不可及？西药之试，不也是也先看成分（某类微观象）所指而带有方向性的吗？

现在看看甘草。甘草：味甘、性平、色黄、质疏，得土之正味、正气、正色、正质，是土性在药物中的形象代表。

得土之正，"补中益气"自不待言；

"缓急止痛"者，仍甘者能缓，此缓亦有缓和药性之意；

"解毒"者，一谓解百药之毒，二谓调诸药之性使之和。《本经疏证》谓："甘草春苗夏叶，秋花冬实，得四气之全，其色之黄，味之甘……以是协土德，和众气，能无处不到，无邪不祛……土为万物母，凡物无论妍媸美恶，莫不生于土，及其败也，又莫不归于土。化为生生之气，则所谓能解百药毒，安和七十二种石，千二百种草也。"《本草乘雅半偈》曰："青苗紫花，白毛槐叶，咸出于黄中通理之茎，土具四行，不言而喻矣。土贯四旁，通身该治，是以土生万物，而为万物所归……毒性杀厉即以幽静平和之土缓解之。"《神农本草经百种录》言："甘为味中之至正味，正则气性亦正，故能除毒。"《本草衍义补遗》说："黄中通理，厚德载物之君子也。"君子之药自能和。解毒尚有第三义，即"清热解毒"，甘草生用性凉，故可清热。

"祛痰止咳"者，当为以土生金，制"生痰之源"及"解毒"之合力。

此外，甘草梢尚有引药入尿道及止尿管中痛的作用，甘草梢是根之尾梢，此"根升梢降"之理。

然甘草亦有其不宜。《本草新编》云："或问甘草乃和中之药，攻补俱用，不识亦有不宜否?夫甘草，国老也，其味甘，甘宜于脾胃。然脾胃过受其甘，则宽缓之性生，水谷入之，必不迅于传导，而或至于停积瘀滞。"《药类法象》有谓："中满禁用。"

接下来是枸杞子。枸杞子：味甘、性平，红色之果，鲜品含津，干品质仍柔润。种子多数，类肾之形。

《本草思辨录》解为："枸杞子内外纯丹，饱含津液，子本入肾，此复似肾中水火兼具之象。味厚而甘，故能阴阳并补，气液骤增而寒暑不畏。且肾气实则阴自强，筋骨自坚，嘘吸之一出一入自适于平。液枯之体，大小肠必燥，得之则利。惟多用须防其滑。"枸杞子味甘、性平自可补益。然种子类肾，"子本入肾"，子又可明目，其色赤可入血，肝藏血，故主入肝肾。然所补为何？平性之品，最常补益的不外精、气、血三种。色红则补血无疑，质柔润含液则偏补精，兼能益阴，故能"补益肝肾、益精明目"。言其"阴阳并补"者，一为肾精化气，气生阴阳；二者色红类火，含液为水，则水火并补，一般言能水火并补者，其性多平，才能两边都靠，菟丝子阴阳并补亦如是。但枸杞子益阴多于助阳，菟丝子则助阳胜于补阴。若双子伍用，基本上是精、气、血、阴、阳均能补到，且药性平和，为不少医家所喜。

枸杞子之忌是"惟多用须防其滑"，脾虚便溏者不宜。

再看冬虫夏草。冬虫夏草：甘、平，为真菌寄生于虫草蛾幼虫体内，经一个冬季，第二年春天霉菌菌丝开始生长，到夏天时长出地面，外观像一根小草，此以时之象得名，当以时象解之。

若仅以甘平之性味论，虽具补益之功，然阴阳之偏终不明显，何以知之偏于补阳？《文房肆考》云："阴静阳动，至理也。然阳中有阴，阴中有阳，所谓一阴一阳，互为其根……夏草冬虫，乃感阴阳二气而生，夏至一阴生，故静而为草。冬至一阳生，故动而为虫。辗转循运……入药故能益诸虚理百损，以其得阴阳之气全也。然必冬取其虫，而夏不取其草，亦以其有一阳生发之气为贵。"此言冬虫与夏草形象相较，虫形为动物属阳，草形类植物属阴，虫于冬而藏，即为阳藏阴中，可应坎中之阳，自能补肾助阳；肾阳得蛰，纳气归元之力足，故能补肺纳气；出血者，血之动也，能止血者，其性能蛰也。

现在轮到阿胶了。阿胶其象显者有四：一，味甘性平；二，为驴皮熬制成的胶块，质黏；三，古多取乌驴皮，胶色多乌黑或棕黑，略透明；四，阿胶的原产地是山东东阿，有云其地下水是"济水伏流"，济水奔流向东时，不愿与黄河混流，而潜流于地，因此其特质是"清而重"。

我们先看前三象：甘平则补益。质黏之品，其色棕黑或乌黑自然偏补阴血。补血自入肝以养；色黑自入肾以滋；驴皮所制自入肺以润，以肺主皮毛故也；质黏自能凝固血络而止血，均自然而然之理。故归肺、肝、肾经，补血、滋阴润燥、止血。

至于济水之用，颇有深意。《神农本草经百种录》云："阿井为济水之伏流，济之源为沇水，自沇水以至于阿井，伏见不常……故阿井之水，较其旁诸水重十之一二不等。人之血脉，宜伏而不宜见，宜沉而不宜浮。以之成胶，真止血调经之上药也。"《神农本草经读》谓："阿胶以阿井之水，入黑驴皮煎熬成胶也。《黄帝内经》云：手少阴外合于济水，内合于心，故能入心。又曰："毛皮者，肺之合也，以皮煎胶，故能入肺。"即除入肺、肝、肾经外，阿胶其实也可入心以补阴血，黄连阿胶汤中阿胶之用是既补肾水以济心，也填离中之阴以滋心。《本草崇原》亦云："阿胶乃滋补心肺之药也。心合济水，其水清重，其性趋下，主清心主之热而下交于阴。肺合皮毛，驴皮主导肺气之虚而内入于肌。又，驴为马属，火之畜也，必用乌驴，乃水火相济之义。"

阿胶尚可治燥痰。《本草纲目》引沈括《梦溪笔谈》云："东阿亦济水所经，取井水煮胶谓之阿胶。其性趋下，清而且重，用搅浊水则清，故以治淤浊及逆上之痰也。"

如何？不读古本草，能吃得透阿胶之用吗？

以下该到山药了。山药：其象显者有四。一，味甘性平；二，肉质，肥厚，块根能因生长之地的质性不同而变形，即善成形；三，毛山药有黏胶质，光山药质细，色白；四，以河南古怀庆府所产为贵。

《医学衷中参西录》谓："色白入肺，味甘归脾，液浓益肾。能滋润血脉，固摄气化，宁嗽定喘，强志育神，性平可以常服多服。宜用生者煮汁饮之，不可炒用，以其含蛋白质甚多，炒之则其蛋白质焦枯，服之无效。"已将其补益脾胃、补肺益阴、固肾涩精之效理大括。

山药以入脾为主，尚可参地象。《本草问答》云："河南居天下之中……山药亦以河南产者为佳，味甘有液，是得土湿之气，功能补脾，亦补脾之阴也。惟山药色白，则得土中之金气，故补脾而兼益肺。"

山药有补阴之功，既与其熬之液浓有关，亦与其善成形有关。《本草乘雅半偈》云："薯蓣入土便生，阴森肥遁，宁不强阴，且其赋形效窍，则有窍处，宁不周到，虽假故物为胎，亦属气化所钟。"此"阳化气、阴成形"之理也。

又山药有黏胶质，故性能涩，何脏最需要涩？答：肾宜藏宜补而不宜宣泄，故性喜涩，此固肾涩精之理。

医家喜以山药熬粥慢饮以治慢性肠炎或脏腑内之溃损，即取山药之性黏与易成形再配粥性之黏且流缓而奏效。

好了，黑芝麻是最后一味。黑芝麻：味甘性平，此象一；为黑色种子，此象二；富油性，此象三；折之其断口色白，此象四

（若折之断口其色亦黑，则非黑芝麻，而是染黑所致）。

黑芝麻之功太容易会意了：味甘性平，自能补益；富油性自能润养，凡言润养者，不外精、阴、血三者；为黑色种子，当以入肾益阴精为主；言入肝者，水足则木得涵养故也；断口色白，又可入大肠以润燥滑利。黑芝麻现今之用，最出名的是乌发养颜。《本草新编》云："芝麻性润而汁乌，乌自入肾，既入肾，自能润髭矣。"其健脑益智、延年益寿之功也甚受热捧，皆益肾之故也。

《千金要方》引《药对》曰："古之善为医者，皆自采药，审其体性所主，取其时节早晚。"而现代人，尤其是几与自然隔绝的城市人，面对春花、秋月、夏荫、冬雪的自然之美、自然之变，除温差外，已接近麻木，神马都化作了浮云。作为医者，也无须自己去采药，因此，对于自然药物，大多已失自然之心。药物的气、味、形、色、质、部位、习性……本来的真实感觉通通化为书本归纳好的刻板字面功效，中药的自然之理已接近隐形，一切知识均被格式化。或疑，何言中药失去了自然之理？难道疏肝解郁、和解少阳、行气活血这些不是中药之理？对不起！这些仅仅是药效而不是药理，所谓药理就是产生这些功效的原理。自然，岂能完全被格式？

中药的功效是怎么得来的？标准的说法是古代医家（或劳动人民，此说更标准）在日常生活与医疗实践过程中积累的经验而得。这话对不对？对！不过却是一句正确的废话，很没营养，讲了等于没讲，就像一个百宝囊，什么都能往里装，但就是没有回答人们所关注的具体是如何发现的。地球人都知道，没有理论指导的实践是盲目的实践，上古之人可能有过短暂的盲目，但一直都那么盲目地实践，总结，再实践，再总结吗？而且几千年来面对如此丰富多彩的中药仅仅发现了四气五味规律并以之作为解释诸多功效的通吃性原理吗？何其简也？这不是对劳动人民与历代医家智慧的贬低吗？劳动人民何冤？历代医家何冤？

中药，首先是天然物，其次才是药物。天然之物自然就有天然之理，就如日月经天，江河行地。自然有春温、夏热、秋凉、冬寒，植物有春生、夏长、秋收、冬藏。植物花叶多居上，根茎多位下，花叶多轻，子实多重；动物有血肉，植物蕴生机，金石多凝重；物有百态千姿、万般性情。因此，自然之药配自然之医当论自然之理，方为正道。

自然不缺美，缺的是发现美的眼睛。于中医药或许应该这么说，自然不缺理，缺的是思考自然之理的心。

或曰：古人的思维以感性联想居多，其理性程度颇为可疑。的确，大部分联想都只能提供或然性，差别仅在于或然性的高低。一次或单项联想更难说必然，但同类的多次或多项联想，如藤之推理，且经验证后，其可信性就会渐增而逐渐接近需解释的事实。这里，经验的累积与总结是不容忽略的。这种取象是纯感性吗？有经验累积的感性难道就不含理性成分？感性和理性就那么黑白分明？在人类的思维程序中，经常是感性与理性，黑、白、浅灰、深灰间相互交集，互相启发而成的。因此，联想不应是原罪，关键是联想所赖的逻辑基础是否有理，是否经得起真实药效验证。理性程度的高低当然可以讨论，但未加验证就凭现代人自以为一切知识都高于古人的傲慢之心一概斥之为荒谬、感性，就难说是一种完全科学的态度。

与古人善于体察自然的象思维水平相比，我们对上述几味药的思维还原应该还未到位，但即便如此，也能领略自然之理之一二了。在做过这样的药物模拟意会后，我们还能心安理得地说中药没有药理吗？中药除四气五味外，别无内容了吗？

或曰：中药经典《神农本草经》就是只讲性味、功效，别无余注的，现在的体系不过是返璞归真罢了。经典，特别是前期的经典，多由于历史条件的限制与医药学知识的累积未足，其起的作用多半是初建框架，而未达最高水平。现在就请不要拿来当作限制发展的借口了。有宋以来，儒生日多，但政府官位并没有因之而扩容，儒生们也得自找出路，医药的功能与儒家的经世致用观念十分贴近，若"治国、平天下"不成，则退一步"修身、齐家"去治人也是一种不错的选择，于是"不为良相，便为良医"的观念便流传开来，不少儒生因此加入了医药行列，又恰值宋明理学兴，儒家的格物致知，穷究其理的学术风气吹进了中医药学界，于是以探讨中药作用原理为目的，从自然之理出发，格"药"致知，穷究其理的著作就大量出现。如果说《神农本草经》是以粗理加经验用药为主，则宋之后的本草多走上了力求以理阐药或以理用药这条路。尽管疏漏难免，但真正的中药药理学应说已经成形。本书所引的中药之著虽非全部，但可观的数量也算旁证。

当然，在古代的历史条件下，作为探究，其方法论不可能十全十美，可商之处确实不少，但这里面就没有可取的方法或内容吗？现在可好，整个中药理论体系是辛辛苦苦数千年，一夜回到《本经》年。

若以厚道之心或可体察，四气五味确实容易把握，而中药形、色、质、部位、习性……内容的确不易简单说明。这里牵涉到太多的古代文化背景知识与方法学的取舍问题，因此先将有把握的内容纳进体系，而未把握到位的内容则暂时搁置，也许这就是现行中药体系形成的初衷吧。

但问题是：束之高阁无异打入冷宫，少人重提则渐成遗忘。中医药学的发展经得起这样的遗忘吗？

笔者不知道现在的临床医师有多少人除中药教材外还会较系统地看古本草书。估计不会太多，因为他们都会下意识地以为教材基本就能涵盖常用中药的应有内容，谁知中药之解还别有洞天。笔者在不少地方较系统地讲授《象解中药学》时，临床医生们在大感兴趣，甚至雀跃之余，也大感惊讶，中药怎么还有如此意蕴丰富的内容？

或曰：现在不是已经有中药药理学了吗？为什么还在大谈现今的中药没有自己的原理？请注意，彼药理不是此药理。现在名为中药药理学的学科或教材本质上是中药西理学而不是中药中理学。如何区别？能用中医药理论指导，可直接用于中医临床的中药之理才是真正的中药药理学。而现在以研究有效成分或活性成分为主的中药药理学实际与西医的相融性更大，于西医直接可用，于中医是仅供借鉴、参考。其于中药的微观"象"上或大有补充，但其以化学成分为主的内容目前始终难以在中医理论指导下直接用于中医临床。比如，你可以说柴胡的主要成分柴胡皂苷具解热、消炎作用，但不敢说此作用是否直接对应和解少阳的功效，因为以成分论其解热作用恐未必就是针对中医的少阳证，更不敢说它具否疏肝解郁、升举阳气作用，因为现代医学中找不到对等名称甚至相近内容。因此，称之为中药西理学应属客观而未带贬义。

而中药的中、西理之间同样也出现了通约性问题。要设计实验将上述中药诸象与现代药理进行基本沟通，难度实大，更不用说互相说明了。以实验方法研究天人相应、整体象思维下的中药机理，碰到的问题与研究同样思维下的中医人体机理如出一辙，还原分析法对这样的研究对象水土不服的尴尬再次出现。

朱清时院士认为："过去一段时间，中医的现代化就是把中草药的有效成分提炼出来，现在我认为这个方向是有问题的，值得探讨，因为中药的有效并不在于几个基本单元，而在于它的组装与整体配合。"[1]

坦率地说，笔者对现在的中药药理学并不反感，甚至说带有一定的欣赏也可以。就如同西医对人体的认识虽然不是所有内容都能直接用于中医临床，但毕竟在中医之外，对人体的认识多了一个微观视野，于中医的发展肯定存有启示与借鉴一样，现在的中药药理学作用大抵如是。于中药而言，古之药理可自成体系，但若无今之研究，就如同人体只有中医之见而没有西医研究一样，太极阴阳两面缺一，终难说全面。但欣赏归欣赏，现在的中药西理学在中医未完全被指标化之前，其指导意义仍然有限，本难取代原来的中药中理学。但问题是，我们本来就有真正的中药

[1] 毛嘉陵. 哲眼看中医 [M]. 北京：北京科学技术出版社，2005：5.

药理学，却因为种种原因被束之高阁。有此阵地，你自动放弃，当然就有人来占领，怪不得他人。于是，反客为主的事就发生了，中药西理学就成了中药药理学。

这就顺带地引出了中药现代化问题，既然中药有现代药理，能不能认为中药已经完成现代化了呢？其实判断标准很简单，就是看这个现代化能不能为中医所用。在目前现代药理还未能完全被中医所用前，严格来说，只能称为天然药物现代化而未能说是中药现代化。因为这些天然药物并非中国独有，大部分在其他国家也有，未必就要称为中药。而其药理现代化从客观效果看，更多为现代医学提供了丰富的药源库。尽管中医不是没有受益，但整体来说其受益是远小于现代医学的。因此，真正的中药现代化还任重而道远。当然，若从中药剂型改革角度，这方面的现代化确是取得了一些进展，中医也有较大的受益。但这主要是现代生产工艺的作用而难以完全算成现代药理之功。

本来将中药中理称为古理，将中药西理称为中药现代理也未尝不可。但这样的称呼容易陷入语言陷阱，总易使人产生现代理肯定科学于古理的感觉。其实科学不科学，关键是看理论的指导性与实用性如何。当中药现代理以化学成分方式指导西医用药时，它对西医来说是科学的。但在它目前还未能有效地指导中医临床用药时，于中医的科学性就未必比得上中药中理也应是基本事实。

这里又带出了一个真正的中药药理如何研究的问题。其实研究的原则不难把握。古人提供了现成的"象思维"，今人的研究无非就是不带成见地进行合理评估以达去粗取精、去伪存真的目的。临证之用则谨遵"诸象合参"的四字真经而已。

之所以有不带成见之说，是现代人与古人相较，往往觉得自己在知识上有着明显的优越感而易滋生傲慢心态。但面对以古文化为基的中医药，则或存这种可能：当自己的知识系统不能完全驾驭这些内容时，这种傲慢心态就容易内化成惶恐，在不知所措中对这些内容假装视而不见，束之高阁是一种选择；轻率地下一个"比附"的结论，则是另一种选择，还有更不客气的，直接就用上"牵强附会"这四个字。

客观地说，古代形式逻辑谈不上很严密，象思维也并非不存机械或粗疏之处，牵强附会之处也肯定有，但问题是，这是主流吗？

我们不妨分析一下药效与象理之间有可能存在的几种因果关系：一，先知道确效，然后以象理解释；二，先以象理揣测可能的功效，再以临床印证加以确定；三，已知某药的部分功效，以象理解之，再以象理揣出更多可能的功效，以临床印证确定，从而增加了该药的功效。

如果是第二种情况，通常接受程度会高一些，毕竟此理可证。

如果是第一种情况，一般多认为是比附或牵强附会而不予认可。一些本草著者在某些药物的取象上也确存用意太"飘"，说服力不足的问题。因此，对这类情况提高警觉性实属科研人应有的本能。但是否比附就一定会牵强或者毫无意义就值得商榷了。如果此比附之理是后人经实践印证的类规律或有一定的概率支持的总结，则其本质就是以新理（诸象合参之理）来替旧理（单纯的四气五味理），使其药理更趋合理又有何不可？譬如西药，某一成分产生某一功效本有旧解，但现在出现了更合理的新解，难道就不能置换吗？现代科学的发展走的不就是这样不断的新理取代旧理的扬弃之路吗？因此，关键不在比附与否，而在于其合理程度的高低，这才是事情的本质。

第三种情况应更常见，但在道理上却是第一、二种情况的综合，可以免论。

笔者认为，合理的评估大致应包括以下考量：

其一，具大类规律或较大的效—理概率支持的象，如气、味、色、质等可基本肯定。概率统计的本质是归纳逻辑，是逻辑推断的方式之一，如果说思维方式上西方擅长分析的话，则东方更擅长归纳。中医千百年来的证象、药象等归纳本具广泛的逻辑说明性，但当今为数不少的人竟选择性失明地说中医没有统计观念。当然，工作可以做得更细些，比如哪些味、色、质的可参性更强。本书虽也做了一些初评，但毕竟算不上严谨意义上科研统计，仅是一些思路之引而已。古代的约略式统计思维完全可以用现代更精确的统计方法来提高，甚至取代。

其二，中类或小类象，如部位象、时象、地象等可分别论证。如植物的不同部位的升降或功效有否规律？这里，实可借鉴统计学方法总结出各部位可参性的高低，甚至可参考植物学的一些分类，将花、叶、根、茎、枝等再分不同的细类参详。

其三，个体特征明显，但类规律不强，效—理概率难以认定的如形象、习性象等，一般仅作参考，最好不要凭单象骤下结论。此两者往往与质象、部位象结合较多，可合而参之，以提高其可验性。动物药多以强烈的习性象显，虽多为个例，但象性凸显，在合参诸象中或可增大权重。

其四，无类同之象，又天马行空，用象太"飘"者，应予十分警惕，免被误导。

最后的把关就是"诸象合参"四个字，这才是用药法象的真谛。就如同单一症状对证的可参性大大低于诸症合参一样，各种单一的象，其效—理之应都难达百分之百，但"诸象合参"却可互为补充、相互修证，大大提高效—理之应及解释的立体性、丰富性与合理性。之前以象—效相验的甘草、山药、蜂蜜、阿胶、冬虫夏草、枸杞子、黑芝麻之辨有哪一个是一象定江山的？宋之后多数本草的一药之论，列四气五味后，多在论升降浮沉、色、形、质、部位、习性、时、地等综合象的基础上强调特色象，即将意象最明显的因素凸显，以使人产生深刻印象。而当诸象纷呈时，"当通观之"一直是古人之诫。

但现时对用药法象的评议往往是漠视古人"诸象合参"原意，攻其一点，不及其余。如"若谓黑芝麻色黑可补肾，则黑煤球不是更黑，是否也可补肾？"这种问法，初看像是慧诘，细想实属无聊。因为任何问题的提出都有其适用范畴，药物的第一要素就是可服，对人体有纠偏之用，问者要先证实黑煤球确具药性且能入药，才该有是否可补肾之问。退一步来说，即便是可入口的植物，如果是黑色的花，也最多说其入阴分、入肾经的可能性居多，也不能确定其是否能补肾，因为从概率来说，花多发散，具补性的不多。黑芝麻不但黑，还味甘性平，还为黑色种子，还富油性等，其补肾之功并非一象而定，而是诸象合定。就如以有效成分解释中药，如果某一成分在某一药中具退热作用，那么能否由此而推断凡含此成分的中药均具退热作用？显然不能。因为中药成分复杂，成分间易相互影响。您最多说，含此成分的中药具退热的可能性更大。因此，中医的象，指向的实际是可能性的大小，而不是百分之百的确定。如果以百分之百的确定为标准才算科学，则西医好像也没几个指标能达到这种要求。诸象合参的目的就是为了提高这种确定性而减少盲目性。

又有一种诘难：你若云"仁能通便"，他马上就举出几味不具通便功能的植物仁以反证此说之谬。这明显是偷换概念，中医有说凡仁均能通便吗？"仁能通便"不过是提醒在植物多种药用部位比较中，仁具通便的概率可能高于其他部位而已。不信您看能不能找出植物药具通便之功的某一部位其概率大于仁？这种不过是提高临床参考性之语，竟被当作百分之百的肯定语来曲解。这些有临床意义的提示性语言，以现代人的逻辑能力完全可以将之提炼得更精确，如精缩为"油脂之仁能通便"或外延为"油脂或油润之物多通便"就可大大提高其临床指导性与理论精确性，其他有意义却不甚精确的提法也可仿此修正。现在的问题是，一些人吹毛求疵有心，举手之劳却无意。

又有一种问：若云金石甲介类多沉降，则菊花是花如何又能平抑肝阳而具降性？首先此问在逻辑上并不能反证金石甲介类不能沉降，需要解释的仅是菊花为什么具有降性。其实要解不难，花能发散，菊花性寒味辛故能疏散风热，这是基本象。但菊花除了花之象外，最明显的却是时象，"春兰秋菊，各为一时之秀"，秋菊自具秋之金意、降意，金可克木，降能平逆，其味又兼苦而能降，因此清肝明目、平抑肝阳自属题内之意。菊花之解，更证明了诸象合参的必要性。凡涉肝阳之事，金石甲介类多以"潜"字以括其沉，植物药多以"抑"字以彰其用，一"潜"、一"抑"意象之别立判。

故凡以一象之偏来责难中药之理者，似未吃透"象思维"本来就是应对复杂性、整体性对象的方式，诸象应复杂不正是相得益彰吗？

有一个问题不妨思考一下，若云古人想象力过于丰富，则他们不是在忽悠病人，而是在忽悠自己。因为古代是个体行医，病人是真正的衣食父母，他们只管疗效，并不在乎医生是如何思考的。如果医生的思维一直在天马行空，药必不效，岂不门可罗雀？谁敢拿自己的饭碗来故作深沉，玩想象力？就算喜欢玩，但一而再，再而三地玩错了，玩砸了，还敢再玩？谁玩得起？

如果这也算玩，那这样的玩家又有谁呢？张元素、李东垣、李时珍、陈嘉谟、张璐、卢之颐、汪昂、黄宫绣、张志聪、陈修园、徐灵胎、缪希雍、唐容川、吴鞠通、赵学敏、邹澍、周岩、张锡纯、张山雷、陆士谔等都在他们的著述中或多或少，或常或时地用了药类法象。看吧，什么时候您玩得圆通了，可能一不小心就成了和他们一样的医药大家了。

古之药理学只能说是成形，却远未成熟，其发展空间仍大。因此，在中医发展的现阶段，此学实有必要从冷藏中解冻，重新整理、挖掘、提升，以今人的科研学识与严谨之心把关，去芜存菁，进一步提高其释理性及临床指导性。

或云：这样学中药也太难了吧？《墨子·亲士》曰："良弓难张，然可以及高入深；良马难乘，然可以任重致远；良才难令，然可以致君见尊。"学识亦如是，学到什么程度，就具什么境界，有什么所得！况且，这样学中药，虽难，但，有趣！

第七节　方象——一排一布一阵法

方之象既含所组药物之药象，更重药物相互间配合、协同、互动之象。中医的方实类古兵家之阵法。所谓阵法，本质上就是各兵种按战争之需而生变化的排列组合战斗队形。不同的阵有不同的基本功用，如圆阵善守，锥形阵善攻，雁形阵善迂回包抄，疏阵以少显多等。大阵中往往有中阵，中阵中又有小阵，层层嵌套，牵一发而动全阵。指挥上"闻鼓而进，鸣金而退"，旗帜、号炮则为辅助。

作用：应战的目的性强，阵的协同战力大于散兵战力的总和。

例证：明代倭寇侵扰，横行沿海，糜烂的明军屡战屡败，戚家军一出方如沸汤泼雪："自嘉靖四十年（1561）四月二十二日至五月二十七日，戚继光率其所部四千明军，对阵两万敌军，在无其他军队配合之下，五战五胜，共计歼敌五千五百余人，累计伤亡不足二十人，史称台州大捷"[1]。这里我们注意到两个数字，二百多比一的战损比已令人惊讶，而累计伤亡不足二十人就更不可思议了。想想看，在冷兵器时代，就算是军事演习两个多月，刀枪无眼，伤亡不足二十人也属难得，何况这是真刀真枪的对战？若论单兵素质，戚家军招募后再训练的兵怎比得上多是浪人出身的倭寇们？他们从小就舞枪弄棒，战斗几成本能，且武士道精神深入骨髓，悍不畏死，所以才有之前明军的不堪一击。那戚继光创下如此奇迹的杀手锏又是什么？阵法！主要是阵法！一名鸳鸯阵，一名五行阵，后者是前者的变阵。有组织的阵法对上无组织的倭寇，单兵素质不再是决定因素，协调一致才是制胜关键，倭寇们安得不如落叶遇秋风？

---

[1] 当年明月. 明朝那些事儿·四［M］. 北京：中国友谊出版社，2007：269.

小时候读古书，对阵法之说总有点不以为然。心揣，只要我绝对人数比你多，尤其是多几倍的情况下，以简单的数学算法是几个打一个，横冲直撞，无论碰到什么样的阵法都不应该会输。这恐怕就是机械的线性思维，量化观念的弊病了。阵是组织作战的表现形式，难以用量化观念直接衡量，它既可以有组织地直接破坏对方的战力，也可以破坏对方的组织协调，而对后者的作用可能更为重要。在冷兵器战争中，一方组织一旦溃散，则战斗不复是战斗，往往就成了单方的屠杀。以少胜多，以弱胜强的战例多半如是。阵法的整体战力于戚家军可见一斑，"整体大于部分之和"在阵法中表现得尤为分明。

　　组方如布阵，因应不同的病情，当有不同的方阵，补益方如圆阵之善守，祛邪方如锥形阵之善攻，和解方则攻守兼备。君、臣、佐、使的药物在方阵中的组装、配合、协调的整体功效远大于药物关系的简单相加。不像西药以单一成分专攻靶点，中医之方是以整体协调之效对应整体失调之病证。这就是元整体观念在治疗上的折射。方之效就如阵法整体战力之效，方的战略意图即为方意。

　　其实中医之方还有一像，像什么？像卦！卦由什么组成？由爻！即首先以阴爻、阳爻的三爻组合形式构成了八经卦，再由两个八卦以不同的位属形成了六爻卦的上下卦，不同意象的上下卦组合就构成了全卦的总体意象，方意即类此总体卦意，而每一个爻在卦中起着不同的作用，就类似于单味药各具不同的功效，爻与爻之间的比、应、承、得中、得正、居位尊贱等就如同方中的君、臣、佐、使以及药对的相须、相使以为用，关键在于它们在方中的地位、作用与关系：卦——动一爻而卦象变，方——更一药而方意改。卦，也可视为阵，方，就更是阵了。

　　以下就通过一些古代名方之解来体会一下方阵之妙。

　　组方之要不仅要明药理，亦要明医理，理理相通，方为得道。

（一）协同阵象

太极丸（升降散）

【来源】《伤寒温疫条辨·卷四》。

【组成】白僵蚕（酒炒）6克，全蝉蜕（去土）3克，姜黄（去皮）9克，川大黄（生）12克。

【用法】共研细末，和匀。据病之轻重，分2～4次服，用米酒、蜂蜜调匀冷服。中病即止。

【功用】升清降浊，散风清热。

【主治】温病表里三焦大热，其证不可名状者。

【方论】杨栗山自解："处方必有君臣佐使，而又兼引导，此良工之大法也。是方以僵蚕为君，蝉蜕为臣，姜黄为佐，大黄为使，米酒为引，连蜜为导，六法俱备，而方乃成。窃尝考诸本草，而知僵蚕味辛苦气薄，喜燥恶湿，得天地清化之气，轻浮而升阳中之阳，故能胜风除湿，清热解郁，从治膀胱相火，引清气上潮于口，散热浊结滞之痰也。其性属火，兼土与木，老得金水之化，僵而不腐，温病火炎土燥，焚木烁金，得秋分之金气而自衰，故能辟一切怫郁之邪气，夫蚕必三眠三起，眠者病也，合薄皆病而皆不食也，起者愈也，合薄皆愈而皆能食也。用此而治合家之瘟病，亦所谓因其气相感，而以意使之者也，故为君。夫蝉气寒无毒，味咸且甘，为清虚之品，出粪土之中，处极高之上，自感风露而已，吸风得清阳之真气，所以能祛风而胜湿，饮露得太阴之精华，所以能涤热而解毒也，蜕者退也，盖欲使人退去其病，亦如蝉之脱然无恙也，亦所谓因其气相感，而以意使之者也，故为臣。姜黄味辛，苦温无毒，蛮人生啖，喜其祛邪伐恶，行气散郁，能入心脾二经，建功辟疫，故为佐。大黄味苦，大寒无毒，上下通行，盖亢甚之阳，非此莫抑，苦能泻火，苦能补虚，一举而两得之，人但知其建良将之大勋，而不知有良相之硕德也，故为使。米酒性大热，味辛苦而甘，令饮冷酒，欲其行迟，传化以渐，上行头面，下达足膝，外周毛孔，内通脏腑经络，驱逐邪气，无处不到，如物在高巅，必奋飞冲举以取之，物在远方及深奥之处，更必迅奔探索以取之，且喜其和血养气，伐邪辟恶，仍是华佗旧法，亦屠苏之义也，故为引。蜂蜜甘平无毒，其性大凉，主治丹毒斑疹，腹内留热，呕吐便秘，欲清其热润燥，而自散瘟毒也，故为导。盖蚕食而不饮，有大便无小便，以清化而升阳；蝉饮而不食，有小便无大便，以清虚而散火，君明臣良，治化出焉。姜黄辟邪而靖疫，大黄定乱以致治，佐使同心，功绩建焉。酒引之使上行，蜜润之使下导，引导协力，远近通焉。补泻兼行，无偏胜之弊，寒热并用，得时中之宜，所谓天有覆物之功，人有代覆之能，其洵然哉，用治温病。百发百中，屡试屡验，万无一失。"其方意见图72。

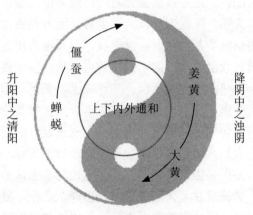

图72　太极丸方意图

　　是方在《易之篇》出现过，这里主要从阵而论：是方君、臣、佐、使、引分明，各施其功，又配合无间，两两相伍，使阳升阴降，升降相因，内外通和，而温病表里三焦之热全清。而"米酒性大热，味辛苦而甘，令饮冷酒，欲其行迟，传化以渐，上行头面，下达足膝，外周毛孔，内通脏腑经络，驱逐邪气，无处不到"为兵法之活用，实堪玩味。

阳 和 汤

【来源】《外科全生集·卷四》。

【组成】熟地30克，肉桂（去皮，研粉）3克，麻黄2克，鹿角胶9克，白芥子6克，姜炭2克，生甘草3克。

【用法】以上七味共为细末，开水送服3克，或水煎服。

【功用】温阳补血，散寒通滞。

【主治】阴疽。漫肿无头，皮色不变，酸痛无热，口中不渴，舌淡苔白，脉沉细或迟细。或贴骨疽、脱疽、流注、痰核、鹤膝风等属于阴寒证者。

【方论】《成方便读》："以熟地大补阴血之药为君；恐草木无情，力难充足，又以鹿角胶有形精血之属以赞助之；但既虚且寒，又非平补之性可收速效，再以炮姜之温中散寒、能入血分者引领熟地、鹿胶直入其地，以成其功；白芥子能去皮里膜外之痰；桂枝入营，麻黄达卫，共成解散之勋，以宣熟地、鹿角胶之滞；甘草不特协和诸药，且赖其为九土之精英，百毒遇上则化耳。"

《外科全生集·阴疽治法》解其中三味："夫色之不明而散漫者，乃气血两虚也；患之不痛而平塌者，毒痰凝结也。治之之法，非麻黄不能开其腠理，非肉桂、炮姜不能解其寒凝，此三味虽酷暑不可缺一也。腠理一开，寒凝一解，气血乃行，毒亦随之消矣。"

《方剂学》："方中重用熟地温补营血；鹿角胶填精补髓，强壮筋骨，藉血肉有情之品熟地以养血。寒凝痰滞，非温通经脉不足以解散寒凝，故以炮姜、肉桂温中有通；麻黄开腠理而达表；白芥子去皮里膜外之痰，与温补药共用，可使补而不腻。生甘草有化毒之功。"[1]

---

[1] 许济群. 方剂学［M］. 上海：上海科学技术出版社，1985：222.

是方之配，重在由里到外的层次与作用。见图73。全方防守反击，后浪推前浪，层层而出。再以甘草协和诸药，生用解毒。

全方自内向外，步步为营，温养、温散，安内以攘外，犹离照当空，阳光普照，阴霾自散，故名阳和。

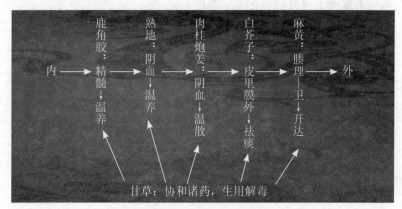

图73　阳和汤方意图

礞石滚痰丸

【来源】《泰定养生主论》。

【组成】青礞石（煅）40克，沉香20克，黄芩320克，熟大黄320克。

【制法】以上四味，粉碎成细粉，过筛，混匀，用水泛丸，干燥，即得。

【功用】降火逐痰。

【主治】用于实热顽痰证。发为癫狂惊悸，或怔忡昏迷，或胸脘痞闷，或眩晕耳鸣，或不寐，或奇怪之梦，或咳喘痰稠，大便秘结。舌苔老黄而厚，脉滑数而有力。

方解：方中以硝煅礞石为君。《本草纲目》云："礞石气平味咸，其性下行，阴也沉也……此药重坠。制以硝石，其性疏快，使木平气下，而痰积通利，诸症自除。"即取其猛悍重坠之性，坠痰下气，攻逐陈积伏匿之实热老痰。大黄以将军之猛性，荡涤实热，开痰火下行之路，使秽物痰积从大便而去为臣。黄芩善清上焦热，消成痰之因，苦寒降泄，助大黄下行泄痰火；沉香沉降下气，为治痰必先顺气之理，更能调脾悦中，兼制礞石重坠碍胃之弊，共为佐使。《医宗金鉴·删补名医方论》云："二黄得礞石、沉香，则能迅速直攻老痰巢穴，浊腻之垢而不少留，滚痰之所由名也。"四药相合，下行泄火逐痰之力甚猛，为攻逐实热老痰之峻剂。方名"滚痰"，即是速去之意。

此方可见自上逐层而下，荡涤实热老痰如高山滚石之势，方意见图74。此方见兵法两势之用：其一，《孙子兵法·势篇》云："善战人之势，如转圆石于千仞之山者，势也。"是方据病机而有自上而下之势用。其二，实热顽痰是大实证，邪实者易速去，故以猛药，以效《孙子兵法·势篇》的"激水之疾，至于漂石者，势也；鸷鸟之疾，至于毁折者，节也。是故善战者，其势险，其节短。势如扩弩，节如发机"。即战斗应谋取压倒敌方的迅猛之势，其势就如可漂起石头的激流，如快速捕杀飞鸟的凶禽，如一触即发的张弦弓弩，当捕捉住战机时，就快速发射，以达势不可挡迅猛歼灭对方的战效。

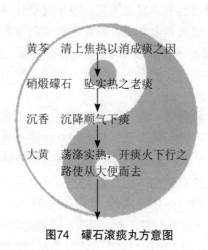

黄芩　清上焦热以消成痰之因

硝煅礞石　坠实热之老痰

沉香　沉降顺气下痰

大黄　荡涤实热，开痰火下行之路使从大便而去

图74　礞石滚痰丸方意图

白 虎 汤

【来源】《伤寒论》。

【组成】知母18克，石膏（碎）30～45克，甘草（炙）6克，粳米18克。

【用法】上四味，以水1升，煮米熟汤成，去滓。每次温服200毫升，一日三次。

【功用】清热生津。

【主治】伤寒阳明热盛，或温病热在气分证。壮热面赤，烦渴引饮，口舌干燥，大汗出，脉洪大有力。

【方论】《血证论》："四药甘寒，生胃阴，清胃火。阳明燥热得此，如金飙夕起，暑酷全消，故以秋金白虎名汤。"此方名之解。

《伤寒来苏集》："石膏大寒，寒能胜热，味甘归脾，质刚而主降，备中土生金之体，色白通肺，质重而含脂，具金能生水之用，故以为君。知母气寒主降，苦以泄肺火，辛以润肺燥，内肥白而外皮毛，肺金之象，生水之源也，故以为臣。甘草皮赤中黄，能土中泻火，为中宫舟楫，寒药得之缓其寒，用此为佐，沉降之性，亦得留连于脾胃之间矣。粳米稼穑作甘，气味温和，禀容平之德，为后天养命之资，得此为佐，阴寒之物，则无伤损脾胃之虑也。煮汤入胃，输脾归肺，水精四布，大烦大渴可除矣。"药象之解中蕴土生金、金生水、土中泻火、容平养命的转阵协合，所图在清，清中见护。

《医学衷中参西录》有"方中重用石膏为主药，取其辛凉之性，质重气轻，不但长于清热，且善排挤内蕴之热息息自毛孔达出也；用知母者，取其凉润滋阴之性既可佐石膏以退热，更可防阳明热久者之耗真阴也；用甘草者，取其甘缓之性，能逗留石膏之寒凉不致下趋也；用粳米者，取其汁浆浓郁，能调石膏金石之药，使之与胃相宜也"和"药止四味，而若此相助为理，俾猛悍之剂，归于和平，佳人放胆用之"之配伍方意论，而蕴用者之真心得。其方意见图75。

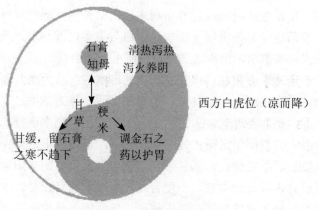

石膏
知母　　清热泻热
　　　泻火养阴

西方白虎位（凉而降）

甘
草
粳
米

甘缓，留石膏　　调金石之
之寒不趋下　　　药以护胃

图75　白虎汤方意图

真 武 汤

【来源】《伤寒论》。

【组成】茯苓9克，芍药9克，白术6克，生姜9克，附子（炮去皮，1枚，破8片）9克。

【功用】温阳利水。

【主治】脾肾阳虚，水气内停证。小便不利，四肢沉重疼痛，腹痛下利，或肢体浮肿，苔白不渴，脉沉；太阳病发汗过多，阳虚水泛。汗出不解，其人仍发热，心下悸，头眩，身𥆧动，振振欲擗地。

【方论】《古今名医方论》："真武一方，为北方行水而设。用三白者，以其燥能制水，淡能伐肾邪而利水，酸能泄肝木以疏水故也。附子辛温大热，必用为佐者何居？盖水之所制者脾，水之所行者肾也，肾为胃关，聚水而从其类。倘肾中无阳，则脾之枢机虽运，而肾之关门不开，水虽欲行，孰为之主？故脾家得附子，则火能生土，而水有所归矣；肾中得附子，则坎阳鼓动，而水有所摄矣。更得芍药之酸，以收肝而敛阴气，阴平阳秘矣。若生姜者，并用以散四肢之水气而和胃也。"三白者，燥能制水，白术也；淡能伐肾邪而利水，白茯苓也；酸能泄肝木以疏水，白芍也。方论以附子统水，三白与生姜，或制水，或利水，或疏水，或散水，治水之法齐，则何水不可治？

《伤寒来苏集》："真武，主北方水也。坎为水，而一阳居其中，柔中之刚，故名真武。是阳根于阴，静为动本之义。盖水体本静，动而不息者，火之用也，火失其位，则水逆行。君附子之辛温，以奠阴中之阳；佐芍药之酸寒，以收炎上之用；茯苓淡渗，以正润下之体；白术甘苦，以制水邪之溢。阴平阳秘，少阴之枢机有主，升合得宜，小便自利，腹痛下利自止矣。生姜者，用以散四肢之水气与肤中之浮热也。"此附子奠坎中之阳，行真武之令，运火用以化水，余药为配令而行。

《医宗金鉴·删补名医方论》："真武汤治表已解有水气，中外皆寒虚之病也。真武者，北方司水之神也，以之名汤者，藉以镇水之义也。夫人一身制水者脾也，主水者肾也，肾为胃关，聚水而从其类也。倘肾中无阳，则脾之枢机虽运，而肾之关门不开，水即欲行以无主制，故泛溢妄行而有是证也。用附子之辛热，壮肾之元阳，则水有所主矣；白术之苦燥，建立中土，则水

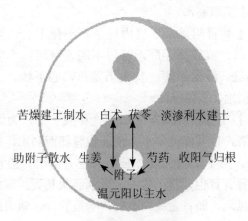

苦燥建土制水　白术　茯苓　淡渗利水建土

助附子散水　生姜　　　　芍药　收阳气归根

附子

温元阳以主水

图76　真武汤方意图

有所制矣；生姜之辛散，佐附子以补阳，于主水中寓散水之意；茯苓之淡渗，佐白术以建土，于制水中寓利水之道焉。而尤妙在芍药之酸收，仲景之旨微矣。盖人之身阳根于阴，若徒以辛热补阳，不少佐以酸收之品，恐真阳飞越矣。用芍药者，是亟收阳气归根于阴也。"此解妙在芍药之论，"用芍药者，是亟收阳气归根于阴也"，坎阳归位，自能气化以制水。其方意见图76。

（二）圆转阵象

近代彭子益的《圆运动的古中医学》以圆运动妙解诸方，可欣赏一二：

理 中 汤

治夏月寒霍乱，上吐下泻、头痛、行动无力、不渴者。脉象虚大，或微小，右脉较左脉尤微小者，病危……上部之气，不能右降，则头痛。下部之气，不能左升，则行动无力。而实由于中气虚寒，不能运化于中所致。中气虚寒，所以胃土之气上逆，而作吐；脾土之气下陷，而作泻也。中轴的旋转停顿，四维的升降倒作，圆运动成了不运动，故上下左右俱病。不渴，无热也……

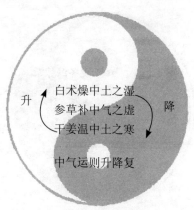

升　白术燥中土之湿　降
参草补中气之虚
干姜温中土之寒
中气运则升降复

图77　理中汤运轴行轮方意图

此病土气湿寒，中气大虚。此方白术燥中土之湿，干姜温中土之寒，参草补中气之虚。中土温运，胃经复下降之常则吐止，脾经复上升之常则泻止。胃气降则上部气降，头自不痛。脾土升则下部气升，自能行动。中气运而整个升降复，是以诸病皆愈也……人身中气如轴，四维如轮，轴运轮行，轮运轴灵。中医之法，运轴以行轮之法，运轮以复轴之法，轴轮并运之法而已。此方，运轴行轮之法。

方意见余所配之图77。

麦门冬汤

治火逆、咳嗽上气、咽喉不利者、脉象虚而涩……此病由于中虚不运，肺气偏燥，伤及肺液。肺燥气逆，收令不行，故咳嗽，火逆上气，咽喉不利也。方用炙草以补中气，粳米、大枣、人参以补中生津，麦冬以润肺燥。肺气逆者，胃气必逆，故用半夏以降胃气之逆。肺降津生，收敛复旧，故诸病皆愈。脉象虚涩，涩为津液不足之象，虚乃中气虚也……治肺金之燥之药，只麦冬一味，而中气之药，如此之多。因中气如轴，四维如轮，轴运轮行，本乎自然，必以中气药辅肺金之药，肺金乃能降耳，且

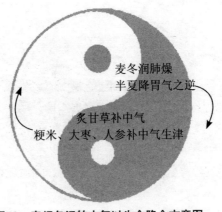

麦冬润肺燥
半夏降胃气之逆

炙甘草补中气
粳米、大枣、人参补中气生津

图78 麦门冬汤转中气以生金降金方意图

土为金母，补土以生金，圆运动之力更速也，此轴轮并运之法。

方意见余所配之图78。

小 柴 胡 汤

治少阳经病，寒热往来、口苦、目眩、耳聋、咽干、胸满、胁痛、默默不欲食、心烦喜呕、脉象虚小弦数。此和解少阳经病之法也。少阳胆经，居荣卫之内，脏腑之间。此经一病，阴阳不和。阴郁则恶寒，阳郁则发热。郁而不解，故寒热往来。胆经不降，相火上逆，故口苦、耳聋、目眩、咽干。胆经自头至足，循耳后，下胸，环胃，循胁。胆经不降，故胸满胁痛不食心烦喜呕。胆经与三焦经同属少阳相火。胆经相火，既上逆不降，三焦经相火，必下陷不升。上逆下陷经气结滞，故病有以上诸证……此方柴胡，升三焦经之下陷，黄芩降胆经之上逆。胆经逆胃经必逆，半夏、生姜降胃经之逆。相火上逆，中气与津液必伤，姜枣炙草人参补中气生津液。中伤火逆，脏阴易动，故重用补中之品，以防止脏阴之动也。此病上逆下陷中虚，此方一面升陷，一面降逆，一面补中以调升降，此和解之法也。

方意见余所配之图79。

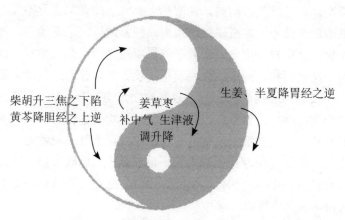

柴胡升三焦之下陷
黄芩降胆经之上逆

姜草枣
补中气 生津液
调升降

生姜、半夏降胃经之逆

图79　小柴胡汤升陷、降逆、补中、调升降方意图

三方中理中汤运轴行轮，麦门冬汤轴轮并运，小柴胡汤升陷、降逆、补中、旋调升降以和解。方证之合而见圆转、圆通、圆融。

（三）象会阵象

中药有象，则方之阵又岂可无药象之协？且看以下两方如何以象为解。

苇 茎 汤

【来源】《备急千金要方》。

【组成】苇茎30克，薏苡仁30克，冬瓜子24克，桃仁9克。

【用法】水煎服。

【功用】清肺化痰，逐瘀排脓。

【主治】肺痈咳嗽，有微热，甚至咳吐腥臭痰，胸痛，舌红苔黄腻，脉滑数。

【方论】王孟英《温热经纬》引邹氏续疏云："苇茎形如肺管，甘凉清肺，且有节之物生于水中，能不为津液阂隔者，于津液阂隔而生患者，尤能使之通行。薏苡仁色白味淡，气凉性降，秉秋金全体，养肺气以清肃，凡湿热之邪客于肺者，非此不为功也。瓜瓣即冬瓜子，冬瓜子依于瓤内，瓤易溃烂，子不能浥，则其能于腐败之中自全生气，即善于气血凝败之中，全人生气，故善治腹中结败诸痈，而涤脓血浊痰也。桃仁入血分而通气。合而成剂，不仅为治肺痈妙药，竟可瘳肺痹之危疴。" 方中苇茎以其形通而清凉建功；薏苡仁以其色、气、性均秉金性而见用；冬瓜子最有意思了，竟能于腐败之中自全生气，于气血凝败之中，全人生气，这仅仅是方药之解吗？不也对有机会腐败者如何防止腐败具有启示作用吗？桃仁入血分而通气，意在与诸气药功象汇通而为协，孟英为解象大家。

寿　胎　丸

【来源】《医学衷中参西录》。

【组成】菟丝子120克（炒熟），桑寄生60克，川续断60克，真阿胶60克。

【用法】上药将前三味轧细，水化阿胶和为丸，每丸重0.3克。每服20丸，开水送下，日服二次。

【功用】补肾，安胎。

【主治】肾虚滑胎，妊娠下血，胎动不安，胎萎不长者。

【方论】张锡纯自谓："菟丝无根，蔓延草木之上，而草木为之不茂，其善吸他物之气而自养可知。胎在母腹，若果善吸其母之气化，自无下坠之虞。且男女生育，皆赖肾脏作强，菟丝大能补肾，肾旺自能荫胎也。寄生根不着土，寄生树上，又复隆冬茂盛，雪地冰天之际，叶翠子红，亦善吸空中气化之物。且其寄生于树上，亦犹胎之寄母腹中，气类相感，大能使胎气强壮，故《神农本草经》载其能安胎。续断亦补肾之药，而其节之断处，皆有筋骨相连，大有连属维系之意。阿胶系驴皮所熬，驴历十二月始生，较他物独迟。以其迟，挽流产之速，自当有效。且其胶系阿井之水熬成，阿井为济水之伏流，以之熬胶，最善伏藏血脉，滋阴补肾，故《本经》亦载其能安胎也。" 方中菟丝子善吸他物之气以养胎，善补母肾又可荫胎；桑寄生寄于树上，犹胎寄母腹，气类相感则使胎气壮；续断具连属维系母胎之象；驴之生也迟，阿胶熬于驴皮，则用以挽流产之速，并可滋阴补肾以养母胎。四药各具功象，又配合无间，锡纯是用象大家。

以药象组方阵之思，对我们临证思维是否存启发，各人可自意会。

（四）运方活象

《周易·系辞下》云："变而通之以尽其利。"随着自然环境、社会环境的不断变化，疾病谱也在变，古方未必尽合今病，这就提出了一个临床如何因适变通，趋合时宜的课题。以古为鉴，挖掘底蕴，会通今变，演绎新义，应是中医学自身发展、提高临床疗效的真正途径。《宋史·岳飞传》中岳飞对宗泽说："阵而后战，兵法之常；运用之妙，存乎一心。"方之用亦当如阵之变，先知规矩然后识变通，方能推陈出新。《冯氏锦囊秘录》说："虽然，方不可泥，亦不可遗，以古方为规矩，合今病而变通。"《客尘医话》说："病情古今无印版式样，即方无一定呆药，必须加减，寓变通于成法之中，斯神乎技矣。"明药之真性，配伍之枢机，以古方为规矩，随今证而化裁，甚至法外求法，方可更展中医临证触机而变的无穷智慧。

方剂也有现代研究，其中剂型的改进，药物质量的稳定、保证等应是托现代科技之福，确是一种进步。但方剂的实验方法研究，却要认真思考，若以单味，甚至单体为目标去求得结果，然后再行叠加之法，应难得全方真髓，但文章却更易受西方青睐，因为以分析角度观，问题似乎是说清楚了，但若换成综合的角度看，则事情实未说清楚。若以整方为目标来研究，虽难合还原论简单、清晰要求，却更近方之原貌，因为之中就含了药物配伍之效，或整体阵法联动之功，而不仅仅是以单兵叠加来算战力。

还有药物成分提取之法也值得商榷。过去的汤剂多以水煎，若从提取方法言，近似于现代的水提取，部分药物是酒泡，就如现代之乙醇提取。但现在常见一些方的提取法却是用水、乙醇……多种媒介交替提取，美其名曰，能将各种有效部位提取得更充分。看似有道理，实则却违背了原方之用。道理很简单，如果原来某个方是单纯水煎的，则方效完全是从水提而来。现在所有手段都用上，实际就会过度提取，提出很多原方不具有的成分，使原方的功效变了，但却仍以原方的功效来指导临床之用，这样不出偏才怪了！可见，如果中医的科研不是以原汁原味的中医思维为指导，那么不管所用的技术仪器有多先进，其所得的就不一定是真正的中医所需。

除整方研究外，君、臣、佐、使的药物间关系更应成为研究目标，因为，关系，才是方剂之所以成为方剂的真正内在枢纽。难度较大的是君、臣、佐药的研究，因为若拆开来研究，不求关系，则难合方之原意，但若将目标定在关系，则又非还原分析之所长。唯有使药，尤其是引经报使药可以单骑突进，因为方向清晰，作用明了，这应是一个较易突破，也具中医特色的研究方向。

除了上述所论，中医还有没有其他象？既然"盈天下而皆象矣"，当然还有！

比如病机之阴阳失调、气血失常、津液代谢等失常实际就是外显之"象"与内隐之"机"（气变）的相互关系说明。如阳偏盛，通过阳盛之外"象"，如发热、面红、舌红、脉数等显示出体内存在阳气旺盛之机，并可据此"象"而进一步预测其发展方向，如"阳胜则阴病"，则口渴、小便黄短、大便干结等"象"就随之可见。

治则的扶正祛邪、正治反治、调整阴阳、调理气血津液、三因制宜等又何尝不是"象"，如针对阳偏盛之热"象"，则"热者寒之"，以寒凉之药物为对治，此以药物之寒"意"对抗人体之热"象"。这些均理简易明，无需赘述。

而治法之釜底抽薪、提壶揭盖、增液行舟等，针灸手法的青龙摆尾、白虎摇头、烧山火、透天凉……更可望名即会意，读者可以自娱！

中医自有大气象

中医，实质是文化医学。中国古代人认识事物的象思维选择，本质上是一种文化选择。对自然充满依赖的农耕文化必然产生与自然和谐共生的"天人合一"观念，注重自然与人、万物与人、人与人之间关系的和谐与统一，并逐渐强化成整体思维，而元气论、阴阳学说、五行学说又为这种观念提供了哲学基础。

宇宙包含着无限多错综复杂层面及关系的现象，不同文化背景下形成的不同自然观决定了人们采用不同的审视世界方式。元整体的混元一体分化观念很容易催生出"形而上者谓之道，形而下者谓之器"的价值取向。沿此"推天道以明人事"的大视野来把握元整体的自然性、丰富性、联系性以及无穷变易性的最佳审视形式就是象思维。以象思维的视点自然而然就会进入与还原论实体思维不同的现象层面，所得就不尽相同。

以农业、天文、地理、气象、中医等为代表的众多古代自然科学领域又为这种思维方式提供了用武之地及营养成分，使之逐渐丰富完善，于人类思维领域中自成感性与理性、形象与抽象、主观与客观有机统一，互为补充的一格，形成了中华文化下的自身科学源流，并在复杂性科学的探索中大放异彩。

可见，生存方式决定文化观念，文化观念又决定着价值取向与对世界的感悟方式。

中医学理论体系构建及临床实践以"象"为精魂的特征尤

为明显。在这个"象世界"中，观物取象、触类而通是其精神内核，推演络绎是其方式，观象明理、得象悟道、以意为法、法象而行是其目的。

中医象世界的代表是"藏象"。"五藏之象，可以类推"揭示出"藏"的内涵发展是以"象"类相推而得。解剖象、生理病理外象、反证象、内证象、政官象、易象、五行象、阴阳象、天人应象、兵法象、生活象等相参、相鉴、相佐、相系、相证，形成了以"天人合一"观念为指导，以气—阴阳—五行—五脏为基本框架，以脏形、脏气、脏神、藏象相融、相通、相感、相应为逻辑前提，以功能为取向，以实用为目的，发展性强、容涵性广的象系统，并为中医其他领域的用象提供了效法的楷模。

经络最本质的内涵是"经气"，经气者，循经流行之气，通过联络脏腑器官，沟通上下内外，运行全身气血，营养脏腑组织，感应传导，调节机能平衡之"象"来体现。气是内涵，象是外显，清晰简单。

六淫、痰饮、瘀血等本质不过是表现出来的病理状态之"意象性"概括，如病象类风象者为风邪，类湿象者为湿邪等。

诊之象是"感乃谓之象"的最好注脚。望、闻、问、切是感象的不同方式。中医观病，是以症象、证象、病象叠合，点、线、面互参为法，其中证象最具代表性。证之象无非就是望、闻、问、切合一的综合象，多表现为由一组症征在一定病机作用下衔接而成的状态总象，并寓因时而演的动象、变象于内。

药之象的丰富尤胜藏象，四气象、五味象、升降象、五色象、部位象、形态象、质地象、习性象、时间象、地候象、炮制象、配伍象以及参卦象等，林林总总，不一而足。徐灵胎的"凡药之用，或取其气，或取其味，或取其形，或取其质，或取其性情，或取其所生之时，或取其所成之地，各以其所偏胜而即资之疗疾"可为注。药象与人象或病象可通过气相感、类相应发生关联而奏效。正是"凡物之生于天地间，气性如何，则入于人身，其奏效亦如何"。自然之药配自然之医当论自然之理，药象之用，以"诸象合参"为要目。

方之象是组方诸药本象及其相互间组装、配合、协调之合象。遣方如布阵，方效就如阵法整体战力之效，"以古方为规矩，合今病以变通"为用方之则。而病机、治则、治法等中医其余领域之象，只要有心，随处可见。

以上象象相连、相接、相扣、相叠、相映、相衬，形成中医妙理纷呈、厚重实用、博大精深而又意趣盎然的"象世界"。

近现代，随着科学的巨大进步，研究领域的不断深入与外拓，人们眼界大开，越来越感受到大千世界的丰富多彩与复杂变化。面对复杂多变的世界，人们已从最初对还原论方式取得的炫目成功的惊讶中逐渐冷静下来，并不断反思。线性、简单性、分割性、静态性思维难以完全解决复杂性系统的问题也渐成共识。既然现今科学的划界已考虑到科学的发展是历史的、动态的、各种形态互呈的，其内涵与外延也在不断地演变而呈多元格局，因而其标准也已因适而变地从一元走向了多元，则以历史的、多元格局的眼光看中医，中医应是现代主流科学之外的另一种科学形态，一门以古贯今的复杂性科学。若现在还罔顾还原论思维对"元气论"对象进行研究会存在局限的基本事实，以之作为判定中医是否科学的唯一依据，实难说不违科学客观、公正的基本态度。《鹖冠子·天则》曰："一叶蔽目，不见泰山；两豆塞耳，不闻雷霆。"此之谓也。

朱清时院士认为："近一二十年人们理解到原来复杂性科学不能用还原论的方法，还得用中医这种宏观、整体的思维方法，还得经过反复实践、形成经验、经过直觉或顿悟上升到概念或理论，这些概念或理论再到实践中去验证或修改，然后实践证明他的正确性。这种思维方式是人类社会的一种基本思维方式，特别是对复杂性事物。"[1] 这段中的"直觉或顿悟"一语若以"意象思维"为替或会是更全面精准的表达。朱院士之语实是对传统思

---

[1] 毛嘉陵. 哲眼看中医 [M]. 北京：北京科学技术出版社，2005：14.

维方式在复杂性科学研究中的地位与作用一语中的之说。象思维在现代复杂性科学研究中的方法论意义已逐渐凸显。

学者蔡辉认为："物质世界是复杂的，即使在有限的时空范围内，也具有无限的多样性、层面性和可能性。这就决定了人类的科学学说可能而且应当产生众多的大大小小的流派和风格，即使在同一学科内，也会产生不同的知识体系。无论是哪一家，无论产生在什么地方，只要它以理论的形式揭示了世界某一方面的本质和规律，就应当承认它属于科学的范畴……在这个世界上不仅文化是多元的，科学也是而且应当是多元的。" [1]学者毛嘉陵也说："世界是丰富多彩的，科学的标准，科学的模式，也应当是多形式的。东西方文化在认识论、方法论、思维学及价值评判标准上的差异性，决定了东西方知识体系不可能用统一的标准予以评价……我们希望能够从更广泛更现实的意义上来看待中医药的科学问题。" [2]这种真正尊重真理的大视野科学观较之"唯科学主义者"们僵化的科学观，其合理性、普适性不容置疑。现今科学划界标准从一元走向多元的倾向对各种科学形态的催生意义可说难以估量，以此为判，中医是否科学实是最明白不过的事了，围绕的争论几无大意义。

基于世界的复杂性，研究非线性系统的复杂性科学由此产生。科学界已出现了一股从物质实体论到关系实在论的思潮。科学方法由重分析向重综合过渡已渐成潮流，从而与研究古代复杂性科学的中国传统象思维方法论形成共鸣。由是观之，传统的象思维虽然在具体应用中或存某些缺陷需要弥补，但却非如一些人所想象般的原始、朴素、落后。其面对复杂体系的研究，在方法论上仍有趋时合宜的一面，于人体这个复杂有机体的研究更为现代或未来复杂性科学提供了理论养分及实践真知。现代复杂性科

[1] 蔡辉. 从唯象角度认识中医现代化走向的实质 [J].中国临床康复，2005，9（32）：178-180.

[2] 毛嘉陵. 哲眼看中医 [M]. 北京：北京科学技术出版社，2005：126-127.

学的崛起与今后的走向成熟，也将为中医的发展、创新提供值得期盼的机遇。

科学的发展当无止境，因此，中医与现代或未来科学的汇流应是一个自然而然、水到渠成的过程，即到复杂性科学足以解决从宏观到微观、从无机物到有机体、从自然到人体、从心理到生理诸般复杂问题的时候，汇流，自然就完成了。

于医学而言，基于人体是最复杂的有机体，其研究难度尤高。具体到中医，又添难度，因为中医学关注的不仅仅是人的问题，还涉及同样充满复杂性的方药问题。理、法、方、药、针、灸等于理上是"吾道一以贯之"，于方法学上却是复杂相牵。天人合一的命题，自然与人的多层次互动，道理相贯的要求，又使系统的复杂性大增，更不用说还有一个形神关系密切度高于西方的形神合一观候在那里。复杂心理与复杂有机体间相互作用的因果、主从关系的复杂性难以想象。而心理问题，由于超出了纯自然科学研究范畴，则又带出了范畴间的沟通问题。最后，还有一个古今复杂性科学之间存在的通约性程度问题亦需评估。

因此，中医的现代化或未来化，不应是被新的理论和方法异化或全面取代，而应在通透了解中医的基础上，以保留其真正内蕴，不失疗效为前提，沿着其自身发展逻辑而与不断进步中的复杂性科学磨合、印证、交汇，在此过程中逐渐演进，由此而完成中医自身的创造性发展。

这个汇流与发展过程即使以最乐观的态度估计，也应相当漫长。在这个过程中，只要存在其他医学无法解决的问题，中医都有作为"独立人格"存在的必要。

走结构决定功能、形态解剖之路的西医学在显微镜发明之前一直举步维艰。换言之，其之前走过的路不能说全无意义，但若与显微镜发明后的突飞猛进相比，则其意义实在有限。这表明，学科的真正发展与相匹配的方法学与技术手段的成熟密切度相关。那么在复杂性科学还没成熟到足以解决中医所有复杂问题之前，在方法学匹配上受到质疑的还原论方法研究意义究竟有多大，难道不值得认真评估？

当今中医内涵之失真与科学研究中的诸多困惑，莫不因于对还原论思维与方法过分依赖，同时对传统"象思维"以及"道器合一"的中医学科形态的轻忽或误解而生。若中医传统主干本身没有实质性发展，目前仅赖嫁接而来的还原论方法一途作为研究的主力军，且评价体系又如此倾斜于这一方法，则中医传统主干营养失衡，内涵萎缩，临床效减或将成势，可能尚未等到现代或未来复杂性科学的成熟，真正的中医就已经衰微到不值研究了，则中医现代化岂不就成了水中月，镜里花？

又因道—理相贯的"象世界"深阔如海，由此而引来了中医学说不清、道不明之说。这里，我们实在有必要反思一下我们的教育。如果没有中学的物理、化学、生物学基础知识奠基，我们学习西医会那么容易吗？但中医有相应的文化教育为基础吗？现代文化、文明的引入我们当然认同，但除此之外，我泱泱文明古国难道就没有自己的文化与文明可教了吗？《周易》、《道德经》、《孙子兵法》、《论语》这些中华文明的经典我们学过哪一本？甚至是哪几句？如果大家在中学接受过阴阳、五行、《周易》等中国古文化的启蒙式教育，现代人理解中医还会那么难吗？作为本国文化有机部分的中医，在学习的时候居然会让人产生文化隔阂感，岂非咄咄怪事？近年来国学热的兴起，难道不是对这种轻忽传统文化的教育在某种形式上的反弹？教育出的问题，却拿中医来说事，这不是令人难以理解的逻辑吗？

不难看出，说不清、道不明的不是古人，而是今人学有未逮，以今之浅见，难明古之深识，遂使深如渊海的中医幻化成浅溪。活生生的天人之道仅仅被理解为格式化的知识体系或供熟练操作的术、技。以浅评深、以今审古、以外范中、以物观人、舍证就病逐成业界时尚。作为中华文化软实力代表的中医，如果本身的文化内涵日渐萎缩，则不知如何能作代表，又代表了些什么？

因此，中医药要为提高国家文化软实力作出贡献需要的是实实在在的"做"，而不是仅仅作为口号来喊。由是走出误区，把握中医本真，开拓临床视野，使中医人本身素质提高，恢复自信就十分重要。而古文化知识的充实，思维方式的引导，原味中医的体悟，中医元神的寻回正是这些方面的顺应。

任何一个学科都有其自身发展的规律与动力源头，基于中医的现状与发展之需，在传统主干上挖掘自身内蕴，不断自我完善当为现时中医研究之最需。《易》、《道》内涵的重新审视与透彻理解，象思维的外拓与深化、细化、净化应是一条可行路径。"路漫漫其修远兮"，中医人应该放下心障，拨开迷雾，看清未来。面对中医以《易》为方法论主干，"道器合一"的丰富"象世界"，以"执大象，天下往"的气度、品行、学养、悟力去上下求索，开拓出学科发展未来的海阔天空气象。

参 考 书 目

刘长林. 2007. 中国象科学观[M]. 北京：社会科学文献出版社.

刘力红. 2003. 思考中医[M]. 南宁：广西师范大学出版社.

毛嘉陵. 2005. 哲眼看中医[M]. 北京：北京科学技术出版社.

彭子益. 2007. 圆运动的古中医学[M]. 李可，主校. 北京：中国中医药出版社.

孙广仁. 2007. 中医基础理论[M]. 2版. 北京：中国中医药出版社.

杨永良. 1989. 中药学[M]. 武汉：湖北科学技术出版社.

张其成. 2004. 中医哲学基础[M]. 北京：中国中医药出版社.

张锡纯. 2009. 医学衷中参西录[M]. 太原：山西科学技术出版社.